医事・看護従事者のための
接遇／対話力
向上の技術

人材育成コンサルタント
守谷 雄司 著

JN182266

はじめに

人の心をつかむ達人に

　私たち人間は、言葉によって自分や他人の感情を動かし、精神力を強化して行動を呼び起こすことができます。どんな言葉を選び、どう表現するかによって、自分や他人の人生そのものを変えてしまうことだってあるのです。

　「一つの言葉でケンカして、一つの言葉で仲直り、一つの言葉で笑いあい、一つの言葉で泣きもする。一つの言葉は一つの心をもっている……谷川俊太郎（詩人）」の言葉どおり、言葉選びを誤りますと、人間関係の悪化を招くことになるのです。ですから、"話す"という行為は、頭に思い浮かんだことを、ただ言葉にするだけ、思いついたことを話せばいいわけだから、たいして頭は使わない、等と考えてはいけません。

　言葉は自分の体験や考えを相手に伝える手段であり、私たちは自分が習慣的に使っている言葉が、実は相手との意思伝達に大きな影響を与え、行動や考え方を左右しているという事実に気づくことが必要なわけです。

　元NHKアナウンサーの広瀬久美子さんは、「ことば美人は一生の得」という本の中で、"人の器量を上げるも下げるも言葉次第"という絶妙な言葉を述べておられますが、まったくその通りだと思います。

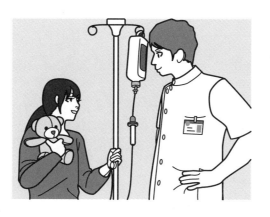

　ですから、言葉を慎重に使うということについて、医事スタッフ・看護師の皆さんにも同じことが言えます。

　少なくとも、他のどんな業種の人たちよりも、心や身体に不自由や重荷を背負った患者さんたちに、元気と勇気を与え、生きることの素晴らしさに気づかせていくのは、皆さんの使命であると考えるからです。

　反面、人間の弱さやみにくさ、わがままなどの負の部分をも、存分に知らされることも事実でしょう。

　素顔の人間を凝視し、その生きざまと日々対面を余儀なくされている皆さん

はじめに

は、自分の発信する言葉ひとつにしても、慎重な配慮が必要とされます。言葉選びのうまい人は、「人の心をつかむ達人」といってもよいでしょう。

以下は、私なりに考える「人の心をつかむ4原則」です。

人の心をつかむ4原則

① 感情85％、理性15％

何人かの患者さんが、一つの部屋での共同生活をしている場合、お互い同士が日々楽しいこと、悲しいこと、嬉しいこと、嫌なこと等を否が応でも体験しているわけですから、そこにいる人間の心理状態は、普段、理性的だと自認している人でも、実際は患者さん同士の言葉やとり方で、人によってはかなり神経が高ぶっていることも考えられます。

すべての患者さんがそうだとは言い切れませんが、入院中は感情85％、理性15％ぐらいに考えておいてよいでしょう。患者さんが急にわがままになったりする場合も、これと同じ心理なのです。ですから、そんな患者さんを言葉で激励するよりも、笑顔で受容する態度こそが必要です。

② 人は、自分のことに10倍以上の関心を持つ

人間は人それぞれに自尊心を持っています。たとえば、「私ってダメな人間なの」とぼやきを入れる人に、「ほんとにダメな人ね」と言葉を合わせてオウム返しをしたら、態度を急変させ、「そんなこと言われたくないわ」と怒りの言葉が飛んでくることが十分に考えられます。

ダメな自分と自分で認めるような発言をしていても、他人からは言われたくないというのが本音です。みんな自分に関心を持っていることは事実なのです。ですから、自分のことより、周りの人に気配りをして、何を言ってあげれば喜んでもらえるかを知り、口に出して褒めてあげれば相手は喜びます。

会話名人といわれる人は、「私が」「私はね」の言葉を捨てて、極力、「あなたは」の言葉を繰り返すことで成功しています。

③ 世の中で真のセルフスターター（自分で自分を動かせる積極的な人）は2％

　残り98％の人には、指導や動機づけが必要です。これは、患者さんの場合にも同じことがいえると思います。看護師さんの動機づけが必要です。たとえば、対患者さんの自己の健康管理や症状に関して、過度にマイナス神経を使って、元気を失っている人がいるとしたら、看護師さんのカウンセリング的アプローチなどによる元気づけが必要ですし、そのことによって、多くの患者さんが自信と元気を取り戻し、勇気づけられるからです。

④ 人は同じことを聞いて、分かろうとする性向を持っています

　自分に関心のあるメッセージや仕事に直結したことなどは、1回聞いて理解するのは当たり前です。ただ、こちらの話に無関心、無理解な人（営業の世界では買う気のない人）の場合、1回のプレゼンテーションがうまくいったからといって、成功に結びつくほど甘いものではありません。

　自宅訪問の場合なら、最低6回は訪問し、説明せよ、と話しています。患者さんの場合、何かを説明された時、1回話をしたからといって、それでいいと考えてはいけません。患者さんに伝わっていなければ、それこそ、「話しっ放し」で終わってしまいます。患者さんによっては、嫌がる人もいるでしょうが、声に出して復唱してもらうことも必要です。根気よく何回も、まめに伝えることです。

よりよい人間関係を築く16の留意点

　「人は人中、木は木中」という言葉があります。杉や檜は一本ポツンと植えるより、たくさん同時に植えたほうが競い合ってよく育ちます。同様に、職場は、

はじめに

生活の手段としての場ではなく、仕事の知識、スキルで成長していく場であると同時に、さまざまな人間関係の波にもまれて、人間的に鍛え、育てられていく場でもあります。

いかに優れた知識を持っていても、人間的に成長していなければ、その能力を活用する場は与えられないでしょう。人間は、自分一人の努力で成長するものではなく、他人との関わり合いの中で、切磋琢磨され、刺激を受け、成長していくのです。

では、自分よかれ、他人よかれの"共生関係"をつくり上げるにはどうしたらよいのでしょう。

それは、人間心理の基本を理解することから始まります。ここでは、通常の人間関係上の付き合い上、また、部下指導上を始め、患者さんとの接し方に成功する16のポイントについて考えてみることにします。

(1) 人は命令や指示の内容よりも、それを伝える人との普段からの信頼関係によって、態度をいかようにも変更するものである。

「あの人のいうことなら仕方がない。努力するか」といった信頼関係を得ているかどうかがポイント。「私は指示した。守らないのは彼（彼女）らが悪い」という理屈は成立しません。守る、守らないは聞き手の主体的意見にかかっているからです。

(2) 人は接触時間の長さよりも、頻繁に短時間に会って話したほうが、そのものに対して、慣れと親しみとを感じてくる。

接触時間の長さでは、人の心を捉えられません。とくに苦手な人との付き合いのポイントは、接触回数を多く、話す時間（一回の）は短くして、少しずつ信頼関係をつくり上げていくことしかありません。

(3) お互いが親密な関係をつくりたいと願うなら、自分の弱味なり"打ち明け話"を先にしてしまうこと。

個人的な交友が次第に長くなると、お互い内面表出（心の中のことを相手に打ち明ける）を行うことになり、それによって親しみが次第に深められます。

(4) 相手を叱るときには、"君ともあろうものが"という言い方をすれば、相手の自尊心を守ることができる。

(5) 話の中に"数字"を入れることは、話の内容に真実性を与えることになる。（数字は時として、相手を有無をも言わせぬ立場に追い込むことにもなるので、表情などは柔和にしたほうがいい）

(6) 人の名前を上手に覚えるには、"名

前を知ったらすぐ声に出す"こと。

他に、「名前を上手に覚える法」としては、「何回も会話の中へ入れる」こと、「別れた後で、容姿、体格、特徴、会った場所、用件などを名刺の裏などへメモする」。また、名前に意味づけをして、顔や体格と結びつけて記憶するとよいでしょう。

(7) 口の重い相手への水の向け方は、できるだけ多く、角度を変えた質問をすること。

口の重い人へのアプローチとしては、彼（彼女）が30秒ごとに返事をする機会を与えるように、質問をしてみることです。

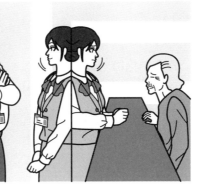

(8) 好きな人でも、一辺倒になると周囲の誤解を招く。

何事によらず、"バランス感覚"が必要です。好きなリーダーに一辺倒になってもいけないし、また、特定の女子職員とだけ付き合ったりすると、妙なうわさを立てられる原因になります。

(9) 人は選択の余地のない一方的な形でなされる説得に対しては、内容には同意できても、拒絶するという傾向を持つ。

説得したいと思うなら、まずは相手に十分話をさせる時間を与えなくてはなりません。「あの人の言うことはわかるよ（理屈では）。しかし、"分からないな"」というのは、一方的に押し付けられたことに対する（自分の考えや意見がなに一つ反映されていない）反発のあらわれです。人はたとえ、自分に不利な結論が出されたとしても、発言の機会を与えられるなど、その決定に参加していれば不満は抱かないし、守るべきことは守る、ということなのです。

(10) 「怒るな」「驕るな」そして、「ひがむな」を付き合いの三カ条と心得よ。

「怒りは敵と思え」とは、徳川家康の言葉。驕りは人間関係の毒素になるし、ひがみは物の見方、考え方を屈折してしまいます。（人間関係は"がまん関係"であり、相手と争わないためには、自分の意志を明確にして、嫌な感情を引きずらないで、その場、その場で処理することです）

(11) 人の同意を得るためには、はじめにイエスと言わせる心構えをつくってやることである。

― はじめに ―

人間はいったんノーと言ってしまうと、後でイエスというには心理的な抵抗があって、容易には言えないものです。

⑿ 人はある特殊なものを見せつけられると、その印象でもって他のすべてがそうであると信じやすい。

例えば、レストランなどで、応対態度のよくないウエイトレスを見たら、とくにその印象が強烈に映った場合、この店の他のウエイトレスもみんな応対はダメなんだと信じ込んでしまうものです（第一印象は"大事印象"といってもよいでしょう）。

⒀ 人は自分が相手に好意を抱いてから、人もまた自分に好意を持っていると勝手な解釈をする場合がある。（相手を責める気持ちがあると、相手の言葉も自分を責めている言葉に聞こえてくるのと同じこと）

一般的にいって、自分が相手を好きになれば、相手にその気持ちが通じて、相手も好意を持ってくれるといわれます。ただし、例外もあるので要注意。自分がこれだけ考えてやっているのに、相手は私を考えてくれてはいないという結果になります。

⒁ 相手を支配や操作で変えようとするよりも、自分が変われば相手も変わると信じ、実践すること。

⒂ 人間関係がよくなりすぎると、仕事の内容や結果が悪くなることに気づきにくくなる。

本来、職場は仕事第一、人間関係第二の精神でいくべきもの。みんなが仲良くなることだけに神経を費やして、お互いの仕事の出来映えの悪さについて批判できない風潮があっては、チームワークもへったくれもありません。

ズケズケ欠点を指摘し合い、対立、摩擦、葛藤を経験するたびに、より強い絆で結ばれていくのが本物の人間関係であり、チームワークです。（最近、ビジネスマンに求められる能力として、"思いやり指数を持て"ということが言われます（network Quotient……共存指数）、お互いの甘え、甘えさせる依存関係にならないように十分注意することが必要です。）

⒃ 人を率いる立場の人は、人付き合いにはシンネン（信念）、シンライ（信頼）、シンボウ（辛抱）の"三シン主義"に徹すること。そして、「人のお世話にならぬよう、人のお世話はするよう、人に報いを求めぬよう」をモットーにすること。

人の世話をしても、報いを受けないのが当たり前と覚悟しておけば、お礼がなくても腹は立ちません。

報いを求める気持ちがあると、自らの

精神衛生も悪くなるし、そうした態度が表れると、品性が下劣になり信用を落とします。

しかし、受けた恩については、心から感謝して、その気持ちを行動に表すことが必要です。

表情、笑顔 ―これぞプロ意識

コミュニケーションは言葉だけに否らず。顔、声、表情、立ち居振る舞い等の非言語的要素が、言葉以上に安心感や不安を与えるということです。

とくに、顔は大事なコミュニケーションツールのひとつです。余計なおせっかいですが、今、あなたはよい顔をされていますか？「顔」は喜びや悲しみといった、自分の心を如実に表すものですから、根気よく人格を変える努力をすれば、自然と顔も変わってくると思うのです。

顔の筋肉をリラックスさせますと、心もリラックスして、心の中にたまっているモヤモヤがほぐれてきます。心がほぐれると、当然よい表情になるのです。

よく生まれつきだから変わらない、という人がいますが、「変える努力」をしていないだけのことなのです。ぜひ、好感度の顔に変えてください（これぞプロ意識）。

■

「知らん顔」「業務顔」では患者さんに不愉快な思いをさせるだけです。顔のベストメイクは、ブランドものの化粧品を使って、いくらきれいにメイクをしていても、いい「笑顔」がなければ、魅力が伴ってきません。そのためにも、「明るい」「温かい」「生き生きとした」笑顔、これをあなたのベストフレンドにしていきましょう。

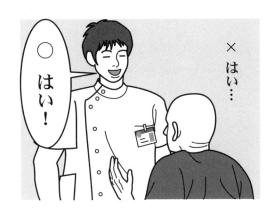

本書は、日々、忙しい部門である皆さんが仕事のあい間に、サッと読めるようにできるだけマニュアル風に紹介しました。

これをベースにそれぞれの職場風土に沿った接遇をしていただければ幸いです。

（守谷雄司）

CONTENTS

はじめに
　　言葉を超えた笑顔が元気と自信を与える／3
　　………………………………人材育成コンサルタント　守谷雄司

第1部

接遇マナーと対話力を鍛える

第1章　伝えるための基本と条件

1	病院職員に求められる4つの条件とは	22
2	何を伝えるかよりも「何が伝わったか」	23
3	いまこそ人間の肉声を取り戻そう	24
4	コミュニケーションのスタートは「挨拶」	25
5	コミュニケーション「基本4原則」	26
6	コミュニケーションをとるときの6カ条	27
7	話の目的をハッキリとさせてから話す	28
8	伝達コミュニケーション5つのポイント	30
9	あなたのメッセージが伝わらない6つの要因	31
10	人を動かすのは具体的な行動用語です	32
11	「伝える力」が磨かれる9つの習慣	33
12	「美しい話し方」をつくる三大要素	34
13	コミュニケーションが上手になるには	35
14	明るく魅力ある声の効用	36
15	人の魅力の9割は言葉です	37
16	自分の声をチェックしてみよう、分析してみよう	38
17	元気な声は人を惹き付けます	39
18	やる気とファイトは大声から生まれる	40
19	自己表現するための5つのポイント	41
20	コミュニケーション効果からみた3つの自己表現	42

21	自分なりのオリジナルな言葉を持とう	43
22	話し方・聞き方を磨くことは自分自身を磨くこと	44
23	名前を覚えることの効用	45
24	顔もコミュニケーションの1つです	46
25	聞き手が注目する4つの話し方	47
26	人の名前はどびんの取っ手	48
27	明日から実行しましょう、外見マネジメント	49

第2章　対話力上達の技術

1	医療・看護職員はカウンセラーの役割をもっている	52
2	表現力を伸ばす5つの基本ポイント	53
3	言葉の重みと責任	54
4	誠実な人は言葉が地味、軽薄な人は言葉が派手	55
5	言葉はタイミング、そして一言の重み	56
6	話し合いは「短時間で頻繁に」が効果的	57
7	三大ダメ言葉「要するに」「だから」「早い話が」	58
8	ダメなスピーチと上手なスピーチ	59
9	成功する話の3つの要素	60
10	よいスピーチ5つの基本形	61
11	話し方で注意する7つのポイント	62
12	話し方のコツと組み替え話法	63
13	対話には個性的な魅力が必要	64
14	会話がスムースになるクッション言葉	65
15	話す言葉に品性と教養が滲み出ます	66
16	会話上手に共通しているポイント	67
17	会話上手になる5つのポイント	68
18	高齢患者には「すごい」「教えて」「さすが」話法で	69
19	すぐ感情的になる人にはこう対処しよう	70
20	患者さんの言動にカーッときたとき	71
21	親しくなってもため口はダメ	72

22	患者が嫌う感覚的な言葉は使わない	73
23	患者が嫌う幼稚な言葉は使わない	74
24	電話応対で病院の印象が決まります	75
25	その気にさせる会話のエンジン5つの相づち	76
26	相手の心に届く言葉で話そう	77
27	こうすれば、あなたの言いたいことが伝わります	78

第3章　対話力と気配りの技術

1	患者さんを察するこころ	80
2	気配りこそ「おもてなし」の原点	81
3	マナー美人と笑顔の効果	82
4	安心感を与える「4つの表情」	83
5	うれしい気分と喜ばせる5つの方法－他喜力－	84
6	他喜力のある人とは	85
7	他喜力人間は周りも自分もハッピーに	86
8	患者からみた医事職員のイメージ	87
9	態度や立ち居振る舞いで品性が出る	88
10	気配りサービス21の原則と構造	89
11	気配りという名のサービスは無限	90
12	「ありがとう」9つのタイミング	91
13	気配りの無料サービスはこんなにある	92
14	さわやかさを印象づけるトレーニング	93
15	心のうちを察する「目配り」も大事	94
16	人間関係の達人になるための「4つの花束」	95
17	患者満足の時代から「患者感動」の時代へ	96

第4章　聴き上手の基本と技術

1	「聞く」「聴く」「訊く」の意味を知ろう	98
2	聞き上手な人の4つの実践方法	99
3	聞く態度には4パターンあります	100
4	しっかり聴いていることを感じさせるには	101
5	上手な聞き方5つのポイント	102

6	「間」と「沈黙」を大事に	103
7	対話力向上にコーチング手法を	104
8	コーチングの基本技術	105
9	コーチングは「相手の話を聴く」が基本	106
10	こうすれば「コーチング能力」が身につく	107
11	コーチング的助言のポイント	108
12	コーチングとティーチングの違い	109
13	しぐさから本音を読みとるヒント	110
14	共感を得る7つのポイント	111
15	聞き上手になるためには	112
16	真意を知るために観る5つのポイント	113
17	相手の気持を変える3つのステップ	114
18	アクティブ・リスニング（共感）のコツ	115
19	「聴く」＝質問力で本音を探る	116
20	聴きながら上手に自己主張もしよう	117
21	相づちの打ち方の「形」を使い分けよう	118
22	問いかけ上手の問いかけ方	119
23	質問の持つ3つの魅力	120
24	質問の仕方－3つのタイプ	121
25	質問上手な人の5つの共通点	122
26	質問のスキル・アップを図ろう	123
27	「聞き上手さん」と言われる人の4つのポイント	124
28	コミュニケーションとは情報と感情の交流	125
29	コミュニケーション能力の自己チェックリスト	126
30	相手に視点を置いた会話の5つのチェック	127
31	会話を円滑にする雑談効用のポイント	128
32	質問者の気付きを促すアプローチ	129

第5章　ほめ方・叱り方と禁句

1	人を生かす言葉、殺す言葉	132
2	叱ると褒めるはタイミングです	133
3	部下のシグナルには適切な言葉で対処	134
4	上手なほめ方、下手なほめ方の落差	135

5	ほめ上手な人の心得11カ条	136
6	真のほめ言葉には感謝という報酬がある	137
7	「ほめる」は技術ではなく観察にあり	138
8	日頃から認、関、肯、称の信頼関係をつくる	139
9	あなたの言葉1つでやる気を喚起できる	140
10	自立度が低い人を導くほめ方	141
11	自立度が高い人を支援するほめ方	142
12	過度なほめ方は逆効果	143
13	ほめ方の極意は本人が気づいていない個所をほめる	144
14	その人のどこをほめるか	145
15	ほめるときにもこんな注意が必要	146
16	言葉はチカラ－奮い立たせる心ある一言	147
17	心遣い言葉（仕事編）	148
18	心遣い言葉（態度編）	149
19	確実に意欲を失う言葉－禁句集	150
20	ときには「ノー」を上手につかう	151
21	たとえ嫌われても言うべきことは言う	152
22	話をするときの4つの要素とアサーション	153
23	言いにくいことを敢えていう－それがプロです	154
24	インテリ型の人への叱り方	155
25	内向的な人への叱り方	156
26	すぐ萎縮する人への叱り方	157
27	言い訳の多い人には厳しい姿勢で	158
28	断定的なニュアンスをなくす工夫	159
29	人格を叱らず行為を叱る	160
30	こんなときは人前でも叱る	161
31	叱る目的は2つ。好き嫌いではなくすべて「役割」	162
32	部下を叱るときはO-PDCAサイクルが効果的	163
33	効果的な叱り方－その4段階	164
34	叱る前に考えておくべき事柄	165
35	叱り方にも工夫がある	166
36	発憤を促す叱り方と注意の仕方	167
37	叱り方上手は育て上手	168
38	叱り方の急所12訓	169

39	年代別にみたカチンとくる言葉	170
40	これを言ったらおしまいだ〜	171
41	何気ない一言で傷つくときがあります	172
42	あなたの評価を下げる4つの悪いくせ	173
43	叱らなければ人は育たじ	174

第6章　言葉と対話と豊かな人間性

1	人間心理3つの変化	176
2	魅力とは、深く蓄積された努力の歴史です	177
3	「言葉不況の時代」—独自の言葉を持ちましょう	178
4	看護業務に必須—7つの話術と対応	179
5	部内会議にユーモアを持ち込もう	180
6	会議を盛り上げるユーモアセンスの磨き方	181
7	あなたの魅力を引き出す14のポイント	182
8	姿勢を正すのも礼儀作法です	183
9	信頼される医事・看護業務4つの姿勢と人柄	184
10	「品格がある人ね」と評される人の品格	185
11	医事・看護部門はサーバント（奉仕者）です	187

第7章　接遇と対話力—自己診断シート

1	人は会えば会うほど親しみが増します	190
2	印象づける声の出し方3大ポイント	191
3	あなたのコミュニケーション能力は	192
4	あなたの「聞き上手」度をチェック	193
5	聞き方に関する10のポイント	195
6	どんなときにほめてますか	196
7	上手な叱り方をしていますか	197
8	ときには「ノー」といえる勇気を持ちましょう	198
9	めざそう！マニュアル笑顔よりナチュラル笑顔を	199
10	仕事ができても心の姿勢の悪い人はノーグッド	200
11	あなたの態度に品性、教養があらわれます	201
12	「患者満足度」—接し方を見直す3つのポイント	202

13	いつも患者の心に寄り添っていますか	203
14	気づきを促す指導－17のポイント	204
15	平凡の凡を極めれば非凡になります	205
16	報告はすべての仕事の基本です	206
17	気配りのできる人は「慮る力」があります	207
18	正しい自己主張ができていますか？	208
19	相手に話が伝わっていますか？	209
20	医事・看護職に必須です！－4つのモラル	210
21	輝く人には体力がある－看護スタッフはアスリートです！	211
22	仕事は一に「忍耐」、二に「体力」です	212
23	いつも強い責任意識をもっていますか	213
24	身だしなみのチェックをしてみましょう	214
25	いつも公私のケジメつけていますか？	215
26	がまんの修行が器をつくります	216
27	どんなときも「もういっぺん」の勇気を	217
28	あなたの情熱力はどのくらい？	218
29	自己成長に向けた努力をしていますか？	219
30	コミュニケーションは理屈ではありません	220
31	会話上手は話させ上手	222
32	いつも質問・確認を心がけていますか？	223
33	上司、リーダーとコミュニケートとれていますか	224
34	チームコミュニケーション心がけていますか	225
35	工夫次第で時間はつくれます	226
36	有効に時間確保をしていますか？	227
37	経費節減でムダ排除をしていますか	228
38	段取りよければすべてよし	229
39	スケジューリングはできていますか？	230
40	スケジュールの見直しはOK？	231
41	どんなときメモをとっていますか？	232
42	チャレンジする人の心構え	233
43	ベテラン職員の心構え	234
44	チームワークとは、相互にスキルを競い合うこと	235
45	リーダーシップ、取れていますか？	236
46	育てる時間と鍛える時間	237

47	自力本願こそプロの条件です	238
48	あなたのサバイバルスキルは？	239
49	好奇心の芽を育てていますか？	240
50	活力を生み出す野次馬精神	241
51	心身の健康に気をつけていますか？	242
52	人生の悩みは全て取り返しがつきます	243
53	サバイバル時代を生き残る5つのキーワード	244
54	自立に向けた7つのポイント	245

第2部

実践　事例研究

事例1　菊川市立総合病院（静岡・菊川市）　249
　　　　風土改革の決め手～笑顔、あいさつ、きづき～
　　　　サンキューカードで「褒める文化」の定着へ

事例2　東京衛生病院（東京・杉並区）　269
　　　　基本は人に仕える笑顔～月刊、号外接遇ポスターの効力
　　　　「接遇アカデミー」開催で接遇向上をねらう

事例3　鳥取大学医学部附属病院
　　　　救命救急センター（鳥取・米子市）　289
　　　　「神対応」の接遇を～救命救急現場だからこその対応
　　　　DVD制作から神ナース総選挙までユニークな活動

終章にかえて
　　　　相づちは「愛づち」に通じます／308

第1部

接遇マナーと対話力を鍛える

人材育成コンサルタント
守谷 雄司

第1章

伝えるための基本と条件

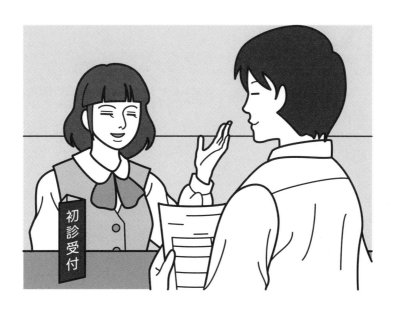

1 病院職員に求められる4つの条件とは

① 敬意
・敬意をもって接する

患者さんは人生の先輩です

敬意をもって、ていねいな態度で接し、自尊心を傷つける言動は厳に慎しみましょう。

◇たとえば同じことを何度も聞く患者さんに「何度いったらわかるの？さっき言ったばかりでしょう」等は禁句

② 受容
・言葉や行動もふくめ受容する

言動が理にかなわない

たとえ不自然なものであっても、命にかかわるようなものでなければ拒否せずに、まずは受容します。

◇「さあ、まわりの人に迷惑をかけないで」は禁句

③ 笑顔
・慣れと親しみを感じるには笑顔が一番

笑顔は武装を解除する

雄弁な言葉100回より、1回の笑顔が相手とのコミュニケーションの有効な手段です。

◇動きの遅い人にムッとした顔や無表情で「早く散歩に行きましょう」は禁句

④ スキンシップ
・絶えず目をかけ声かけ、手をかけを忘れずに

挨拶するときは軽く手をかける

話しかける際も手を握ったり、肩に手を回したりすることが安心と信頼につながります。

◇後ろから急に「○○さん、おはよう」と声をかけたり入浴を嫌がるとき「体が臭くなるので入りましょう」と強い口調でいう等は禁句

2 何を伝えるかよりも「何が伝わったか」

　コミュニケーションで大事なことは、何を伝えたかではなく「何が伝わり相手がどう動いてくれたか」であって、患者さんの心を鷲づかみにする独自の言葉力を持ち、積極的に聴いて、聴いて聴きまくり相手の自尊心を満たすことです。

　コミュニケーションの技能とは、「相手に正しく伝達する能力」と、「相手の意志を正しく受信する能力」―この2つですが、最もらしく定義してみると、「自分の伝えたい意志や感情を、言葉やそれ以外の非言語的手段をつかって相手に伝え、相手からのよい結果を期待する諸行動」となります。

　ここで、大事なポイントは、「相手からのよい反応やよい結果を期待する」の部分です。結論を言えば、よい結果やよい反応とは、自分の伝えた趣旨なり意図を理解し共感してくれ行動をしてくれること指します。そのためには情報（言葉）と心（感情）のバランスのとれた交換が必要となります。言葉だけですと、理解と納得は得られるかも知れませんがそれがそのまま行動につながるとは限りません。

　コミュニケーションの「主役」は聞き手にあります。聞き手が「わかった」と思わせるには話し手側の熱意、誠意を持って伝える感情が伴わなければなりません。人は頭（理屈）で動くのではなく感情（心）が刺激されることで、何らかの反応（共感と行動）を示すものなのです。

コミュニケーションをとる際の3つの条件

1　まず、言いたいことがなければならない。何を話すか―。それを決めること。
2　言いたいことをまとめることができなければならない。話す内容の的を絞ること。
3　言いたいことを、確実に相手に伝わるように工夫をして話をすること。

3 いまこそ人間の肉声を取り戻そう

言葉がだんだん劣化していく今こそ人間の肉声を取り戻さなくては！

- 人と言葉を交わす習慣を持とう
- 自分以外の他人の生活に興味・関心を示そう
- マニュアル語だけで満足せずにプラス自分の言葉を添えるとしよう

4 コミュニケーションの スタートは「挨拶」

　上司や先輩といった目上の人と話すには「取っ掛かり挨拶」が大事です。きちんと挨拶ができるだけで、上司や先輩から「なかなかかわいげがある」と思ってもらえるものです。同時にそれは、仕事を教えてもらう絶好のチャンスにもなります。
　看護のスキルを学ぶ機会は、その大半が（机上の学習ではなく）OJTです。仕事というのは黙っていては身につかず、なかなか習得できないものです。
　新人のうちは基本のキをどんどん聞いても恥ずかしくありません。
　数年後、「今さら聞けない」なんてことにならないように……。

　相手に対して心を開き、言われたことを素直に聞く姿勢も大事です。また「恐れ入ります」や「申し訳ございません」などの丁寧語を使える人は「しっかりとした新人職員」という印象を与えます。
　たとえ忙しいときでも、患者さんには「いつまでに、何を、どうする」というように、安心感を与えるために明確な返答をするように心掛けてください。

1．「ありがとうございます」、「恐れ入ります」の丁寧語を使えるように
2．心をオープンにして相手の意見や指摘を素直に聴く力を養うように
3．人間関係を築くきっかけをつくる挨拶力を身につけるように
4．相手の目を見て話し、タイミング良く相づちを打てるように

求められるスキル

あ 明るく愛を込めて挨拶しよう
い いつでも、どこでも、誰とでも変わらない挨拶をしよう
さ 先に挨拶しよう
つ 続けてプラスαの言葉を工夫しよう
「おはようございます○○さん、
　　今日はお顔の色艶がいいですね」

5 コミュニケーション「基本4原則」

　いくら電脳社会といっても、言葉を媒体にしたコミュニケーションは存在します。そこで、相手になんらかの行動を期待したいときには、次の基本4原則に注意を払って、しかるべき言葉を発するとよいでしょう。

コミュニケーションの基本4原則

ポイント	原則	条件
正確に話すこと	正確性の原則	「はず」「つもり」「一応」「まあ」などの言い回しは日常何気なく使っていますが、あいまいで誤解・曲解されやすいものなので要注意です。要は、個々人の感覚格差でどうにでも勝手に解釈できるような話をしてはいけない、ということです。
目的を持って話すこと	目的性の原則	目的を持って話をすることはコミュニケーションの最低限のマナーです。たとえば、話の目的機能には、次の7つの場合が考えられます。 (1)良い人間関係をつくる（挨拶、会話） (2)情報を知らせる（報告、伝達） (3)相手に理解させる（説明） (4)こちらの思い通りに動かす（説得） (5)相手の誤りを直させる（忠告） (6)やる気を引き出す（ほめる） (7)自分の価値観や人柄を知ってもらう（自己紹介、3分間スピーチ）
経済性を心がけて話すこと	経済性の原則	あらかじめ何を話すのかをはっきりと頭の中で整理して、伝えたい要件を5W2Hでまとめ、「わかりやすく」「簡潔に」、結論から先に述べる心がけがほしいものです。
タイミングよく話すこと	適時・適度・適切性の原則	なんらかのアドバイスなり、助言・忠告をほしがっているときには、タイミングよく、適度な分量を、適切な方法（一対一がよいのか、集団を前にして話すのがよいかなど）で話してやることです。グッド・タイミングということで、歓迎されること受けあいです。

●コミュニケーションを取る前に考える3つの基本行動●

①何を話したいのか、人、場所、時間などを考慮して、伝える内容を取捨選択して整理する（優先順位、口答表現が相応しいかどうか）。

②どの手段が一番効果的かを考えること（労力、費用、時間、効果と効率）。

③どのような表現をすれば聴いてもらえるか。3つのうちではこれが一番のポイント。どのような話し方をすれば（表情、雰囲気など非言語的要素を含めて）聞き手の関心を集めることができるか。

コミュニケーションをとるときの6カ条

　コミュニケーションをよくするには、伝達する側と受け取る側とがお互いに関心を持ち合い、理解力に大きな差がないことが望ましいわけです。次の6カ条は、院内での他職種、部署内での上司と部下、同僚同士でのコミュニケーションを取るときのポイントになります。仕事上のコミュニケーションが成立するか否かの鍵を握っているのは部下そのもの、上司は部下から「理解と納得と共感」が得られるかどうかがポイントです。

コミュニケーション6カ条

①裏付け	何か物事を要求したり指示する際は、「なぜ、どのようにして決定され、頼むことになったのか」について、具体的な裏付けをもって話すこと。「上が決めたことだから黙ってやりなさい」では、上司としての役割を果たしているとは言えません。これは一番下手なコミュニケーションの典型です。
②自分の立場	上司という「自分の立場」のみに重点を置いた話し方は慎むこと。事をなすのは部下であることを忘れてはなりません。
③伝達オウム返し	「上の命令だから」といった単なる取り次ぎ伝達—いわゆるオウム返しは避けること。自分なりに解釈し動機付けの要素を含めて具体的に行動用語に基づいた話し方をすることです。
④関心と理解度	本題を話す前にあらかじめ質問をして、これから話す事についての興味や関心、理解度を把握することです。
⑤朝礼暮改	朝令暮改は仕方のないことです。正直にその旨を告げ、次なる動作、手順を素早く提示することです。
⑥信頼関係	聴いている側の表情に「言われた通りにやればいいんだろう」といった諦めや、ながいものに巻かれろ式の雰囲気があったら、日頃のコミュニケーションが一方的になっているか、信頼されていないと反省すべきです。

7 話の目的をハッキリとさせてから話す

目的	その内容	おさえるべきポイント
①よい人間関係をつくるためのもの（親和的コミュニケーション）	・あいさつ ・会話　など	◇あいさつのキーワード ◇会話は「イエス」「ノー」で終らないように"潤滑語"を織り交ぜて ◇「絶対に」「世間一般では」「常識的には」は禁句
②ある事柄について知らせるためのもの（伝達的コミュニケーション）	・伝達 ・報告　など	◇報告のキーワードは、すぐにじじつをきく（悪い報告ほど早く）
③ある事柄についてわからせるためのもの（説明）	・説明	◇「わかりやすく」「簡潔に」「印象深く」がキーワード
④ある事柄をやらせたり指示したりするためのもの	・指示、命令、依頼　など	◇指示・命令を徹底させるキーワードは「4する主義」返事する、復唱する、メモする、質問するの励行にある ◇浸透度合いは、7・5・3と理解しておくこと
⑤ある事柄について説明し、わからせ、こちらの意のままに動かすためのもの	・説得 ・プレゼンテーション　など	◇「聞き手が注目する話し方」「プレゼン上手になる6か条」「論議に強くなる」「意見強調法」「交渉力に強くなる」などのスキルをマスターする
⑥ある事柄をやめさせ、心からそうだと反省させるためのもの	・叱責 ・忠告、教訓　など	◇まずは結論から。どこがよくないのかについて、人格面に触れずに、事実行為についてズバリひとこと ◇原因究明を本人の口から云わせる ◇NO（負）のコミュニケーションに強くなること ◇タイミングよくその時その場で即、ほめる、叱る
⑦ヤル気を引き出すためのもの	・称賛、激励、意欲づけ　など	◇「えびす帳」を作成し、本人の称賛に値する行為をこまめにメモをする
⑧後輩の心理、感情、態度を理解するためのもの	・相談 ・カウンセリング　など	◇内容の再陳述を ◇話すよりも「聞く」「聴く」を多くする ◇目で、耳で、頭で、口で、身体で聴くこと ◇聞き方の4原則（正確性、目的性、適時適切性、経済性）をマスターすること
⑨チームの困った問題や改善点を解決するためのもの	・クレーム対策会議 ・苦情処理　など	◇討議するテーマの的を絞って、何をいつまでに、どうするか、解決への手順などについて話し合う ◇会議司会者のスキルを身に付けること
⑩自分の考え方なり、価値観、人柄などを知ってもらうためのもの	・自己アピール的プレゼンテーション ・3分間スピーチ	◇「聞き手が注目する話し方のポイント」をマスターする ◇話題豊富人間になり、語彙を増やし表現力に磨きをかける

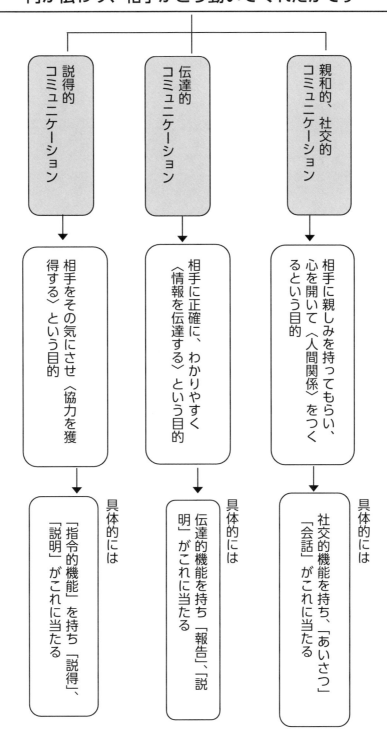

8 伝達コミュニケーション 5つのポイント

①伝えるポイントを絞る。優先順位を明確にする
②受け手が勝手に解釈するような（複数の意味に受けとられる）曖昧かつ抽象的な言い方はしない。指示内容は行動用語で話す
③具体的に何をすればいいのか、アクションベースに落とし込んで話す。
④何度も繰り返して伝える
⑤簡単なことは簡単に変更しない

指示する立場になったら「具体化能力」を持とう

その1	すぐに行動に移せるように「数値を入れた具体的な言葉で指示しましょう
その2	この行動が間違いなく患者さんの喜ぶものであり、それが自分の幸せにつながるものだと自信を持って話すようにしましょう。
その3	毎日、繰り返していきましょう
その4	部下には「できるぞ、やれるぞ」の肯定用語を気合いで入れることです。
その5	毎日、細かく「できたこと、できなかったこと」について評価をしましょう
その6	「確かに」「絶対」「間違いなく」といった、単に言葉を強調しているような言い方は避けましょう。

あなたのメッセージが伝わらない６つの要因

1　メッセージや指示の意味がハッキリしない
・抽象的で曖昧な言い回しはやめ５Ｗ１Ｈ的に話すこと（数字、時間、日時等を忘れずに

2　相手の言葉で話していないとき
・年齢やその人が普段使っている言葉で話すこと

3　説明不足のとき
・話し放しではなく大事なことは２～３回と丁寧に話すこと
　「一度話せばわかっているだろう」との勝手な思い込み病はなくす

4　話がくどくどと長い
・「一言で言うと」を習慣にする
　「わかりやすく」「簡潔に」「印象深く」―これがキーワードです

5　相手の感情を無視して話している
・聞き手が「少し疲れているな」と思ったら、すぐに話をストップする臨機応変さが必要です

6　話し手を嫌っている
・日頃からコミュニケーションを築くこと、言行一致であることで信頼が深まります

10 人を動かすのは具体的な行動用語です

　部下に抽象的な言葉でハッパを掛けてもまず伝わりません。
　「問題意識を持ちなさい」「発想の転換をしなさい」「積極的にチャレンジしなさい」などは、いまの若者にまず伝わらないでしょう。第一、何をどうすればいいのか、いまいち抽象的でわかりません。要するに、どのような態度でや行動をとればよいのかの説明なりノウハウが明確ではないからです。
　例えば筆者がときどき行く居酒屋チェーンの店長は「顧客を増やそう」の方針を実にわかりやすく明快です。彼は従業員（大半がパートやアルバイト）に向かってこんな話し方をします。患者さん対応にもヒントになるものです。
　「昨日はお見送りの声が一部の人だけだった。今日からはお客さんが帰られるときは全員で振り返って声を出すようにしよう。苦情を頂戴したら即3秒以内にとりあえず「ありがとうございます」と笑顔でお礼を言うこと。3分以内にチーフに連絡、悪い報告ほど早くはビジネスの基本原則だからね」と数値を使って実にわかりやすいのです。
　精神訓話ではっぱを掛ける時代ではありません。
　どういう行動をとったら、所期の目的が達成できるか「行動用語」をキチンと教えていくことが必要です。

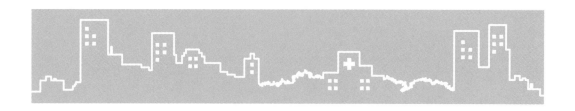

「伝える力」が磨かれる9つの習慣

1 とにかく結論を先に言う

意見を伝えるときの最重要情報は結論。相手が話のポイントをつかみやすくするためには、まず結論から先に言うこと。相手が忙しいときでも、大事なことを簡潔に伝えることができます

2 相手のレベルに合った話し方で話す

相手の年齢や職業、バックグラウンドなどを考慮した言葉を選ぶこと。相手の理解を第一に考えて、分かりにくいかもしれないと思う話題は別の例などに切り替えることが大切です

3 話は短かくがポイント

この話がいつまで続くのかと相手に感じさせるのはNG。「相談が3つあります」などと、最初に告げてから話し始めよう。話の途中でも「根拠は2つあります」などと示しながら話すと効果的

4 大事な個所は何回も繰り返す

話したことのすべてを相手が覚えているとは限らないので、大事な部分は何度も伝えるようにして。表現を変えるか、「先ほどの繰り返しになってしまいますが」と前置きするのがおすすめ

5 人によっては断定口調は避ける

「絶対にAにすべきです！」と断定的に意見を言われると、相手の人は反感を覚えてしまうことも。説得力のある内容であれば、『Aだと思うのです』という表現でも相手に響きます

6 抽象的曖昧情緒的・感覚的な言葉を使わない

表現はなるべく具体的に。日本語では、"よりよい社会にするために"といった曖昧な言葉を使いがち。"患者さんが入院期間中生活しやすい"など、具体的な言葉を使うことで説得力がアップします

7 手を効果的に使う

人は耳から得た情報より、目から得た情報のほうが理解しやすいもの。第1に、第2に、と話すとき、手の指を1本、2本と伸ばして見せるなど、効果的な指使いをさりげなくできるようにして

8 アイコンタクトの活用

話すときに相手を見ることは基本中の基本。ただし、じーっと見入るのではなく、「あなたを信頼していますよ」というイメージで、リラックスしてほほ笑みつつ見ることが大切です

9 声には話し手の心理がにじみ出る

よく通る声のほうがよく聞こえるから、意見もより伝わりやすくなる。足を肩幅に開き、ゆったりとした姿勢で、おなかに口があるつもりで話してみると、いい声が出やすいです

12 「美しい話し方」をつくる三大要素

1　表情と姿勢〜微笑みと背筋を伸ばして見栄えよく〜

　声の印象だけではなく、見栄えの印象も大事です。「話をするときは、常に微笑みながら、口角をあげて笑みを浮かべる表情をつくりましょう。無表情な顔、面白くなさそうな顔は禁物。「表情豊かに」がポイントです。また姿勢がよいと声もハッキリ出るようになります。

2　発音〜口の形を意識して一音一音ハッキリと〜

　聞き手の印象を最も左右するのが発音です。ハッキリ発音するためには、「あ、い、う、え、お」の母音を発するときの口の形を5通り使い分けることです。母音がキチンと発音されると、一音一音が整いハキハキした印象になります。

3　発声〜明るく唄うように〜

　声はあなたの覇気を写す鏡です。明るく大きな声で自分のスケールを示しましょう。声のポイントは「高め」「明るさ」「ハッキリ」です。ドレミファソのうち「ソとファ」を意識して発音してみて下さい。声にも、よく届く声、（相手に聞こえる声が最低条件）、安定感のある声（話す内容に自信があること）、表情のある声（声に感情を込める）、楽しそうな声（聞き手も楽しくなる）があります。大きな声を出すには腹式呼吸で唄うように。元気な声は身体のキレをよくして行動のリズムを軽快にします。

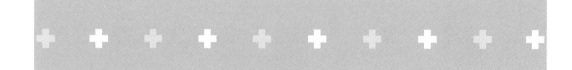

13 コミュニケーションが上手になるには

言葉から相手が受ける印象度は7%	話し手の言葉遣いで、聞き手の印象は違ってくる。ここではインパクトがあり、記憶に残る言葉遣いが大切。
聴覚から相手が受ける印象度は38%	声のトーンが高いか、低いか、声の優しさ、冷たさなどから受ける印象。ここでは明るさ、ハッキリ、温かみがポイント。
視覚から相手が受ける印象度は55%	体型、髪型、顔の表情、雰囲気、非言語的要素のビジュアル化も必要。輝く目、いきいきと楽しそうな表情は言葉以上に聞き手に影響を与える。

※この印象度の割合は、アメリカの心理学者アルバート・メラビアンが提唱したもので、「メラビアンの法則」と呼ばれる。好意、反感などの感情に影響を与えるコミュニケーションでは、言葉の内容よりも視覚、聴覚の効果が大きいことを示している。

積極的にコミュニケーションをとる10訓

1	積極的にお互いにあいさつをする(している)
2	積極的に報告・連絡・相談をする(している)
3	積極的に忌憚のない議論をする(している)
4	積極的にほめる(ほめている)
5	積極的に叱る、注意する(している)
6	積極的にお互いの立場を認める(認めている)
7	積極的に酒を飲む(飲んでいる)
8	積極的にレクリエーションが行われる(行われている)
9	積極的にアイコンタクトをかわす(かわされる)
10	積極的に話し合う(合っている)

14 明るく魅力ある声の効用
～仕事の9割は声の力で決まる～

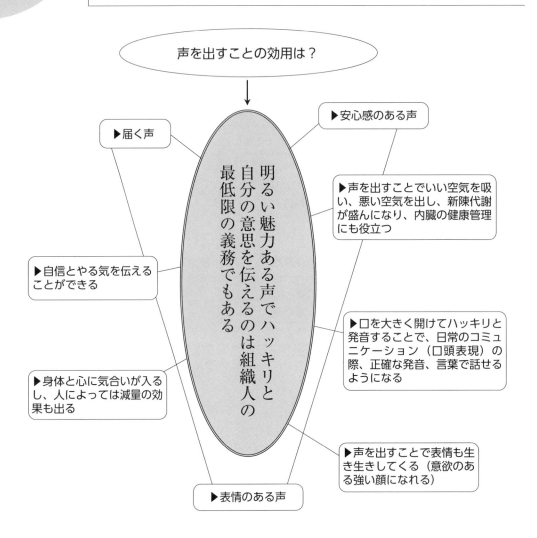

○仕事のできる人は顔もいい、声もいい、立ち居振る舞いもいい。
○要するに人の惚れる要素を持ち、日頃から磨いているのだ。
○緊張感を欠いた腑抜けのような顔、疲れた顔、老け顔、意欲のない弱い顔、蚊の鳴くような小さな声、背を丸めた姿勢、これでは見た目も魅力はないし、人の信用は得られない。声、顔、感情、言葉、の表わし方や使い方に気を付ければ、あなたはもっと魅力的な人間になれる。

人の魅力の9割は言葉です

　声の聞き取りやすさは、滑舌の良し悪しに左右されます。どんなに立派な内容でも、声に出して伝える時に、滑舌が悪く言葉がくぐもるようでは台無しです。役者やアナウンサーのようなしゃべりのプロフェッショナルではないにしても、ビジネスパーソンも商談やプレゼンテーションなど随所で滑らかな発音が必要とされます。

　クリアでよく通る声を出すには、口を大きく開き、腹から声を発すること。日本人は特に、カ行、サ行、ハ行の発音が苦手と言われてます。これらはもともと聞き取りにくい言葉であるため、ハッキリと発音できるように訓練する必要があります。中でもサ行の発音は、言葉全体の清涼感に関わってくるので、すっきりと抜けるように発音できると凛とした声になります。

【発音練習　①】

アイウエオ	イウエオア	ハヒフヘホ	ヒフヘホハ
ウエオアイ	エオアイウ	フヘホハヒ	ヘホハヒフ
オアイウエ		ホハヒフヘ	
カキクケコ	キクケコカ	マミムメモ	ミムメモマ
クケコカキ	ケコカキク	ムメモマミ	メモマミム
コカキクケ		モマミムメ	
サシスセソ	シスセソサ	ヤイユエヨ	イユエヨヤ
スセソサシ	セソサシス	ユエヨヤイ	エヨヤイユ
ソサシスセ		ヨヤイユエ	
タチツテト	チツテトタ	ラリルレロ	リルレロラ
ツテトタチ	テトタチツ	ルレロラリ	レロラリル
トタチツテ		ロラリルレ	
ナニヌネノ	ニヌネノナ	ワイウエヲ	イウエヲワ
ヌネノナニ	ネノナニヌ	ウエヲワイ	エヲワイウ
ノナニヌネ		ヲワイウエ	

　朗らかで明るい魅力ある声で、ハッキリと自分の意思を伝えるのは、組織で働く人の最低限の義務です。

16 自分の声をチェックしてみよう 分析してみよう

ほがらかで明るい魅力ある声で、ハッキリと
自分の意思を伝えることで人を動かします
これは、リーダーの最低限の義務です

チェック項目	◎	×
①自分の声は年齢に比べて、ふさわしいものかどうか		
②自分の声には十分なハリと響きとがあるだろうか		
③高低の音程を変えて、感情の表現を変えているだろうか。一本調子ではダメ		
④気取りや、甘ったれと感じとられるところはないだろうか		
⑤大事な言葉はトーンを上げるなどして強調しているだろうか		
⑥早口すぎるか、遅すぎるか、さらには速度が自由に変わるだろうか		
⑦鼻声やシワガレ声が含まれていないだろうか		
⑧どんな言葉を言うとき、つかえるだろうか		
⑨誠実な響きがあり、自然な調子があるだろうか		
⑩「サ行」や「ラ行」は不完全な発音になりやすいが、だいじょうぶか		

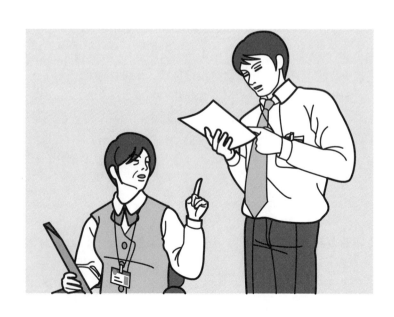

17 元気な声は人を惹き付けます

　あなたの声ははっきりと聞き取りやすく、元気はつらつ、積極的なイメージを与えていますか？

　声ぐらいで神経質にならないで！　なんて言ってはいけません。「声で損している人は、学歴で損している人よりはるかに多い」（『人は見た目が9割』竹内一郎、新潮社刊）という言葉もあるくらいで、感じの悪い声では、職場内での人間関係や現場で看護をする場合でも損をします（声美人とモテ声は仕事上も有利。モテ声№1は男性だと福山雅治氏とか）。

　声は小さいより、ある程度大きいほうがいいでしょう。

　ボソボソと蚊の鳴くような消極的な声で、「あの人は暗くて陰気な職員だ」というイメージを与えるより、ハッキリとした、歯切れのよい音声で積極的で明るい人というイメージを与えたほうが、何かと得です。

■

　事実、声が小さく、顔の表情もどことなく暗い雰囲気を持った人と付き合っていると、こちらまでユーウツな気分になってしまいますし、面と向かって話をしていると、こちらまで不愉快な気分になってくるものです。

　筆者の研修では、管理者から新人に至るまで、最終日には自分の職場での実践目標について力強い決意宣言を行わせています。宣言することで、やらざるを得ない状況に自分を追い込んでいくわけです。人によっては、それはもうドギモを抜くような大声訓練とパフォーマンスでやってのけるわけです（一人ひとりが内なる声を自らの意欲と意思で、楽しく発するのです）。

　一人ずつ、全員の前に出て名前を告げた後、「私は、私に……することを約束します」と声を出し、顔の表情、手足など、ノンバーバルな表現を存分に駆使して大きな動作でパフォーマンスしてもよいことになっています。

18 やる気とファイトは大声から生まれる

　初めのうちは声を出せない自分自身に、もどかしさや、抵抗感を抱いていた人も、時間の経過とともに声が出せるようになり、自分の肉体と精神に気合いが入り、恥ずかしさもとれ、顔の表情も生き生きとしてきます。同時に話のテンポも良くなり、動作にも機敏さが出てくるようです。

　仕事上からも、「大声を出すなど関係ない」と思う人がいるかも知れませんが、人間に限らず、動物の世界でも、生存をかけた激しい闘争に巻き込まれると、牙をむき出しにして吠えたり、猛然となったりするものです。

　大声を出して体を緊張させ、自分の声を自分の耳で確認することによって、さらにいい意味で緊張感が高まり、こうした気合いを入れることで、相手にのまれないだけの気力、闘志が湧いてきます。

　仕事の場でも、ここ一番のやる気、闘志が欲しいときはナース・センターで、更衣室などで大きな声を出してみるに限ります。

　それでも声を出すことに抵抗感のある職員には「コミュニケーションは電子メールだけじゃないよ。人と人とが直接目を見て、声を出す口頭のコミュニケーションだってある。そのとき、まず正確な発音で話し、それが相手に伝わるということが大切だ。そのためにも日頃より、口を大きく開けて、大きめな声を出す訓練をしよう。同時に恥ずかしさもなくなるし、また大きな声を出すことによって、顔も意欲のある強い顔―ぐっと引きしまった魅力顔―になって、相手からも好感を持たれますよ……」と教えてあげて下さい。

　気持ちが落ち込んでいると思うときほど、カラ元気を出してみることです。いつもより1.5倍の声を出すのです。きっと2倍の元気になれます。「元気な声は身体のキレを良くし、行動のリズムを軽快にする」。特に朝一番の元気な声は、脳の健康維持と脳力アップにも役立ちます。減量にも効果があります。"一石二鳥"です。

自己表現するための5つのポイント

素直に自己表現する5つのポイント

ポイント	その具体的な対応策
①よくない情報は当事者に早めに伝える	自分には気に障る相手の言動でも、本人は無自覚であるケースがけっこうあるものです。そのため、我慢を重ねていますと、ストレスがたまるなど、最悪の結果になりかねません。「私には、あなたの○○の仕事ぶりが気になる」と早い段階で具体的な事実を指摘して、あなたの感情を怒りの言葉として伝えることが大切です。怒りは小さいうちに小出しにするのがポイントです（怒りは留めて留めているとバクハツ。それこそ感情の吐露になりかねません）。
②「……すべし」の一般論は、相手からの反発を招く	「世間的な基準から言って」とか「常識的に言うと」とか「あなたぐらいの年齢では」などの"自分語"不在の言葉を聞かされますと、部下によっては「一般論はわかったけど、ところであなたの考えは？」と反発を招きかねません。それこそ「私には私の生き方がある」と反発されるのがオチです。たとえ不器用でも、自分の言葉で自分の意志を伝えたほうが、相手の心には届きます。 また、あなた自身が「……すべし」の考えをあまり強くもちすぎますと、「リーダーとして、仕事は完璧にすべし」といった信念にとらわれ、ちょっとしたミスで気持ちが落ち込んでしまうことがあるので注意してください。「～しなければならない」の言葉に縛られ、身動きがとれなくなり、言動にも柔軟性がなくなってきます。 完璧主義から脱却して"しなやかな心をつくる"、つまり、目的を果たしながらも上手に手を抜く非真面目さ（曲線思考）ぐらいがいいでしょう。
③一貫性がなく、コロコロと変わる自己表現は不信を招く	対人関係で、一貫性のない自己表現は、相手からの不信を買うだけです。常に主張を変えるなということではなく、たとえ話している内容が変わっても、ベースになる部分に、その人らしさとしての一貫性が感じられれば、相手は安心します。安心感を与えることが、リーダーシップそのものであると考えてください。その場、その時の、受けだけを狙った責任不在のオイシイ言葉、これが一番いけません（政治家だけでたくさん）。
④好かれたい一心で、周囲の期待に合わせすぎるな	これは、セルフ・モニタリングと呼ばれ、いい人と思われたい願望が強すぎると、周りの期待に合わせようとするあまり、本来の自分を見失ってしまうということなのです。 たとえば、周囲の人から与えられた真面目な人というレッテルにとらわれすぎ、ジョーク一つ言えなくなってしまっては、それこそ笑えた話ではありません。職場には、いい意味で心を開いた気楽な人間関係もあってよいわけですから、肩ヒジ張るのはやめにしましょう。「リーダーはいい人だ」と言われたいばっかりにいつも無理して笑顔づくりを演じていますと、「スマイル仮面」症候群に陥ってしまうことだって考えられます。"自然体"でいくとしましょう。 周囲が、「あの欠点も愛嬌のうち」と認めれば、いい意味での安心感なり優越感なりを抱いているわけです。「欠点があっても親しまれ、愛される人」を目指しましょう。
⑤表現の一人歩きは信頼を失う	たとえば、「患者さんの喜ぶ顔が見たい」というサービス精神が旺盛だったり、自分をよりよく見せようと、自分にないものをあえて打ち出そうとアピールすると、表現がエスカレートしたり、オーバーなパフォーマンスだけが一人歩きして、周囲の反応はと言えば、「らしくないわね」とか、「そんなことできるのかしら？」「またいつものパフォーマンスね」といった違和感がつきまとうものです。 やはり言行一致。自己表現は自己の言動と連動してこそアピールの効果も出るし、相手もなるほどと納得するわけで、それはそれでけっこうなこと。いいとこ見せの過大表現や、パフォーマンスは、政治家の先生たちだけでたくさんです。

20 コミュニケーション効果からみた3つの自己表現

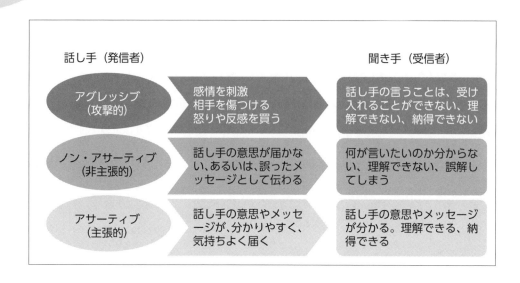

①相手の非なる部分を NO と言って一方的に攻め立てるだけでは、相手は反省するどころか、「あなただってそういうことはあるだろうに」と攻撃的な言葉をぶつけてきます。
②私を主語(あなたの行為は私にとってつらい)にすることで、相手を責めるニュアンスは減って、つらく傷ついた内面を素直に伝えることで、相手はそこに誠実さを感じ冷静に自分を反省、有効なコミュニケーションが成立する可能性も生まれてくるのです。

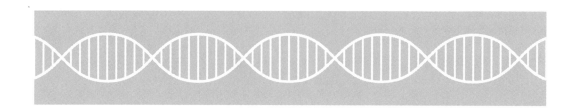

21 自分なりのオリジナルな言葉を持とう

　現在は、言葉の不況時代のように思えます。
　言葉を選ぶのが面倒なのか、誰もが同じような会話で同じような言葉を使っています。癒し、絆、目線、感動など情緒的な言葉の垂れ流し状態ですが、あえてこうした世間の言葉と疎遠になってみるとか、人と同じ言葉を使うのをやめて、自分らしいオリジナルの言葉を使ってみたらどうでしょうか。
　簡単にできる方法を紹介します。
　1つ目の方法は、ある事象を天の邪鬼（あまのじゃく）の発想で、反対側から見てみたり、否定的に捉えてみて、自分だけの表現を見つけることです。
　2つ目は、自分の五感を鋭くし、感情を掘り下げて「言葉」にしてみることです。
　「うれしい」、「つらい」、「寂しい」など、どんなふうにうれしいのか、なぜつらいのかを自分言葉で表すクセをつけましょう。そこから出てきた言葉こそ、心を素直に語ったものであり、相手に届きやすくなります。
　先輩が「今朝は寒いね」と言ってきたら、「ええ、ほんとに寒いですね」だけではなく、「朝、肌をさすってみてもなかなか暖かくならなくて、食事のときもブルブル小刻みに震えてました」のように……。
　そのときの素直な感情を具体的に話してみる方法が習慣になってくると、自分らしい「オリジナリティのある表現」ができるようになります。

■

　今、電車の中を見回しても、若者たちは優先席などお構いなし。シートにどっかり座って携帯電話に夢中です。喫茶店に入れば、友人らしき数人がテーブルを囲んで、それぞれ無言で自分の携帯電話、スマートフォンに熱中しています。これではなぜ友だちと喫茶店に入ったのかわかりません。
　言葉を選ぶことや人と話すのが面倒というのでは、考えたり想像したりする脳の仕事を「外注化」しているのと同じで言語能力が鈍るだけです。
　一般論や流行語を鵜呑みにして話すことがないように。そして感情から湧き出るような言葉を探すことです。
　言葉の垂れ流し時代には、自分なりの「オリジナリティを持った話し方」ができる人が注目されるのです。

22 話し方・聞き方を磨くことは自分自身を磨くこと

①さまざまな人と話したり、聞いたりすると、考え方が広がります。相手の話をフラットに受け入れる態度でいれば、自分の引き出しが増えてお得です。

②話す、聞くという行為そのものは、たいていの人が自然にできていること。でも、"自然に"のままでは、自分を向上させることはできません。意識して初めて磨くことができるのです。

③表情もコミュニケーションの大事なツール。特に第一印象は数秒で決まるので、シーンに応じて意識することが大切です。表情を豊かにしないと、いくら外見を磨いてももったいない！

④表情を受け取り、発信するうえで、話す・聞くという行為は不可欠。それによって協調性が生まれたり、仕事がスムーズになったりして、結果的に自分の心が豊かになります。

⑤会話を交わさなければ、相手の考えていることも自分の思いもわからないまま。お互いの情報を共有するために会話があるのです。

⑥言葉は大事ですが、例えば重い荷物を持っている人には、「よろしければお荷物を…」と聞く前にすっと手を出すほうがもっと素敵。要は相手をいかに思いやれるかです。

⑦声を変えると、自分が変わっていきます。自分が気持ちよく感じる声だと自然に笑顔になるし、相手も話していて楽しい。自分に自信が持てるようになります。

⑧毎日なにげなくやっている行為だからこそ、話し方、聞き方には、これまで蓄積されてきたものが表れます。会話とはお互いに蓄積してきたものを受け取り合うことなのです。

23 名前を覚えることの効用

　人の名前を覚え、それを口にする、これは人と人との心理的距離を縮める以外に働く人を楽しくいい気分にし、ヤル気アップにつながるという副産物もあるわけです。

　蛇足になりますが、医療の現場では、患者さんによってはあなたが名前を何度呼んでも、また何かをしてあげたときも"返事がかえってこない"場合があるということです（すでに経験ずみのことでしょうが）。だからといって「私はどうしたらいいの」と不安がったり、がっくりきていては仕事は務まりません。

　患者さんに目線を合わせて寄り添い、ときには散歩につきあう。それでも「ありがとう」という言葉は返ってこないかもしれません。

　でも、表情や仕草を細かく観察しますと、喜びやうれしさの発信音を読みとることができます。「あ〜気がついてよかった」、こう思うことがあなたの仕事のやりがいではないでしょうか。

　言葉以上に、一緒にそっと寄り添い、表情を読み取ってあげる。コミュニケーションとは言葉だけではなく、心の通い合いであることを知ってほしいと思うわけです。

名前を呼ぶことによって相手に自分は大事にされていると感じる

①名前を覚えることに喜びを感じること
・彼（彼女）との間に新しい関係が生まれるのも名前を読んであげることから。
②名前を正しく覚えること
・はっきり聞きとれなかったら「お名前の読み方はこれで正しいでしょうか」と聞いてみること。相手にとって名前について聞かれることはうれしいことなのです。
③会話の中で名前を繰り返してあげること
・2・3分以内に3回程度、名前を繰り返してみること。

24 顔もコミュニケーションの1つです

　患者さんの前で絶対に「疲れた顔」「元気のない顔」「しょぼくれた顔」を見せてはいけません。たとえ仮眠ができないほど忙しくても、それは患者さんにとってどうでもいいことなのです。「お仕事、大変ね」と同情はしてくれるでしょうが、所詮はそれだけのことです。同情されるうちはあなたの仕事ぶりが、まだアマチュアレベルということです。

　仕事のできる人は表情豊かで、声も明るく、立ち居振る舞い抜群―つまり人が惚れる要素を持っているのです。逆に緊張感を欠いた腑抜けの顔、疲れた顔、老け顔、意欲のない顔、蚊の鳴くような小さな声、背を丸めた姿勢―これでは見た目の魅力もありませんし、人の信用も得られません。「顔は自分のもので人のもの」とは、人に影響を与える最も身近なものという意味です。

　朝一番、鏡を前に「今日もいい顔をしている」と声に出して出勤して下さい。

　これがプロ意識というものです。

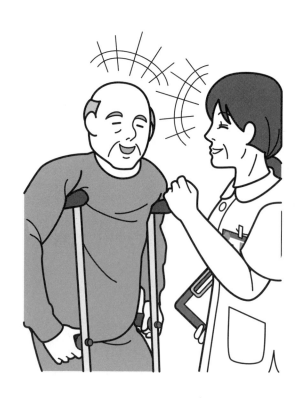

聞き手が注目する4つの話し方

25

目配り	キーパーソンには多めに視線を向ける
	部内の会議などで話すときは、出席者全体に視線を向けて話をすること。決定に関して発言権のありそうな人、批判意見を述べる人には、特に多くの目を向けること。そのためには、誰がそのような人かを事前に探っておくことが必要です。
声の大きさ	**重要ポイントでは声をはりあげる**
	最初から最後まで、同じトーンの声、同じ調子で話し続けると聴いている人の注意力が散漫になりますので、大事でないところは低い声で話し、大事な部分は声のトーンを上げるなどの工夫が必要です。
言葉遣い	**聞き手の好む言い回しを**
	聞き手が好んで使う言い回し、あるいは発言権の強い人がよく使う論理を利用すると受け入れやすい心理になります。ただし物真似になると逆効果ですので要注意です。
動作	**表情や身ぶり手ぶりにアクセントを**
	表情を豊かにしたり、身ぶり手ぶりを入れると、話の内容をより強く印象づけることができます。ただし最初から最後まで、同じ調子での身ぶり手ぶりは鬱陶しくなります。ここぞと思うところで声のトーンを上げ、表情や身ぶり手ぶりをつけることで、印象度が変わります。

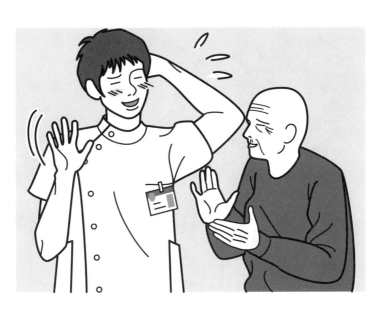

26 人の名前はどびんの取っ手

どびんを運ぶには、その取っ手を持たなければなりません。同じように人とコミュニケーションを取りたいと願うならば、まずは相手の名前をキチンと覚え、キチンと呼ぶことから始めなくてはなりません。

人は誰でも、自分に悪意でない関心をもつ相手には好意を持ちます。

そして、関心の始まりは名前を覚えることからスタートします。筆者の独善的な解釈ですが、人にとって一番好きな言葉はここまでの人生をともに生きてきた「自分の名前」なのではないでしょうか。

若い職員のなかにはコミュニケーションが苦手という人もいますが、その克服の第一歩は先輩を始め、身近なチーム員の名前を覚えて「○○さん、おはようございます」「△△さん、少し教えて頂きたいことがあるのですが」「□□さん、お先に失礼します」といった職場の必須用語から慣れていくことです。そこから、相手の反応が返ってきて、あなたがそれに一言、二言話すことで、会話が成立して少しづつ苦手意識も薄れます。

ある研修先での筆者の体験ですが、昼休み時に50代のパート女性に、職場が楽しいと感じるときはどんなときですかと聴くと、「職場の主任さんが私たち一人ひとりに○○さん、元気？」と名前を呼んでくれるときですね」と。その逆に、違う職場のパート仲間のBさんが退職した理由は、役職者の一人が何ヶ月経っても名前を覚えようとせずに、用事を頼むときも「あっ、そこの彼女」と呼ばれていたことでした。

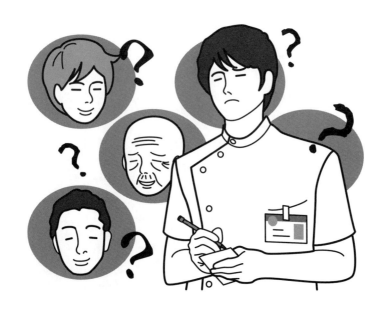

27 明日から実行しましょう、外見マネジメント

　外見マネジメントは、あなたが起床してから出勤前の20分間を利用するものです（筆者はいまも継続中です。）まず「今日も元気で姿勢良く」と声に出し、ラジオ体操第一の後は、簡単なストレッチ。次に「今日も笑顔で」と声に出し、表情筋訓練（アイウエオーと、口を上下左右に10回程度、1日2回）、最後に「今日もよい声で」と声に出し、おもむろに新聞の小さな囲み記事を音読します。
　このように声を出すことは、実はいろんな効用があるのです。

①自信とやる気が湧いてきます
②身体と心に気合いが入ります
③声を出すことできれいな空気を吸い、悪い空気を出して内臓の健康管理になります
④口を大きく開けてハッキリと発音することで、日常のコミュニケーションの際に正確な発音と言葉で話せるようになります
⑤声を出すことで表情もいきいきとしてきます（意欲溢れる顔になります）

　あなたも明日から出勤前の20分を使って、かっこいい医事課職員、かっこいい看護師に変身して下さい。ちょっとの努力でいいんです。あなたの元気で魅力ある声で患者さんに自信を与えて下さい。

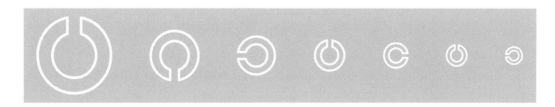

第2章
対話力上達の技術

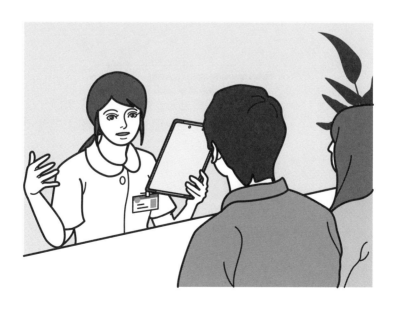

1 医療・看護職員はカウンセラーの役割をもっている

カウンセリング的アプローチ

医療・看護職はカウンセラー的役割を持っている

1. **ラポールの雰囲気をつくること**
   ・自然体の笑顔で話しやすい雰囲気をつくる

2. **無条件の肯定受容をすること**
   ・善悪の判断はせずに相手のどんな話しにも「うんうん」、「ハイハイ」と受け入れる

3. **共感的理解に努める**
   ・相手の言葉より、感情や心理を理解する

4. **内容の再陳述をする**
   ・相手の言葉をそっくり・そのまま操り返す、それによって相手の感情を明確化してやる

5. **リード**
   ・それで？ などの質問をしたり、相手が話しを続けやすいよう誘導する

6. **支持**
   ・相手の積極的な考えや行動に「ぜひやってみてください」、「とても良いことだと思いますよ」などと支持する

表現力を伸ばす5つの基本ポイント

2

表現力は「分かりやすく」「簡潔に」「印象深く」がポイントです

1. 簡潔・明瞭に話す
■ 前置きはなくし、結論から話す。

2. ボキャブラリーを増やす
■ ボキャブラリーの豊かさは思考内容の豊かさ、感受性の豊かさを表す。

3. 対象の明確さ
■ 対話は言葉のキャッチボール、相手が受け入れやすい言葉を投げてやれば、相手は確実に受け止めてくれる。

4. 観察眼を鋭くする
■ 相手の反応を確認してから、フィードバックせよ。

5. 事実に基づいた話し
■ 事実に基づいて、状況、実態で話せば説得力が増す。

3 言葉の重みと責任
～三たび考え直してから～

　リーダーの仕事上の方針がコロコロ変わる。これじゃ部下は安心して仕事ができません。

　昨日発表した言葉が、今日は変わっているという現実は、どこの職場でも多少はあることです。しかし、変化の時代とはいえ、日ごと言葉がコロコロと変わるようでは、リーダーとしての首尾一貫した信念がないの？　と疑問を抱かざるを得ません。リーダーたる者、自分の言葉と心中するぐらいの覚悟がないと、聞かされる側はどの言葉を信用していいのか迷ってしまいます。

　少なくとも、組織で人を動かすような立場にある人間なら、ひと言発する前に、それによって引き起こされる事態に対する洞察と、結果に対する責任とを持つ覚悟こそが必要であると考えます。無神経に無責任にベラベラと言葉を放つだけの人間は、「三たび考え直した後に言え」と説いた『正法眼蔵随聞記』でも読んで、「ひと言の重みを勉強してみろ」と言いたいです。

■

　この「三たび考え直して（復想して）後に言え」という言葉の趣旨は、ものを言おうとするときも、事を行おうとするときも、必ず3度繰り返し、考え直した後に言い、また行え、ということです。昔の儒者の多くも「三たび考え直してみて、三回とも善であるならば、言い行うがよい」と言っています。

　要するに、言葉は必ずしも、口数が多いとか少ないとかは問題ではなく、ピタリと的を射た適切な言葉を出すことが肝要であり、そういう言葉こそ、部下は関心を持って耳を傾けるもの、ということなのです。

　ちょっと大げさな言い方になりますが、例えば、『菜根譚』（中国の古典）の中にもこんな印象的な言葉があります。「九つ当てても感心されない。一つ言い損ねれば、非難が集まる。九分の成功は手がらにされない。一分しくじれば、苦情が出る。だから人間やたらにしゃべらず、利口ぶらぬがよい」（魚返義雄訳）と。筆者もまったく同感です。冗舌だけが取り柄（え）で言行不一致の政治家は、この言葉をどんな思いで聞くことでしょう。

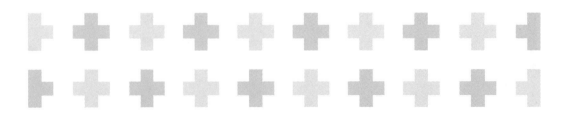

4 誠実な人は言葉が地味
軽薄な人は言葉が派手

　私の独善でいえば、「誠実な人は言葉が地味、軽薄な人は言葉が派手だ。賢い人は知っていることしか言わないが、愚かな人は知らないことまで口を出す」ということになります。言葉が軽すぎる人は「綸言汗の如し」（中国、漢書より。帝王が口にした言葉は、出た汗が体内に戻らないのと同じように、撤回や取り消しできないから言葉を選べ）の意味を知らない人なのでしょう。

　私自身、指導する立場の一人として、信念のないこと、できそうにもないこと、守れそうにないことは人前で決して言わないようにしています。これこそ、40有余年のコンサルタント歴で、筆者の唯一のささやかな"誇り"でもあります。リーダーは"言葉と心中する覚悟"を持ち、言行一致をやってみせてこそ、若い人からの信頼が得られるということを身をもって体験しているからです（筆者が合宿研修の際の早朝トレーニング、6時50分集合に1分でも遅れたら、その時点で研修は終了してよい旨を研修生に告げています）。

　私たちは、無責任な言葉を放たないためにも、古典からその知恵の数々を学び取る必要があるように思われます。

■

　安岡正篤氏の書かれた『呻吟語を読む』（到知出版社）の中に「孟子」の説く「4つの誤れる言語」が参考になります。

　第1は「詖辞」——偏った一方的な言論。第2に「淫辞」——淫は必ずしも"みだら"という意味だけではなくて、物事にのめり込んで、万事につけて度が過ぎることです。例えば、世の中を何でもことごとく階級的に考えるとか、あるいはセクシュアルに考えるとか、というような、いわゆる変質的な言論をいいます。第3に「邪辞」——よこしまな言論。第4に「遁辞」——逃げ口上。

　現代のマスコミをはじめ、思想、言論を見てみますと、この淫、邪、遁の類がなんと多いことでしょうか。最近は、"話を論理的に"ということがやたら強調されている（理屈としては分かりますが）せいか、話の論理、つまり筋道に矛盾がなければ、口先だけで人の心を動かすことができるというリーダーが増えてきたような気がしてなりません。筆者はそんな人たちに、あえてこう言いたいのです。「話すことにもっと"慎重"になれ」、「もっと謙虚になれ」と。どんなに冗舌に語彙を積み重ねてみても、"人の心を通過しないものは言葉とは呼べない"のですから。

　「賢者の口は心にあり、愚者の心は口にある」（ソロモン王）。

5 言葉はタイミング、そして一言の重み

「言葉」はタイミングよく効果的に使えば、人を動かす上での有力な武器の一つになる反面、一歩誤りますと、人の心を萎縮させ、やる気を消失させたり、人の心を混乱の坩堝（るつぼ）に落とし入れたりする危険な要素も持っています。

げにおそろしきは言葉づかいなのです。

若い人たちの語らい不足からくる「超〜」「ヤベェ」「メチャ」等々の乱暴な表現にも困ったものです。

また、自分の発言こそ唯一絶対の真理と過信して、相手の意見をまったく認めようとしないなり式に相手かまわず、唯我独尊的な言いたい放題、傍若無人の態度にも、眉をひそめたくなるときがあります。まさに"しゃべりすぎの罪"なのです。

語らい不足につける薬、しゃべり過ぎにつける薬、ともに処方箋が必要なようです。

とくに、組織社会で人に指示を与え、人を動かす立場にある人は自分のひとことで、多くの人がさまざまな反応を引き起こすだけに"一言の重み"を十分に自覚してほしいものです。

ところで「多言の人は浮躁（ふそう）なり」という言葉があります。

この言葉は、江戸時代末期の儒学者である佐藤一斎の言葉です。

その意味は"多言の人はとかくおっちょこちょいで、がさついており、相手の気持などおかまいなしにペラペラしゃべりまくるので、時には人のつむじをまげさせるようなことがある"ということです。要するに人を率いる立場にある人は、自分の一語一語に影響力があることをよく考え、慎重にも慎重を期して発言してほしいということです。

古典に学ぶ

言語の道、必ずしも多寡を問わず。只以て時中を要す。然る後人その言を厭はず

（言志耋録一九二、一斉80〜82歳の時の作品……「言志四録味講」菅原兵治著、黎明書房）

この意味は、言語は必ずしもその量の多い少ないが問題なのではなく、その一言が、その時、その場に、ぴたりとあたるような適切な言葉であるかどうかということが肝心なので、そういう的中した言葉に人は耳をかたむけて聞くという内容なのです。

「口から出るときは糸のようで、人々に伝わると縄のようになるものだ。口から出るときは縄のようでも、人々は綱のように受けとるものだ。だから、心ある人というものは、信念のないことは決して言わない。」（礼記）

話し合いは「短時間で頻繁に」が効果的

「人間は接触時間を長くするよりも、短時間で頻繁に会って話したほうが、その人に対して、慣れと親しみを感じてくれる」とよく言われます。

とくに新入職員の場合、過去の生活が同輩との横のつき合いが多かったため、縦社会との関係を苦手としているだけに、上司世代にとって、この言葉は彼らとのコミュニケーションをとる上で参考になります。

若手職員でなくとも、苦手な人間と面と向かって話をするときは、つい一度だけの接触で事を済ませようと考えがちです。

しかし、人間の心理を考えますと、ある程度の時間をかけて、少しずつ接触回数を増やしていくことによって、打ち解けてきたり、慣れや親しみを感じたり、双方の誤解が解けていくものです。

人間と人間とが向き合い、言葉を媒介とするコミュニケーションが苦手な若い部下に対しては、上司世代が根気よく接触して(一度の面接時間は短くして)小さな信頼関係を積み重ねていくという努力が必要です。

その実践例として、仕事を通してのコミュニケーションの場合、次のようなことをあらかじめ話してやってはどうでしょうか。

「報告や相談は何度となく話し合って、お互い納得のいく内容にしようじゃないか」と。

このように、若手職員と頻繁に話すきっかけづくりとしては、たとえば、報告にくる回数をあらかじめ何回か決めておき、この機会をコミュニケーションの場として有効活用するという方法をとれば、お互いの"心理的距離"も縮小されるというものです。

機能・特性の面から見たビジネスメディアの比較

機能・特性 \ メディア	面談	文書	電話	メール
すぐにフィードバックが得られる(即時性)	◎	▲	◎	○
多数の相手に同じ情報を発信できる(同報性)	▲	○	▲	◎
相手と時間を合わせなくてよい(非同期生)	▲	◎	▲	◎
コミュニケーションの証拠を残せる(記録性)	▲	◎	▲	◎
交渉・調整のメディアとして機能する	◎	▲	◎	○
社交・儀礼のメディアとして機能する	◎	◎	▲	▲

(出所:池内健治編著『ビジネスと情報』実教出版 一部改変)

7 三大ダメ言葉「要するに」「だから」「早い話が」

　私は話すことを商売にしながら、同時にいろんな人の話を聞いてきたわけですが、正直言って聞き苦しい口癖って結構あるものです（自分のことを棚にあげて申し訳ありません）。
　とくに40歳前後の管理職クラスの人に多い、聞き苦しい口癖言葉の横綱は次の3つです。
「要するに」「だから」「早い話が」……です。
　こうした口癖は多くの場合、話し方を混乱させる原因にもなります。
　話がダラダラと長く続く人にかぎって（男女区別なく）、その言葉の端々に「要するに」とか、「だから」がセットになって、これを何回となく使う口癖がよい例です。
　長いだけなら我慢もできますが、自分で「要するに」といっておきながら、その途中で、「だから」を入れるから話がまた前に戻り、結局は、くどくど繰り返すことになります。
　「要するに」という言葉を入れたら、私の言いたいことは「3つあります」とか「結論を話しますと」とかいった、具合に話を要約して結論づけにもっていかなくてはいけないのに、「なにが要するになんだ」と言いたくなります。
　かと思うと、「早い話が」と前置きするから、これはテンポがよくて、切れ味鋭い話が聞けるかと期待していると、毎度おなじみのお説をただ早口にまくし立ててるだけのこと。

いただけません‼ 若い人の日常語 "〜じゃないですか"
　ある研修会場で30歳前後の男性が「私って上司から指図されるのが嫌いじゃないですか」と切り出したのには驚きました。上司から指示されるのが嫌だなんて、「お前は何様のつもりなの？」と不愉快な気分この上ありません。ほかにも3分間スピーチで仕事のミスの話をしていた人が「俺って、細かい仕事って苦手じゃないですか……」ときました。そんなこと初めて会う人間に分かるはずがないでしょうに。この「……じゃないですか」言葉、若い人の定番のような気もしますが、年配者まで真似をするからお粗末この上ありません。
　管理者研修で礼儀がなっていない部下をどう指導するか、というテーマで、「私って、注意したりするのって、嫌いじゃないですか」と話したのには驚きました。「自分の置かれた立場、忘れてんのかよ」と、文句のひとつも言いたくなります。この言葉、どうしても押しつけがましくて、私など、そう言われると「私はそうは思いません」と切り返すことにしています。

ダメなスピーチと上手なスピーチ

8

ダメなスピーチ	上手なスピーチ
長いのは飽きられる 　職場のミーティングの際の説明・伝達等は、すべて"3分以内""3つの事柄に絞る"を決め事にしてはどうでしょうか（時間はコストなり）。どんなに長く話しても相手が覚えているのは、ひと言、ふた言程度ですから。 **だらだらはだらける** 　病院長にひと言ー。新入職員を前にして、能力主義だ、厳しいぞ！　医療ニーズの多様化！　だなんて話はいりません。そんなこと百も承知で入職してくるのですから。今や、職員がトップの話に一番、身をのり出して聞くテーマは、「1年間で改革ができなかったら、私はこのポストをやめます」です。こんな話が一番インパクトがあっていいのです。ここまで自分の一身を賭けてのスピーチができれば、職員のやる気は一気にフィーバーするでしょう。要するに、短く話してもっと聞きたい……という気持ちを起こさせるのが、話し上手になるコツと心得ておきましょう。 **感動を期待してのエピソード挿入は3分間では危険** 　ストーリーを短くまとめるのはプロでも至難の業です。話術と演技力がないと心は相手につながりません。 **自分だけが得意で重視しているテーマ** 　周囲の環境や前後の事情などおかまいなしに、突然相手に押しつけては失礼というものです。	①**声を大きく** 　日常会話の2、3倍の声を出せば合格です ②**言語明瞭** 　小さな口でチョボチョボ、ペラペラ、モタモタしゃべるな ③**暗記はダメ** 　人の顔を見て話せ（相手からの発信音を受けとめよ） ④**照れるな** 　普通の人がマジに照れると、話の内容が弱くなる ⑤**ぶっつけ本番は危ない** 　プロではないんだから、ぶっつけ本番はできっこない！　と悟れ。（一に練習、二に練習） ⑥**出だしよければ半分成功** 　さらに終りよければすべてOK 　出だしから「えーッ」「あの～」は禁句。低く小さな声で聞き手に安心感を与え、力強く元気な声で終える。また聞き手への感謝を忘れない。

　聞き手が注目する話し方としては、冒頭の部分で「私の言いたいことは3つあります」（わかりやすく）とか「結論から言いますと」（簡潔に）と話すことです。これを聞いて、聞き手はホッ！　とするものです。そして話の最後の部分は「最後に私が一番強調したいことは」と言って声のトーンを一段高くして、身振り、手振りで話せば聞く側は、その部分だけでも（印象深く）身を乗り出して聞く姿勢をとるものです（極端な話、そこだけでも聞いてもらえばいいのですから）。

　「わかりやすく」「簡潔に」「印象深く」の3つのキーワードは、情報伝達のコミュニケーションの場合、きわめて効果的だということを知っておいて下さい。

9 成功する話の3つの要素

成功する話の3要素

① おもしろいこと
いくらためになる話でも多少のオモシロミがなければ聞いていてアキがくる

・導入部分はオヤッ！と気を引く
・笑わせる部分をつくる
・ユニークな見方、表現を入れるとか、逆の見方で話してみる

② わかりやすいこと
難解な言葉を使わずに相手にワカルように話す

・論理の順、または時間的な順を追って話していく
・論理の飛躍がない
・主張したいことを、表現を変えてくり返す
・実例を入れる
・黒板、スライド等を利用する
・わかりやすい言葉を使う

③ ためになること
いくらわかっていても現実に適応できないことを話してみてもダメである

・聞き手の利益を考えた内容
・身近な応用例で示す
・聞き手の役に立つ情報を用意する

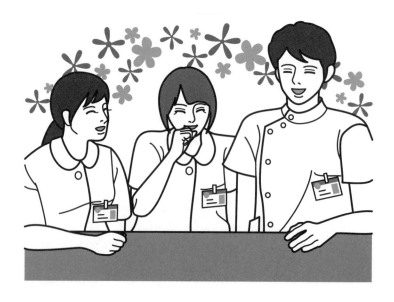

10 よいスピーチ 5つの基本形

良いスピーチ5つの基本（情報伝達、説明の場合）

①声を大きく
日常会話の2～3倍の声を出せば合格

②言語明瞭
小さな口でチョボチョボ、ペラペラ、モタモタしゃべるな

③暗記はダメ 人の顔を見て話せ
相手からの発信音をきちんと受けとめ、臨機応変に対処せよ

④照れるな
過度に照れると、話の内容が弱くなる
聞き手も同情心でいっぱいになり、話の中身はうわの空になりがち

⑤ぶっつけ本番は危ない
話し方のプロではないんだからぶっつけ本番に期待するな。それなりの下準備が必要

11 話し方で注意する7つのポイント

①発音⇒はっきりと正確に、わかりやすく
②声量⇒TPOで大小を区別する
③速さ⇒聞きやすい速度で
④アクセント⇒高低の正しい発音をする
⑤抑揚⇒上げ下げでニュアンスを伝える
⑥強調⇒協調の仕方で意味は異なる
⑦間⇒聴き手が理解しやすい間をおく

わかる主義の話し方に精通しよう

誰にでもわかる——人、立場、年齢、理解、関心の度合いによって話し方を変えること。

すぐにわかる——耳で聞いて、言いたいことがすぐわかる。たとえば、「私の言いたいことは3つ」と初めに話すべき内容を明らかにすることです。

はっきりわかる——あいまい、曲解されるような言葉は、極力使わないで、いつ、どこで、誰が、何を、といったように具体的に5W1H的に話すこと。

なるほどわかる——話し方が論理的で、筋道が通っていることです。この話し方をするには、
①結論—まず結論をズバリ述べる
②理由—どうしてその結論なのか理由を話す
③事例—具体的な事例を話す
④結論—だから私は○○なのですと、再度結論を強調する

「なるほどわかる」には「PREP法」を使うとよいでしょう。Point（結論）→ Reason（理由）→ Example（事例）→ Point（結論）の流れで、短時間で相手に理解してもらうための「結論先出し話法」ともいいます。

傾聴の5つの技法

ツボを押えて耳を傾ける

質問 ┐
受容 ├ 基本
繰り返し ┘
明確化
支持

話し方のコツと組み替え話法

12

　朝礼等を利用して部下と情報伝達のコミュニケーションをとる場合、その伝達内容が彼らに正確に伝わり、納得され、共感され、行動されるということが大切です。自分の伝えた内容を、自分が期待しているとおりに部下が行動に移すと思ったら大きな問題です。わかったつもりというリーダーの思い込み病が多いのも事実です。

　発信者であるリーダーは、自分の発信内容が部下にどう受け入れられているかについて彼らの"反応を確認してフィードバック"する必要があります。なぜなら部下は、口に出さないけれど、常に次の３つの疑問を持ってリーダーの発信に耳をかた向けているからなのです。

> ①このメッセージは、自分にとって何か重要なものが含まれているだろうか
> ②自分にどのような影響があるだろうか
> ③どの程度真剣に受けとめるべきなのだろうか

正確な伝達を確かめる－組み替え話法

　そこで、自分の伝達がどのくらい正確に部下に伝わっているかを確かめる方法として「話の組替え法」のスピーチを提案します。

　具体的には、朝礼でのミーティングの際、伝達した内容について「今、私が話したことについて、どの部分が一番大切な点だと思うか、その言葉を一番頭に持ってきて、自由に組替えて話してみてほしい」と、リーダーの話した内容の再現を何名かにさせてみます。すると、それぞれ聞き手によって強調すべき点が異なっており、三者三様の聞き方であることがわかります。

　聞き手は、話し手がどんなに熱心にメッセージしようが、要は自分の好きな部分にしか耳をかた向けないものなのです。ですから、聞き手の主観的な解釈が入り込む余地がないよう、伝えるべき点をハッキリ５Ｗ１Ｈで話すことが大切です。

　また、自分の強調したいことは、声のトーンを一段と上げてみるとか、身ぶり、手ぶりを使うなどの工夫が必要です。

13 対話には個性的な魅力が必要

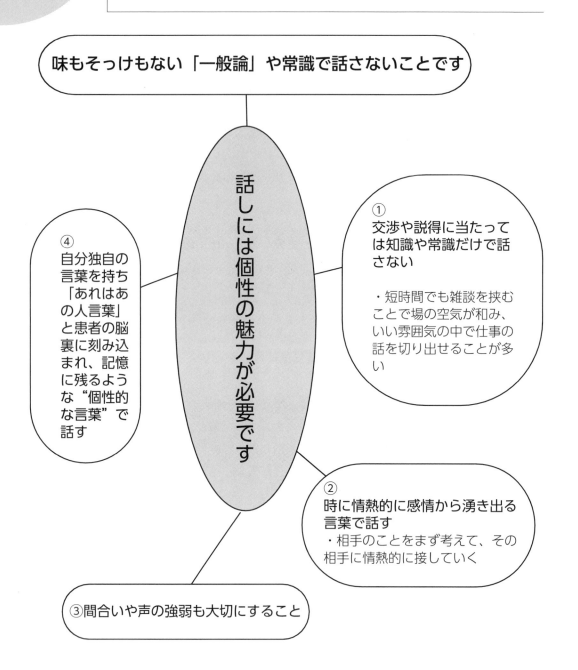

会話がスムースになる
クッション言葉

14

　相手に言葉をかける際に、一言、添えることで、後に続く言葉の響きがずっと軟らかくなる―これをクッション言葉といいます。

1　アポイントをとるとき
　お差し支えなければ（この一言で強引さが薄らぎます）

2　報告するとき（すでに相手の耳に入っているとき）
　お聞き及びのこととは存じますが、事情はお察しのことと思いますが。

3　何かを依頼するとき
　折り入って……（切に、是非に変わる言葉）

4　やむを得ずムリにお願いするとき
　ごムリを承知の上で（相手の自尊心をくすぐる言葉）

5　ありがた迷惑なとき
　お気持ちだけ頂いておきます（好意に応えられないとき）

6　目上の人に最上級の感謝や恐縮の意を伝えたいとき
　痛み入ります。深く感謝しております。

7　仕事を頼まれたが手が離せないとき
　すみません。いま手がふさがっていますので。

15 話す言葉に品性と教養が滲み出ます

何気ない言葉遣いにその人の品性と教養が出ます。それは相手を慮る「優しさ」から滲み出てくるものなのです。患者さん、ご家族に対する心配りのある言葉をかけて下さい。

○ どうしてもお話ししたいことがあります ◎ 折り入ってお話したいことがあります	「他でもなくあなたを見込んで」と相手を信頼する真剣な思いを伝える表現
○ がっかりしないでくださいね ◎ お力落としなさいませんように	心配する言葉をソッと伝えてこそ、品のある医療人です
○ 私の責任です ◎ 私の力が及びませんで……	自分の落ち度のせいで迷惑をかけたとき 言い訳はせずにその姿勢を伝える
○ よけいなことを言ってすみません ◎ 差し出がましい口を利いて申し訳ありません	「余計な、お節介な」は差し出がましいに。「言って」は口を利いてに変えられる
○ ありのままに言うと ◎ ありていに申しますと	漢字では「有り体」。嘘や偽りのない姿勢を伝えることができる
○ 大変お世話になりました ◎ ひとかたならぬお世話になりました	言葉では言い尽くせない「感謝」を表現するときに。
○ 無理を承知でお願いするのですが ◎ このようなお願いをするのは忍びないのですが	忍ぶは我慢する、耐えるの意味だが 依頼の際に遠慮の気持ちを表現できる。

○は普通の言い回し、◎はより丁寧な言い回し

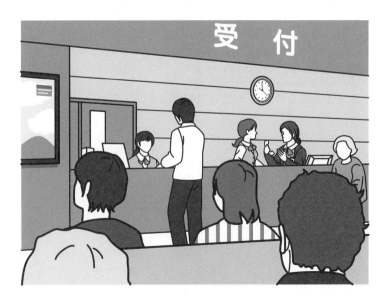

16 会話上手に共通しているポイント

①**コミュニケーションをとる前に考える基本的な事項**
(1) 何を話したいのか、人、場所、時間帯を考慮し、伝えるべき内容を取捨選択し、整理すること（優先順位や伝えるべき内容が口頭表現にふさわしいものかどうかも考えること）
(2) どんな手段が一番効果的かを考えること（労力、費用、時間、効果、効率面から考慮すること）
(3) どんな表現方法をしたら聞いてもらえるかを考えること
※コミュニケーションの技能とは、〈相手に正しく伝達する能力〉と〈相手の意思を正しく受信する能力〉の2つである。

②**聞き手が注目する話し方を身につける**
(1) 一般論や常識だけで話せない
(2) 自分らしい、個性的な言葉で話す
(3) 感情から湧き出る言葉で話す

③**人間としての「肉声」を取り戻すために**
(1) 日ごろから人と言葉を交し、会話を楽しむ習慣を身につけること（会話は組織をまとめ、チームワークをつくるために大切な潤滑油の役目を果たす。リーダーは部下とよく会話し、楽しむ力が必要）
(2) 自分以外の他人に対して興味・関心を持つこと
(3) マニュアル語からの脱皮を心掛けること

会話の基本原則

1. 自分が20％、相手が80％話すぐらいがよい
2. 会話中、相手の名前を呼ぶことで親近感が増す
3. 否定語は肯定語にして使う（「できません、やれません」→「少々お時間がかかります」に言いかえる）
4. 「が、ので、けれども」といった接続助詞は話が長くなるので要注意
5. 会話中、「これ」「それ」「あれ」といった代名詞や連体詞を使うと意味のとりちがいがあるので要注意
6. 会話の終わりは相手がうれしい気分、楽しい気分（「今日あなたと話ができて楽しかった」等）になる言葉で締めくくる

17 会話上手になる5つのポイント

①	ラポールづくり→人に会ったとき、相手を認めたり、ほめる一言から会話を始めていますか？
②	傾聴力→会話中、相手の名前や数字を間違いなく覚えるようにしていますか？
③	理解力→相手の話の内容を、別の体験と結び付け、全体を把握するようにしていますか？
④	イマジネーション力→相手の状況、立場などを想像しながら会話していますか？
⑤	表現力（パフォーマンス）→「ありがとう」、「素晴らしい」などの感謝や称賛の言葉をよく使うほうですか？

○が4〜5個ついた人は会話上手、2〜3の人はもう一歩の人、0〜1の人はモーレツに勉強を要する人。

■

①パソコン、メールや携帯だけでは、職場の人間関係は築けません。いくら実力主義社会といっても、仕事は人間関係から成り立っているからです。

②人と人との付き合いの基本は、直に向き合い、声や表情を見ながら行う言葉のコミュニケーションなのです。忘れていけないことは、その根底にあるものは、人がより幸せになるための関係づくりが必要であるということです。

③いろいろな人と付き合えば付き合うほど、人間としての幅や奥行きが増していきます。

④勇気を持って相手の懐に飛び込む、これだけで人間関係の悩みは90％以上なくなります。簡単に人から逃げるな、ということです。

会話が途切れない3つのポイント

- 「○○さんは、いかがですか？」と逆質問する
- 相手の話の中の「どうして」「なぜ」を聞き出す
- 相手が話したいテーマをキャッチして掘り下げる

18 高齢患者には「すごい」「教えて」「さすが」話法で

　話す言葉としては、過去の人生で何か得意なものを持っておられる高齢の人には「SOS」、つまり、S（すごい）O（教えて）S（さすが）話法で。

　いつも身なりをきちんとしている清潔感のある高齢の人には「3つのS」、つまり、S（ステキ！）S（さわやか！）S（すっきり、さっぱりしている！）話法。

　また、職員同士はA（ありがとう）U（うれしい）T（助かるわ）O（おかげ）。「あなたのこまやかな情報やメモのおかげで本当に助かるわ」などの相手をいい気分にさせる語録の連発で楽しい雰囲気を醸し出すことができます。

　リーダーは、若い職員に仕事上、老人キラー（年配者から好かれる、受け入れられる、頼りにされる人で、「気持いい人」「気さくな人」「可愛いい人」「安心できる人」等）になることが、患者とのコミュニケーションをよくし、仕事がスムーズに楽しくなる基本であることを、教えてやる必要があるでしょう。

感じのよい病院の窓口および看護師　好感度5カ条

1　相手のペースに合わせていますか
　患者さんと話すとき、散歩をするとき─相手のペースに合わせるのが基本です

2　相手が興味のある話をしていますか
　日頃からご家族などからご本人の関心事の情報を収集しておきましょう。

3　キチンと相手の目線で応えていますか
　あなたの話をちゃんと聞いてますよの意思表示をしましょう

4　注意するときの言葉に気をつけてますか
　「それはだめです」「キチンと守ってください」といった否定、命令口調はかえって反発されます。「お願いできますか」の依頼する形で。ときには凛とした対応も必要ですが……。

5　相手によって言葉を使い分けていますか
　高齢者には敬語で。若い世代にはフレンドリーで対応しましょう

19 すぐ感情的になる人には こう対処しよう

「あの患者さん、自分のほうで間違えているくせに、私のことを責めるんだから、本当に頭にきちゃう！」

部下がこんなふうに感情を吐露し、怒り心頭にあるとき、聞く側のリーダーも骨が折れます。興奮している相手の言うことは理解しにくいし、こちらの側の言い分もおいそれとは正確に受け取ってはもらえないからです。

とにかく、相手の感情をいったん静止することが必要なのですが、そんなとき、「あなた、もっと落ち着いて冷静に話して」等と、論理的に話すことを要望してみても、まずは通用しないでしょう。

そんなときは、部下の怒り心頭に達している気持に同調してやり「それは大変だったネ、○○さんの言葉に、あなたはかっ！ときたわけだ」と、相手の言葉を、そっくりそのまま復唱してフィードバックしてやるだけでも効果があります。

部下としては、感情的になっている自分について、心のどこかで、こんなに感情的になっている自分が恥ずかしいという気持を抱いている場合が多く、「この程度のことで、頭にくるなんて、自分ながら、自制心のないこと」と思っても、感情が抑えられないでいるわけですから、そんなときこそ、自分の感情に同調してくれて「それは大変だったネ」と言われると、ほっ！と救われる気持になるものなのです。

■

相手の言葉をフィードバックしてやることは（それも正確に）、自分はこんなことに腹を立てているのだと感情の明確化ができるという点でも効果的です。

よく仕事で失敗し、落ち込んでいる部下に対して自信たっぷりに、「失敗は誰にでもある、次回頑張れ」式に空疎な激励用語（その実、激励にはなっていない場合が多いわけですが）を与える人がいます。部下にしてみれば、そんな言葉より、仕事で失敗して申し訳ないし、くやしいと思っている気持を理解して欲しいと願っているわけですから「あなたは失敗して…と感じているんだネ」と、その心中を正確に反復し、フィードバックしてやればよいのです。これが、共感的理解なのです。

20 患者さんの言動にカーッときたとき

①患者さんの苦情は、わが病院が良くなってほしいと願う提案であると、肯定的に受けとめること
②患者さん相手の仕事は、カッ！ときても、がまんすることで"感情のコントロール"ができる仕事であること
③苦情の対応について、私だったらこうする…といったふうに、同僚とロールプレイングを行ってみること

患者さんとのトラブルが多い部下にはこんなアドバイスを

- 患者さんの話をよく聞く
- 早合点しない
- 聞き取れない言葉や十分に理解できない内容は、再度聞き直す
- 患者さんが何を言おうとしているのかを把握する
- 「今の件についてはこのように対応させていただくが、これでよいのか」を確認する
- 対応すべきことは約束どおり実行する

患者さんの話を聴くときの心構え

①患者さんに話させること あまり議論してはいけない

②楽な気持ちで自由に話させる

③「聴いていますよ」と親身な態度で示すこと

④話が終わるまで忠告めいた話はしない

⑤「なぜなの」「どうして」といった尋問に近い質問はしない。返事を強制してはいけない

⑥患者さんの思いに寄り添うように努めること

⑦患者さんの個人情報に関することの秘密を守ること

⑧一方的に押しつけたり道徳的な教訓を言わないこと

21 親しくなってもため口はダメ

「○○じゃないですか」は変!!

　若い職員が同年輩の仲間に話すのと同じような感覚で、年配者にも平気で友だち口調で話す、ため口（相手と対等な口をきくこと）が年配者の間で、ケジメがないというヒンシュクを買っています。

　しかし、ため口言葉を内心では苦々しく思いながらも、いとも簡単に容認し、妥協してしまい、注意ひとつ与えずに、具体的な指導を放棄している上司にも責任の一端があるような気がします。

　「ため口」のやりとりを否定するどころか、部下との信頼関係を構築し、ホットな人間関係をつくる上でとても大切！というリーダーがいるのです。

　こういうリーダーの言い分は"俺と君とは友だちさ。かたい話は抜きにして、お互いに仲良く理解し合っていこう"、ため口は若者への積極的なアプローチであるというものです。

　「○○じゃないですか」
　「超○○」「っていうか」「ありえない」「ハンパじゃない」「○○みたいな」「何気に○○」等々

　これらの言葉は若い人が何気なく使っているようですが、仲間うちでは通用しても職場内や患者さんに向っては使えないものですので、即刻、改めさせるべきです。

正しい日本語を身に付けることのメリット

① **相手に尊重される**
　ていねいな話し方や正しい敬語を使っていると、相手を敬う気持ちが伝わり、相手からも尊重されるようになります。
② **仕事で信頼される**
　電話対応やメールまで仕事上のやり取りはすべて"病院の顔"としての姿勢が求められます。正しく美しい日本語を話すことができれば病院の格を上げることにもつながり、信頼感が増すことは間違いありません。CS（顧客満足度）はその病院に働いてる職員の一挙手一投足の言動にまで影響してくるのです。
③ **心が穏やかになる**
　言葉を変えることは、実はメンタル面にも影響をもたらします。
　正しい敬語、美しい日本語を身に付けることで心が穏やかになってきます。
④ **会話の相手を思いやる気持ちが自然と生まれる**
　きちんとした言葉で話している自分にも自信がついてきます。

22 患者が嫌う感覚的な言葉は使わない

　看護職として入職2年目のAさんは、報告、連絡、相談はキチンとやるのですが、その都度、看護師長から「ちゃんと報告しなさい」と注意を促されるそうです。Aさんからその話を聞いて、なぜ看護師長が報告・連絡・相談に対して指摘したかがわかりました。

　Aさんの話の中にたびたび「たぶん」「だいたい」「一応」「つもり」といった感覚的な言葉が多かったことです。曖昧な言い回しは相手に誤解や不信感を招く原因です。

　患者さんや上司からマイナス評価がつく言葉遣いは以下のようです。

　　① 「たぶん」「だいたい」「一応」「いつか」「ちょっとまって」
　　② 「はず」「つもり」「なんとか」
　　③ 「だって」「どうせ」「でも」
　　④ 「まさか」

丁寧な言い回しをマスターしよう

あります	ございます
どうしましたか	いかがさなれましたか
わかりました	承知いたしました。かしこまりました
いいですか	よろしいですか
来てもらえますか	ご足労願えますか
師長に伝えます	師長に申し伝えます
誰ですか	どなた様ですか
どこをお訪ねですか	どちらにお訪ねですか
さっき	先ほど
今日、昨日、明日	本日、さくじつ、みょうにち

23 患者が嫌う幼稚な言葉は使わない

「ワタシ〜、思うんですけどぉ〜」など、語尾を伸ばしたり、問いかけてもいないのに「わたし的には　オーケーって感じかな」「……とか」「……みたいな」といったお笑い芸人がつかっているような話し方は、自分の言葉に自信がなく、曖昧にしておきたい、言い切るのを避けることでコミュニケーションは大切にしたい、そんな気持からつい遣ってしまうのでしょうが、病院の品位が問われるものでやめましょう。

また、「午後から少し、時間とれますか」との患者家族に尋ねられたとき、「はい、大丈夫だと思います」など、曖昧な言葉を遣っていませんか。これでは相手に失礼です。無理ならば「申し訳ありません」と、はっきり語尾まで言いきるのが誠意ある態度だと心得ましょう。

■

会話のつなぎに「あの〜」「え〜」「その〜」または子供が遣う「やっぱ……」など、を頻繁に入れてしまう人は、意見がまとまっていなかったり、言いたいことがハッキリしていない人に多いようです。こうした言葉を頻繁に入れると話の内容が希薄になって話している人も自信がないように受けとめられます。「あの〜」「その〜」は聞き苦しく、聞き手もイライラします。「やっぱ……」は幼児性が強い人と受け取られます。ここは「やはり」を遣うべきで口にしないように心がけてください。

敬語の使い方をマスターしましょう

	尊　敬　語	謙　譲　語
いる	いらっしゃる	おる
言う	おっしゃる	申す
見る	ご覧になる	拝見する
行く	いらっしゃる	うかがう、参る
食べる	召し上がる	戴く
聞く	お聞きになる	伺う、承る
読む	お読みになる	拝読する
知る	ご存じ	存じ上げる
す る	なさる、される	いたす、させて頂く
来る	いらっしゃる、お見えになる	伺う、参る

電話応対で病院の印象が決まります

24

　医療機関にかかってくる電話は、通院患者はもとより、入院患者のご家族、公的医療機関、出入り業者に至るまで多種多様で、まさに対話力が問われる最前線にいるわけです。電話の上手な受け方の第一歩は、相手によい印象を持って頂くことにつきますが、「感じのよい人だな」「気持ちよくスムースに要件を聴いてもらえそうだ」「こんな対応をしてくれる病院は信頼できる」となり、最前線の対応として疎かにできません。
　以下に「電話の受け方6カ条」をまとめましたので、改めて点検して下さい。

電話応対で大事な基本6カ条

項　　目	その受け方と対応について
①電話マナー	受話器を通じて、確実にあなたの接遇姿勢や態度が相手に伝わります。忙しいからと言って、不機嫌な態度とか感情的な対応を取ってはなりません。姿勢を正して「笑顔」で出るが基本です。
②相手の声の調子を聞き取る	電話の第一声で相手の状況がわかります。「怒っているようだ」「苦情の電話だ」「困っているようだ」「急いでいるようだ」等々、相手の状況を即刻判断することです。
③話を遮らない	とにかく内容はどうあれ「聞くこと」に専念しましょう。たとえ相手の言っていることが間違っている、的はずれ、勘違いであっても聞くこと理解が進みます。相手の話の途中で、遮ることで真意が掴めずに理解不足になり、誤解のタネとなります。
④共感する	かかってきた電話の主には、必ず何かを伝えたいこと、お願いしたいこと、相談事などがあります。声の調子や内容でそれを感じ取り、さらにそれに対して言葉を返して共感を示しましょう。
⑤相づち	電話応対では相づちは有効な手段です。「ええ」「そうですか」「わかりました」「恐れ入ります」「……と言うことですね」と自分の言葉に置き換えて対応しましょう。
⑥否定しない	相手の言いたいこと、例えば苦情・クレーム事は、その人にとってはまさに正論なのです。「それは間違ってます」「そんなことはありません」「うちの病院はキチンと対応してます」等々、話をよく聞いた後でこちらにミスがあった場合「しかるべき担当者から折り返させていただきます」と丁寧に応答します。 相手に反撃することは避けましょう。誤解があったかも知れません。説明が少し不足していたかも知れません。ここは丁寧に対応しましょう。ゆっくりと落ち着いた声で話すことが大事です。

25 その気にさせる会話のエンジン5つの相づち

相いづちのタイプ	具体的な返答の言葉
「聞いています」と話を受けとめる相づち	「はい」「そうですか」「ええ」 「それはそれは、」「よかったですね」
共感する相づち	「なるほど、よくわかりますよ」 「ほんと、そうですね」 「大変だったですね」
整理する相づち	「つまり、こう考えて言い訳ですね」 「ということは、ここのところを強調されたいんですね」 「そいういうこともあるんですね」
話を促す相づち	「それから、どうされたのですか」 「この件についてはどうなのでしょう」 「先ほどのお話、聞かせてください」
身体で打つ相づち	「目を輝かせ首を傾げて、それで、それでと身を乗り出す」
感想を表現する相づち	「すごいじゃないですか」 「そうですか」「本当ですか」 「ビックリしました」

心の底から聴くということ
「耳は聞こえても、相手の心が全く聴こえない人がいる。わだかまる自分の感情が第一で他人の気持を理解できない。話を聴く態度の中に、相手を裁く気持が隠れていないだろうか。それでは、心は貝のように閉ざされてしまう」
(資料出所:『丸山敏雄伝　幸せになる法則を発見した人』丸山敏秋編著／近代出版社)

●会話を盛り上げるための9つのスキル

① 肯定的に話そう
② 話のネタを準備しておこう
③ 相づち言葉を沢山遣おう
④ 日頃から笑う研究をしておこう
⑤ 人を傷つけるような笑いはタブー
⑥ 体験談を話そう
⑦ 失敗談の披瀝をしよう
⑧ 身ぶりと手振りと仕草も大事
⑨ その場にあった話題を提供しよう

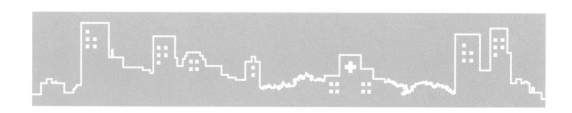

26 相手の心に届く言葉で話そう

実感を持って語れる言葉	同じ言葉を口にしても、実感がこもっていないと、相手の心には届かない。無理をしたり、背伸びをしたりせずに、自分のキャラクターに合った言葉を選ぼう。
上から目線では話すな	どれほど優しい言葉かけでも、上から目線ではNGです。 相手の立場を想像して、相手の心に問いかけることで、答えを引き出すような話し方を心がけて。
ときには自分のダメな部分をさらけ出す	自分のダメなところや負の気持ちも正直に言葉にしてみよう。 覚悟が伴った言葉は、相手の心に届き、共感を呼びます。 ただし明るさを忘れずに。
大事なことはボディランゲージを使って繰返し伝える	何度も繰り返し聞く歌のフレーズは、いつのまにか頭に残るように、会話でも相手の心に届けたい言葉や思いは、丁寧に繰り返し伝えましょう。声のトーンもワンパターンではなく、高低、強弱、間合いなどをつけるなどで、ここが大事なポイントであることを相手に印象づけることです。

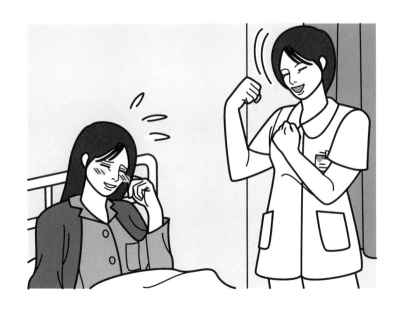

27 こうすれば、あなたの言いたいことが伝わります

安心して話ができるようになる。これがポイントです。

こんなとき	こうしてみては……
いつも話が回りくどくなって長くなり、要領を得ないものになってしまう	話の始めに「結論から話します」とか、「言いたいことは3つあります」、「一言でいいます」というフレーズを使うことで、話が引きしまり相手にも伝わりやすくなります。話したいテーマについて、声に出して告げてしまうことです。
声がこもりがちで、聞き取りにくいと言われる	話し始める準備として、大きな口を開けてハッキリ、ゆっくり、「あがっても一所懸命話します」と、ボイストレーニング（口をタテ、ヨコと大きく開いて）5回ほど繰り返してみましょう。
人前に出ると、ついあがってしまう	聞いている人のなかで、相づちを打っている人を見つけて、その人にわかってくださいと話すことです。
他の人から「どう思う？」と聞かれると、嫌われたくないために、ついどっちつかずの返事をしてしまう。	すべての人に好かれる必要はありません（これはあり得ないのです）。割り切って本音でイエス、ノーを告げましょう
言い方がきついね、と人に言われる	笑顔でカバーしましょう。 一方的に話すのではなく、相手の話を受け入れ「なるほど、大変なんだ」とフィードバックしてみることです。

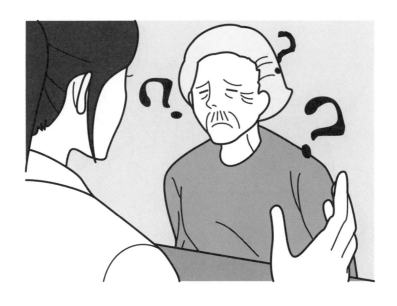

第3章

対話力と気配りの技術

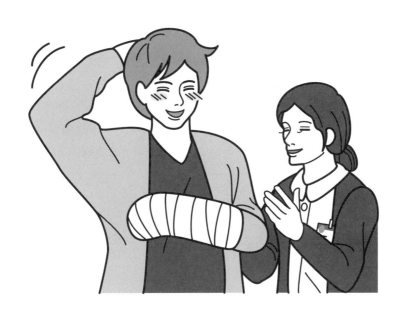

1　患者さんを察するこころ

　入院されている患者さんにとって、当然のことですが何らかの病状で、一人ひとり皆、異なる人格をもって、その日、その時により心身の状態が変化します。その日によって看護師からの声かけが聞き取りにくいとか、気分が悪いときには不機嫌な態度が出てしまうこともあります。とくに高齢者の場合は、衰えた自らの肉体にいらだちを覚え、辛い気持ちになっても不思議ではありません。
　「気配り」とはどのような意味を持っているのでしょう。
　気配りとは察する心です。思いやりをもって接する心です。「相手に気を遣わせない」とも言えるでしょう。
　私自身、5年前に脳梗塞で1ヶ月の入院生活をし、退院後の現在も入院していた大きな病院ではなく、個人病院で月1回の定期健診を続けています。入院中の大きな病院では、毎日、担当が代わり月によっては、2時間待ちの30秒程度の面談がザラであり、やっとの思いで、病状、検査、薬について説明を求めると、目を合せることもなく、いかにも「面倒くさい」という態度をとる先生もいました。医療サービスを提供する側が「患者に気を遣わせている」ことであり、気配りがないということです。

　もう1つの入院中の体験では、A看護師さんは勤務を開始する前に各病室を巡回して「昼間の時間帯を担当するAです。なにかお困りのことがありましたら、遠慮なくナースコールボタンを押してください。いつでも参ります」と、笑顔で優しく声かけをしてくれました。もちろん夜間帯でも同様でした。
　私たち同室の患者は、A看護師さんを評価していて、「彼女は忙しい身、この程度のことは定時巡回まで我慢しよう」と、暗黙の了解があったのです。気配りがあれば「気配り」が生まれます。職員の方々が患者さんを察して「気配り」を先行することによって、患者は安心して心地よい入院生活を送れるのではと思いました。

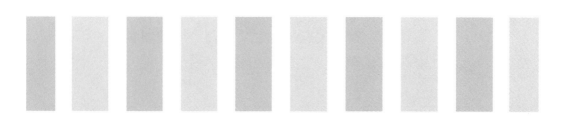

2 気配りこそ「おもてなし」の原点

「気配り」をするにはどうしたらよいのでしょう。
いろいろなことが考えられますが、その基本的な心構えを挙げてみましょう。

・相手の立場、相手の心を読む	あなたは日頃から人の意見をよく聴き、それを採り入れる器量を持っていますか？
・相手があなたに何を望み、何を望まないかを知る	あなたは、人の立場や心を理解しようと努力し、そうすることによって配慮する器量をもっていますか？
・相手の立場や心と、自分のそれとの接点を探す	自分の考えを押しつけたり、思い通りに人や物事を動かそうとしていませんか？。気配りには準備が必要です。

そこで「気配りの」第一歩となるのが挨拶です。

挨拶は対価を求めない無料のサービスです。

出勤して同僚と顔を合わせたら、優しい目線と笑顔で「おはようございます」と元気に挨拶をしましょう。

職場に入って患者さんに会ったら、微笑みをもった笑顔、優しい言葉遣いで挨拶をしてください。寄り添う心は言葉を超えるのです。

挨拶だけではありません。あなたの人と接する態度、言葉遣いも気配りの1つと考えてください。キチンとした身だしなみ、控えめな態度、親しみのある対応、落ち着いた許容的な雰囲気—こうした人と接すると誰でも和やかになり気持ちがいいものです。

相手を心地よくすることが、心遣い・配慮であり気配りの真髄です。

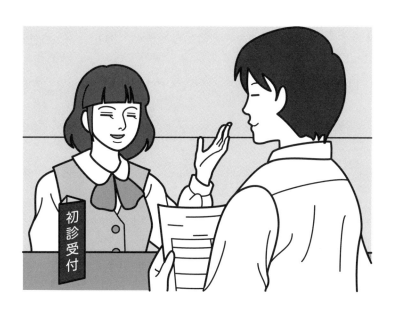

3 マナー美人と笑顔の効果

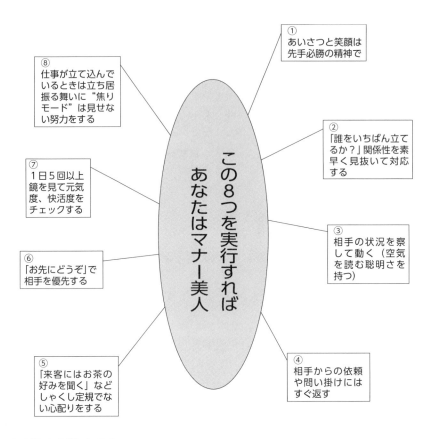

「笑いは武装を解除する」

人と人との関係で、笑いほど大切なことはありません。お互いの間に横たわる"垣根"を取り除き、信頼関係を築く第一歩になるのも、笑いであり、信頼関係を確認するのも"笑い"です。

笑顔は、相手にとって危険なことはありませんよ、という"心の信号"なのです。

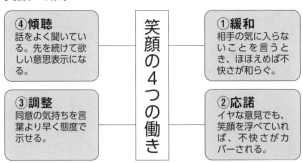

安心感を与える「4つの表情」

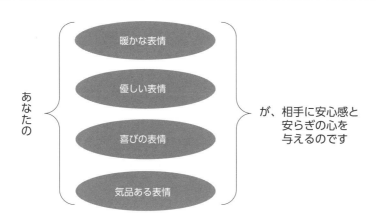

○本当の敬意を表わそうとすれば、やっぱりお辞儀によるほかはない。心を込めて笑顔であいさつ（笑う門には人来たる）。
○態度礼儀が悪いと、
(1) 教養のない人に映る
(2) 乱暴で粗野な人のように思える
(3) 自己中心で他人に対する配慮を欠いた人のように思える
○断るときには「丁寧に」、「はっきりと」を原則とする。
○電話をかけたときの「今、お話ししてもよろしいですか」の一言の気配りがあなたの評価を高める。
○手がふさがっているときでも、挨拶をするときは仕事をいったん中断して、相手の顔をきちんと見る。

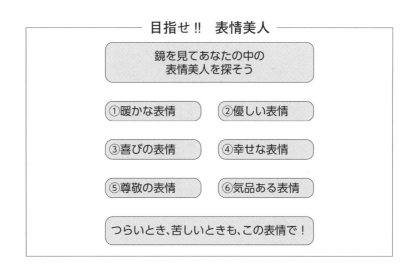

5 うれしい気分と喜ばせる5つの方法―他喜力―

　人をうれしい気分・喜ばしい気分・楽しい気分にさせてくれる人を「他喜力」人間と言い、組織の潤滑油であり、なくてはならない貴重な存在です。

　「他喜力」を持った人とは、相手との心の距離感を縮められる人のことをいいます。極論しますと、相手が距離感を感じていない分、こちらが何かをお願いしたとしても「あなたのためなら」ということで協力的であり、物事がどんどん進んでいき、所期の目的が達成されるというわけです。

　では、「他喜力」を持っている人はカリスマ性を身に付けている人なのか、あるいは人には持ち合わせのない独特のオーラを発揮している人なのか。いや、そんな特殊な人ではありません。

　以下に紹介するのは、「他喜力」を身に付ける具体的な方法です。

　あなたの今の考え方、態度、行動を少し変えるだけですぐできるものばかりです。5原則に沿ってチェックをしてみて下さい。

①人間関係構築の基本5原則	私の現状分析	
	できていること	これからの課題
【1．挨拶】 ◇明るい笑顔で挨拶をしていますか？ ◇相手より先に挨拶をしていますか？ ◇直接の応対者でなくても挨拶をしていますか？		
【2．表情】 ◇表情に私的な感情がでていませんか？ ◇相手の話を真剣な顔で聞いていますか？ ◇話しかけやすい表情をしていますか？		
【3．身だしなみ】 ◇ユニフォームにシミやシワはありませんか？ ◇華美なアクセサリーはつけていませんか？ ◇機能的で仕事や立場にふさわしい服装をしていますか？		
【4．言葉遣い】 ◇状況や相手にふさわしい敬語を正しく使っていますか？ ◇相手の聞き取りやすい音量・速度で話していますか？ ◇専門用語を使わずに、相手にわかる言葉で話していますか？		
【5．態度】 ◇患者の質問に正しく答えられるだけの情報量を持っていますか？ ◇勤務時間の5分前には準備ができていますか？ ◇常に患者を優先する気持ちを持っていますか？		

6 「他喜力」のある人とは

　子どもたちに人気のアニメ「アンパンマン」の作者・故やなせたかし氏は「人生とは喜ばせごっこ」が口癖だったようです。毎日新聞（2013年12月5日）のインタビューに応えている記事を読む機会がありましたが、この中でも喜ばせることに言及して「いつも何かをして人を喜ばせたいと思っています。ずいぶん損をすることもありますけれど……（略）」と軽妙洒脱（けいみょうしゃだつ）に語っています。

　うれしい気分にしてくれる人、喜ばしい気分にしてくれる人、楽しい気分にしてくれる人は、組織の潤滑油としてなくてはならない貴重な存在です。

　こういう喜ばせる達人は「他喜力」のある人といっていいでしょう。

　「他喜力」に年齢は関係ありません。

　たとえ入職したばかりの若い人でも、人の心を動かすことができるのであれば、リーダーシップを発揮しているともいえます。あなたが人間関係をうまくやろうと思うなら、患者や同僚、上司、親など、周りの人を喜ばせることを実行するとよいでしょう。

　――いつも喜んでいましょう――。それが巡り巡ってあなたの幸せにもつながり、究極のwin-winの関係になるのです。

患者との対応10カ条

① 「大きな声、笑顔で」
② 「先客優先の徹底」を
③ 「礼儀とマナー」
④ 「的確かつ誠実な対応」
⑤ 「4する主義」（返事、メモ、復唱、質問）
⑥ 「時間の厳守」
⑦ 「機敏な行動」（これを丁寧に）
⑧ 「3M」（ムリ、ムダ、ムラのない仕事）
⑨ 「チームワーク」
⑩ 「私がします」のチャレンジ精神

7 他喜力人間は周りも自分もハッピーに

①気持ちのいい人だと思われること	そのためには、日常的な「あいさつ」がきちんとできること、「ありがとうございます」のお礼の言葉を忘れないこと、ほかに「健康的な笑顔」、「イキイキとした身のこなし」、「機敏な対応」などです。
②ざっくばらんな人だと思われること	そのためには、部下に「あれ、髪型変えた？」とか「イヤリング似合ってるわよ」と気軽に声を掛けること。そのほか、ごちそうになった先輩へのお礼の言葉に、「昨日はごちそうさまでした」にプラス一言「常連さんのような感じでしたが……」などをつけ加えると、誘った側もまんざらでもないという気持ちになるものです。要は、気さくで何でも自由に話せる人という雰囲気を与えておくことがポイントです。
③安心できる人と思われること	そのためには、リーダーの人であれば「言行一致」であり、「首尾一貫したリーダーシップを発揮すること」、「事に当たってブレない、逃げない、迷わない、後悔しないこと」、「部下の提案には即、答えること」です。 若い人であれば、「仕事の基本動作」や「人間関係上のエチケット・マナーの基本動作」ができることであり、具体的には、「任された仕事は最後までやり遂げる」、「悪い報告を先にする」、「受けた指示はメモして復唱する」、「敬語の基本が使える」などができていることです。
④かわいい人と思われること	これは見た目の姿、形ではなく、日常の言動、立ち居振る舞いにどこかユーモラスで愛嬌があること。例えば仕事でミスしたときも、悪びれることなく「次、頑張ります」と明るく元気にやられますと、ついつい、まあいいかと相手が許してしまうような得なパーソナリティーを指しています。
⑤すごい人、偉い人と思わせること	そのためには「周囲が難しいなと感じている仕事を難なくやり遂げること」、日常の限られた時間をやりくりして「資格取得に挑戦していること」、「仕事と家庭をきちんと両立させていること」、「説得できる言葉力を持っていること」、「仕事にプラスアルファの工夫を付け加えられること」です。 さらに、上司から資料の仕事を依頼されたとき、「こちらの資料整理ができましたけど、ついでに住所録もまとめておきました。パソコンでも利用できるかと思いまして」などと「プラス・ワンのお土産」を付けて報告できること。また、「引き受けた仕事はタイムリミットよりも一足先に仕上げること」などが挙げられます。 以上、これら5つのことを日常の言動の中で実行していれば、それがあなたの人間的魅力になって、周囲の人は「あの人のためなら」ということで"協力を惜しまない"ものと確信します。

患者からみた医事職員のイメージ

8

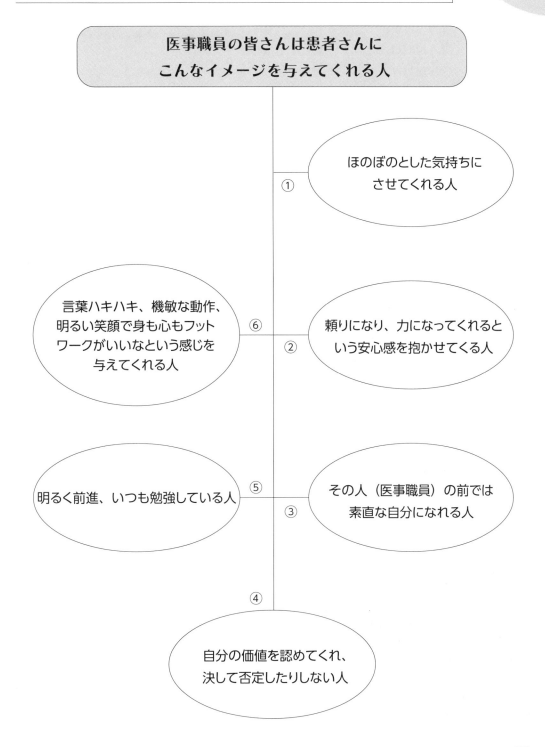

9 態度や立ち居振る舞いで品性が出る

あなたの何気ない「態度」や「立ち居振る舞い」、「しぐさ」、「歩き方」が、必ず仕事の取り組み方に滲み出てきますので注意しましょう。

例えば、やたらに自分の髪や爪に触るとか、表情に裏表があると、人間の本性を見られてしまいます。腕組みや足組みをして相手の話を聞くといった態度は言語道断。「生意気な人」のイメージになります。

また、返事だけで身体を動かさないのは「横着な人間」、逆に過剰反応は「落ち着きのない人間」というイメージに捉えられます。以下に「品性」を感じられる、しぐさ、立ち居振い、歩き方、さらには会話を列挙してみました。

1．しぐさ、立ち居振る舞いに品が出るポイント

① 廊下やロビーでのお辞儀の仕方
② 名前を呼ばれたときの「ハイ」という返事
③ 報告書等を上司に手渡すとき
④ モノを拾うとき

2．歩き方に品が出るポイント

① 忙しくても「ドタドタ」、「バタバタ」の音を出さない
② かかとで着地して膝を伸ばす、足は蹴り上げる、腰で歩く

3．会話に品が出るポイント

① 話を聞くときは前傾姿勢で
② タイミングよく相づちやうなずきを
③ 相手の話すスピードやトーンに合わせる
④ 目には力を入れて輝かせる
⑤ TPOに合った敬語など、言葉遣いを心掛ける

その他、印象をよくするための基本エチケット

1 指先の手入れは怠らない
2 女性の爪ここに注意
　（マニキュアをつける際には透明感のある薄目の色にする。派手なマニキュアや凝ったネイルアートは悪目立ちするので要注意）
3 鼻毛のケアもこまめに
4 汗や口臭などニオイにも気配りを忘れずに
5 メイク直しは休憩時間にすること
　（看護師という仕事柄 2 4 はとくに注意をしてください）

気配りサービス21の原則と構造

10

「気配り」の構造

(1) 心配り（広く見ること）をする
　①全体に配慮する
　②四方八方に目配りする
　③目立たない人、おとなしい人にも心配りをする
　④お返しを期待しない奉仕の精神で
　⑤いつも相手のことを心から思う
　⑥目先のことにのみ捉われない

(2) 思いやりを示すこと
　①相手の立場で考える
　②共感し、同情する
　③人の心の痛みに寄り添う
　④人の悩みを自分の悩みとして一緒に考える
　⑤笑顔での対応
　⑥協力を惜しまない
　⑦相手の自発的姿勢を促す

(3) 私（私利私欲）を捨てること
　①謙虚になる
　②「私は、私は……」という気持を捨てて、「あなたは、あなたは……」という精神を持つ
　③人の話をよく聞く
　④自慢しない
　⑤人の長所、強みを見つけ、ほめたたえる
　⑥人を立てる、人を守る
　⑦奉仕する
　⑧人のために戦うことを嫌がらない

11 気配りという名のサービスは無限

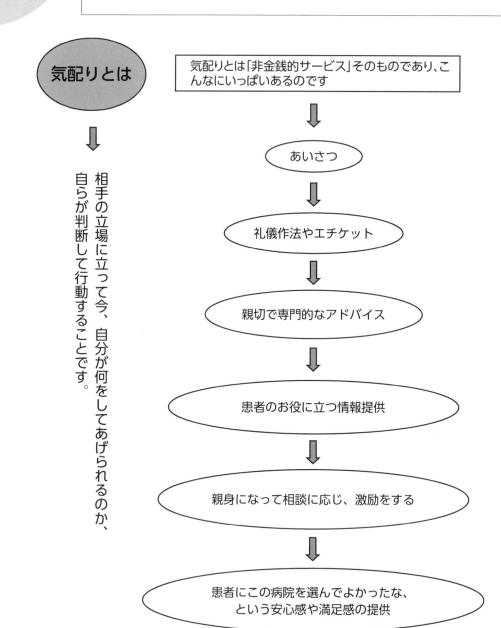

※そのほか、"気配り"に欠かせないもの
☆迅速　☆笑顔　☆便利さ　☆公平さ　☆清潔さ
☆楽しさ　☆親切心　☆快適さ……等々。

「ありがとう」9つのタイミング

12

こんなとき、患者に心から「ありがとうございます」を言わなくちゃ!!

1
あなたの仕事ぶりやサービスをほめられたとき

2
患者があなたの病院の環境、サービスや技術を気に入ってほめてくれたとき

3
意見、アドバイスをくれたとき

4
新しいサービスを利用してもらったとき

5
友人にもあなたの病院を紹介しようといわれたとき

6
患者が病院のルールや約束事を強く守ってくれたとき

7
サービスの提供に患者が情報をくれるなどの協力をしてくれたとき

8
クレームをつけられたとき

9
患者が満足して、微笑んでくれたとき

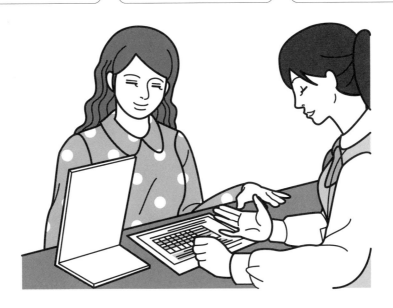

13 気配りの無料サービスはこんなにある

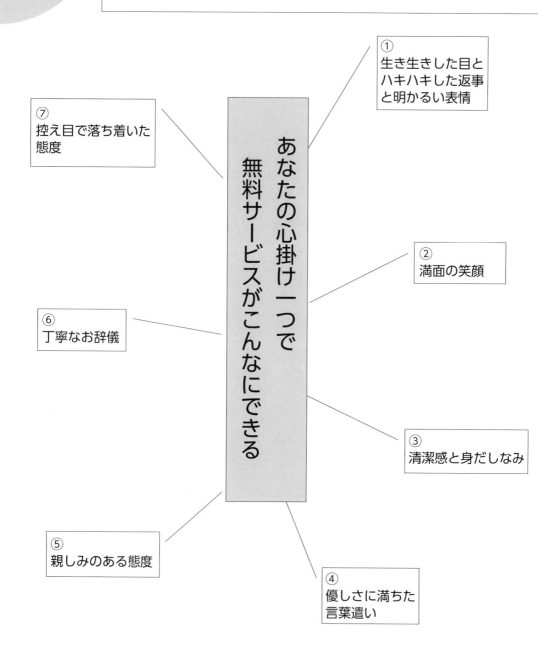

14 さわやかさを印象づけるトレーニング

　自分の印象を好ましいものにするには、何も言葉だけではありません。あなたの「元気はつらつとした表情」であり、「優しい表情」であり、「喜びの表情」なども大事な要素であり、これらが相手に好感度を与える点を考えますと、立派な「マナー力」といってもよいでしょう。そこで日常的にできるトレーニングをお勧めします。

(1) 表情を明るくするポイントは、目にあります。
(2) 姿勢もその人を印象づける大事なポイントです。
(3) 笑顔が大切なことはいうまでもありません。
(4) 声は普段の声より1オクターブ上げて、語尾をはっきりさせることです。
(5) 態度・行動にメリハリをつけるには、一つひとつの動作をしっかりと区切ることです。
(6) 同様にドアを開けるときには、開けたらそこで一度静止し、次に丁寧に音をたてないように閉めます。
(7) 言葉をハキハキ、態度をキビキビするのは、周りを爽やかにし、明るくするコツですが、それには(1)～(6)に挙げたようなことを意識的に行っていくことです。

「声は1オクターブ上げ、語尾に力を入れ、語尾をはっきりさせる。態度・行動は一つの動作を一つと区切り、ダラ～と続けてしまわない」

　これを頭に入れて、スマートな態度と行動で周りを明るくしていきましょう。
　人との好感度を保つためには、私が日常業務で意図的に実践していること7カ条を紹介しておきましょう。

1．相手に学ぶ姿勢を持つ
2．相手の喜ぶ話題を提供する
3．相手の自慢を聞いてあげる
4．相手が楽しめる相手になる
5．相手の嫌がることはしない、言わない。
6．相手の聞き役になる＝どしどし質問してあげる
7．相手のプライドや立場を尊重し、それを言葉と態度で示す

この一言がまわりを明るくする

「おはようございます」→この一言が周りを明るくします。
「行って参ります」　　→この一言で行動を知らせます。
「ただ今、帰りました」→この一言でみんなを安心させます。
「お先に失礼します」　→この一言は再会の楽しみを抱きます。

15 心のうちを察する「目配り」も大事

　人の気持ちは「気配り」（気配）で感じるものです。
　目に、表情に、そして仕草ひとつに出るものです。
　この気配りがあってこそ「こころ配りのできる人」「こころがある人」として周囲から評価されるのです。
　そしてもう1つは「目配り」です。気配から目配りをして心のうちを察するのです。
　患者さんの所作（しょさ）動作、何気ない仕草を、日頃から注意深く見つめる訓練を心がけてください。
　話は横道に入りますが、私の手元には数社の社内報、院内報が送られてきます。一番に封を開けて楽しみに見るのは、IT企業の広報担当Mさん（女性）が編集する社内報です。（A4判カラー4色16頁）なぜ一番に封を開けるのかの理由は2つあります。
　1つは社内報をそのまま封筒にいれるのではなく、真っ白で上質の半紙に包まれていること、ただこれだけのことですが、送り手の仕事を大事に、しかも丁寧にしている気持ちが伝わるからです。
　2つめは社内報とは別に手書きの書簡が入っていること。そこにはその季節に相応しい挨拶文に始まり、「お手透きの折お読みください」とか「今後ともお力添えをください」といった、丁寧な大和言葉がちりばめられているのです。この大和言葉はおもてなしの心が息づいています。Mさんの、心映えのよい、相手を気遣う配慮から、仕事に向き合う姿や動作・態度が上品で、しなやかさが目に浮かんでくるようで、同社の社内報の届くのを楽しみにしているわけです。

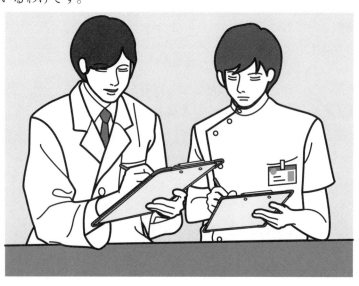

人間関係の達人になる「４つの花束」

16

あなたが"人間関係の達人"でありたいと願うなら、相手に対して以下の「４つの花束」を、日々、地道に根気強く贈り続けることです。

(1) 「思いやりの花束」を贈ること

人は他人のことより、自分のことに100倍くらいの関心をもっています。だからこそ、仕事を終えた部下に「大変だったけど、よくやってくれたね」の労をねぎらうひと言が効き目があるのです。人の心をつかむには、ほんの少しの思いやりと、温かい言葉だけで十分なのです。

(2) 「記憶の花束」を贈ること

友人や部下の誕生日、結婚記念日、資格取得日、地域社会での貢献度や各種の表彰、仕事や人生についての素晴らしい考え方、パーソナリティの優れている点、感心したこと、また、将来の夢などをきめ細かく「記憶のノートブック」に記載しておき、タイミングを選んで、褒め言葉を発信していくことです。

人は誰でも自分を重要視され、目をかけてもらいたいと考えています。だからこそ、「美点凝視」の精神で、相手のよい点を積極的に観察し、記録しておくことが大切。（大人は若い人の成長過程の収集家でなくてはならない）

(3) 「よいうわさの花束」を贈ること

よいうわさを周囲にそれとなく広めていくこと。そのうわさを聞いた人は、私のことをそんなふうに…と、嬉しい気分になること間違いありません。あなたがリーダーで部下の１人を異動させなければならないというとき、先方の上司に「彼（彼女）には、こんなよい点があるんですよ」と長所を３つ指摘してメッセージを送るとしよう。受け取ったリーダーは、開口一番、「あなたには、こんないい点があるんですってね」と期待を込めて話すことでしょう。第一印象がよければ、その職場にもすぐ適応できるに違いありません。

(4) 「関心の花束」を贈ること

人は自分のことだけを考えて、時間の90％を過ごしているといわれるくらい、他人からの評価を気にしているものです。あなたがもし、リーダーなら、何かしてあげることはないか、アドバイスできることはないかと思いながら、部下の仕事ぶりを見直してみましょう。（目をかけ、声をかけ、手をかけ、の"３かけ主義"がよい）

昔から、人間関係をつくる鉄則として、「自分に何かしてもらいたかったら、まずは自分が相手に何かをしてあげること」を実践します。そう！ギブ＆テイクではなく、ギブ＆ギブの気持で接する、ここにヒントがありそうです。

17 患者満足の時代から「患者感動」の時代へ

項目	ポイント	現状 (5-1)	現状はどう なっているか	考えられる 主たる原因
①職員に経営理念を教える	職員に病院の歴史、使命、目的などを学習する機会を与える。とくに、個々人の職務が患者サービス中心の経営理念に適合しているかを絶えずセルフチェックさせる。			
②患者サービスの基準を確立する	職員個々の職務について、遂行基準をハッキリさせる。たとえば、出勤から申送りまでのリードタイム、電話のベルが鳴ってから何回以内に取るかなどを明文化する。			
③責任共有の態度を作り上げる	患者サービスのもっとも悪い例は、部門間の責任転嫁である。これをなくすために、部署の垣根を越えて、患者サービスに対する共同責任体制をつくること。また、権限委譲を徹底して、患者のクレームにはどのレベルでも迅速に対応できるようにしておく。			
④患者サービスを監視する	コンピューターに患者関連のデータをインプットしておき、定期的に病院の患者サービスレベルを監視する。また、アンケート調査を定期的に実施して、患者の病院に対する感触を把握しておくことも必要となる。			
⑤院内のコミュニケーションを円滑化する	よい患者サービスが行われるためには、院内でのコミュニケーションが円滑でなければならない。組織内に「次工程は患者、前工程も患者」という精神が徹底すれば、外部の患者に対しても、その精神が伝わっていく。院内の経営管理システムがまとまりよく、患者サービス志向で編成されていなくてはならない。			

第4章

聴き上手の基本と技術

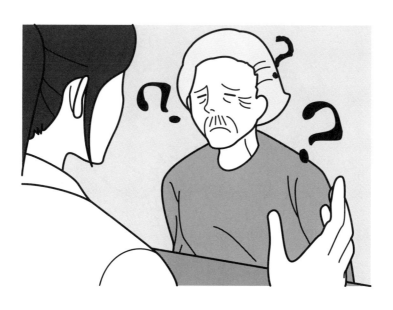

1 「聞く、聴く、訊く」の意味を知ろう

聞く（HEAR）	受動的に聞き入れること。「聞く」は近くにいれば、何となく耳に入ってくるもので、相手のことを分かろうとする積極性はありません。例えば、大勢が参加するセミナーや会議等では、受動的に耳を傾ける姿勢が80％です。
聴く（LISTEN）	この聴くには、相手の気持や人間性を分かろうとする積極的な働きかけがあります。相手の言いたいこと、感情を理解しようとする姿勢がある。個人面談で、より積極的に傾聴することで、個人的な信頼関係ができ上がるのです。
訊く（ASK）	この訊くは能動的に尋ねるということです。例えば入職早々の新米看護師が、リーダー看護師に仕事のやり方を教えてもらうといったこと。より深く突っ込んだ質問をすることで、仕事の出来映えも違ってきます。若いうちの「訊く」は、いっときの恥じ─何度でも繰り返し訊きましょう。

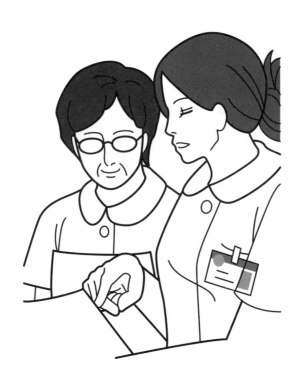

聞き上手な人の4つの実践方法

「聞き上手人間」とは、リーダーシップの共感性を身につけているということであり、部下との面談、患者との会話の際、事を有利に運ぶことができます。

そこで、簡単にできる4つの実践方法を列挙してみましょう。

❶軽く驚く
❷あいづちを打つ
❸問い返す
❹自分のことを話して、相手にもう一歩突っ込んだ話をさせる

❶については、相手の話に心から耳を傾け、何か吸収する栄養分はないかと、良い意味での好奇心を持って聞くなら、相手の一言一言に軽い驚きを受けて当然です。

❷については、「なるほど」とか「そうか、それは素晴らしい」などと、ただ言葉だけを機械的に繰り返すのではなく、態度とか表情など体全体で、あなたの話をもっと聞きたくてたまらない、という熱意ある雰囲気を表現することが大事です。相づちは傾聴でもあり愛に始まるという意味で「愛づち」といってもよいでしょう。

❸については、あまりくどく根掘り葉掘り聞くのではなく、たとえば「採血準備は？」とか「いつから着手したらいいのだろう」など、相手が話し落としているようなところを問い返すことによって、気づかせるように聞いてやることです。

❹については、相手の話をとってしまうのではなく、「私の経験からその件について触れると…」といったふうに、相手の話に誘発されて、自分の過去の経験なり見解なりを述べるのですが、再びすぐ話を返すことが必要です。

効果的な聞き方を5つ紹介しておきましょう。

①目で話を受けとめる
②寄り添って体全体で聞く
③気持を集中させて聞く
④相づちを的確に打つ
⑤正しく聞くこと

人間は、耳が2つに、口1つ。多くを聞いて、少し言うため……

3 聞く態度には4パターンあります

相手の心理、主張点、論点、具体的内容を理解する（医師の問診、打診、聴診と同じ）

聞き出す	聞き浸る
・質問、復唱、確認等を行い、「聞く側」の誤認、誤解を微調整する	・相手も話に耳を傾け聞き浸るという、傾聴のレベル。カウンセラー等、心理学の専門家が、個々人のもつ悩み、不安を個別的に面談するように傾聴する
聞き分ける	**聞きとる**
・本人にとって重要で切実な内容か、あるいはただ何となく話している内容かどうか、話の軽重を見極める ・話している内容が全体に及ぼす話か、個人レベルの話か―その大小を見極める ・その話が賛成できる内容か、反対すべき内容か―その賛否を見極める	・相手の心理、本音、真意 ・話すテーマ（本人の話したことや主張、訴えたいことなど） ・話のポイント（要点、結論等） ・具体的な真実、内容

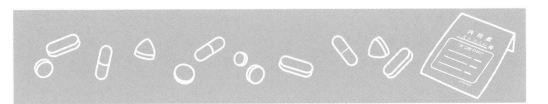

しっかり聴いていることを感じさせるには

4

ちゃんと聴いていることを"態度"で示す	真剣に聴いているという姿勢を見せることが大切。背筋を伸ばし、表情は基本的に笑顔。ただし、失敗やトラブル、注意など、笑顔では「真剣みが足りない」と捉えられるシーンでは、あえて真剣な表情を。基本的には目を見て、相手が息継ぎするタイミングでうなずいて。
様々なバリエーションの相づちを持つ（相づちバリエーション「はい」「いいえ」「確かに」「なるほど」）	相手の話の句読点にあたる部分に、軽く相づちを打っていこう。敬意を示すあまり、「はい、はい」と硬めの相づちを連発してしまうことがあるが、相手が心を開きにくくなる。親しい間柄なら、「へぇ」などの柔らかい相づちを挟むといい。幾つかのバリエーションを組み合わせよう。
メモを取る習慣を持つ	メモを取りながら聴くと、「ちゃんと伝わっている」という安心感を相手に与えられる。ずっと目を見ていると緊張感が高まるので、時折メモに目線を移すことで、話し手をリラックスさせる効果もある。特に口調が強くなったポイントや固有名詞、数字が出た部分は書き留めておこう。

声のトーン、言葉遣いにも注意

① **言葉から相手が受ける印象は7％⇒**
   患者への言葉遣いで不快感を与えていないかどうかをチェックしましょう

② **聴覚から相手が受ける印象度は38％⇒**
   声のトーンが高いか低いか、声のやさしさ、声の冷たさなどをチェックする。明るさ、ハッキリ、温かみがポイントです。声には「届く声（ハッキリと聞きとれる）」、「安定感」のある声（聞き手に不安を与えない）、「表情のある声」（感情を込めて）の三種類あります。

③ **視覚から相手が受ける印象度は55％⇒**
   派手なネイル、人形のようなマツ毛、ハネた髪形などは、いくら本人の権利だ、個性だと言っても、患者に不快な印象を与えることがあれば禁止です

5 上手な聞き方 5つのポイント

「5つのポイント」

① 目で聞け
相手の表情、姿勢、動作、装いをつぶさに観察することにより、相手の心の襞（ひだ）を―好意、理解、納得、敵意、誤解、反発などの心を読み取ることができる

② 耳で聞け
真意は態度ばかりではなく、言葉の表出や声の調子にでる。強弱、緩急、声の大小、高低を本気で聞けば、その人物の感情や思考が変わる

③ 口で聞け
相づち、質問、念押しである。
(1) 同意の相づち
　「まったくその通りだ」
(2) 同情の相づち
　「それは大変だったね」
(3) 喜びの相づち
　「それはよかった」
(4) ためらいの相づち
　「そんなことがあったの」
(5) 確かめる相づち
　「これでいいんだね」
(6) 話の方向を変える相づち
　「話はかわるけど」
　「ところで」

④ 身体で聞け
・話は背筋を伸ばし、うなずいて聞くが基本
・聞く姿勢ひとつで、本気で聞いているかがわかってしまう

⑤ 心で聞け
一所懸命聞く。ひとつのところに命をかけて聞く姿勢を持ちたい

その他
(1) 手で聞く
(2) 顔で聞く

6 「間」と「沈黙」を大事に

"間"と"沈黙"を大事にしよう

　看護師の中には患者のご家族が相談に来たとき、すぐ何か言ってやらなくてはという親切心が働く人がいるようですが、相手の言葉以外のメッセージに敏感でなくてはなりません。つまり、相手が話している事柄だけではなく、その相手の非言語的コミュニケーションにも敏感であれ、というわけです。

　最も効果的なカウンセリングは聞くことです。最も効果的に聞くということは、相手の言ったことを自分の価値基準で評価しないということでもあります。

①非言語的コミュニケーションに本音が隠されているということに気づくこと

　相手が言おうとしていることの意味を理解するためには、言語・非言語の両方を含めた全体的なコミュニケーションに神経を注ぐ必要があります。

　言葉によらないコミュニケーションには、手振り、身振り、話の速度、音量、ベッドの端をコツコツと叩いている指、発汗、赤面など、相手の感情が目に見える形であらわされたものすべてが含まれています。

　通常、私たちは言葉を通して自分の考えを伝達しています。その際、感情や態度の一部は言葉で表現されていますが、言葉で表現されないものもあります。ここに実は重要な本音の部分が隠されており、そのこと自体、自覚しているときと自覚していないときがあるということなのです。

②批判的・忠告的・説教的態度は避け、「内容の再陳述」をして感情を明確化すること

　批判や忠告は、相手に「説き伏せ」られたというイメージを与え、防御の姿勢を強めることになりますので、マイナスです。相手がポツリポツリ話したことに「……今、あなたはこういうことを話したんですネ」とできるだけ正確に、光のように、こだまのように内容を再陳述し、フィードバックすることが大切です。

　カウンセリング過程における"間"は人によっては"考えている積極的な行為"と考え、早急にうずめる必要はありません。

　"間"とは実は多くのことを意味しています。例えば、(A) 私たちは言いたいことを全部言ってしまったとき、(B) 言いたいと思っていたことより、より以上のことを言ってしまったと感じるとき、(C) 自分自身をあまりよく見せすぎたと感じたとき、(D) このことをちょっと反省し、聞き手の反応を促すとき、(E) 言いたいことを表現する言葉がみつからないでいるときなどに"間"を置くものです。

7 対話力向上に コーチング手法を

　最近、産業界では部下の心をつかんで能力を伸ばすという新しいマネジメント手法「コーチング」が注目を集めています。日本に本格的に入ってきたのは90年代後半、組織がスリム化される反面、目標達成がシビアになり、管理職に部下を育てる余裕がなくなるなか、若手社員の自立性や学習能力を発揮させるマネジメント手法です。

　従来、上司が部下をマネジメントする場合、指示や命令を出して部下を動かす「命令型マネジメント」が一般的なパターンでしたが、これ一辺倒では部下自らが考えて動かず、上司の指示を待つだけの受け身人間になってしまいます。

■

　そこで、上司から部下への「質問型マネジメント」に変えることによって、部下自ら考えて答を導き出し目標達成を可能にしていく、コーチングという手法が取り入れられてきたわけです。

　コーチングで大事なことは部下への効果的な"質問の仕方"です。Yes、Noで答えられるような質問（閉じた質問「クローズドクェッション」とも限定質問ともいいます）は避けて、部下の考えが沢山聞ける「オープンクェッション」（開かれた質問とも、拡大質問ともいいます）がよいでしょう。たとえば「どうしてうまくいかなないの？」といった原因指向の質問より、「どうしたらうまくいくのか」と、考えを引き出すような問題解決のための質問がいいということです。

> 　私が疑問に感じることは、昨今はコーチングでさえあれば部下指導はすべてOKとする、コーチング万能主義のリーダーが多くなってきたような気がしてならないということです。
> 　部下の主体性を引き出そうとするあまり、あれこれと質問するのはよいのですが、早い話が、チェックリストやマニュアルさえあればミスが防げるようなパターンのワークまでコーチングで解決しようとするのは時間のムダです。最低限、与えるものは与える、教えることは教える、これでいいのです。
> 　部下も自分がコーチングされているのはお見通しで、"この上司は意味のない質問ばかりする"というレッテルを貼られてしまいます。

コーチングの基本技術

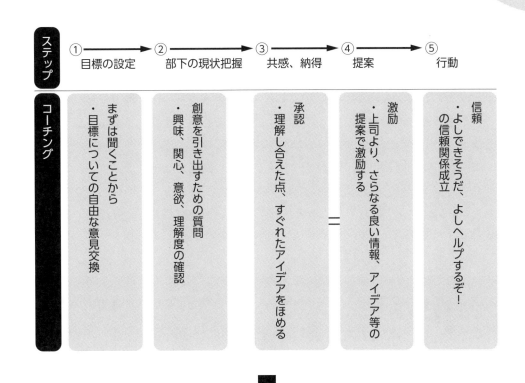

ステップ	① 目標の設定	② 部下の現状把握	③ 共感、納得	④ 提案	⑤ 行動
コーチング	まずは聞くことから ・目標についての自由な意見交換	創意を引き出すための質問 ・興味、関心、意欲、理解度の確認	承認 ・理解し合えた点、すぐれたアイデアをほめる	激励 ・上司より、さらなる良い情報、アイデア等の提案で激励する	信頼 ・よしできそうだ、よしヘルプするぞ！の信頼関係成立

↓

コーチングのためのコーチングをやるから部下にナメられる

依存心が強いさとり世代（草食系が多い）は自分がコーチングされているのはお見通しだ。（意味のない質問ばかりする上司というレッテルを貼られる）

● コーチングが有効なのは自分で考え、行動できる自立心旺盛な若手職員に限られる。

● 問題意識なく依存心の強い職員にはヌカにクギ。
彼らは、そもそも、質問されること自体が苦痛なのだから。

9 コーチングは「相手の話を聴く」が基本

　コーチングは決して小手先の技術ではありません。多くのリーダー、マネジャーに"意識改革"をせまる人間関係のあり方なのです。

　「組織のフラット化」が進むにつれ、従来の「指示・命令」型から「支援」型のマネジメントが求められるようになりました。リーダー、マネジャーは、部下やメンバーにできるだけ仕事を任せ、支援せよということです。この新しいマネジメントを実現するコミュニケーションとして、がぜん、コーチングが注目を浴びるようになったわけです。逆に言うと、この新しい上司と部下、リーダーとメンバーの関係がなければ、コーチングによるコミュニケーションは成り立たないのです。

　それでは、コーチングを成り立たせるためのリーダーの意識、考え方についてみていきましょう。

コーチングのためのリーダーの意識・考え方

- ●「指示・命令する」から「任せる」へ
  仕事を任せる、権限を委譲する。このことがどれほど難しいか、多くのリーダーが実感していることでしょう。部下が"できる"人材であることを信じ、信頼しなければ任せられるものではありません。一方で「任せなければ"できる"人材に育たない」というのも事実です。
- ●「教える」から「支援する」へ
  いくら「支援しなければ」と思いながらも、部下とやりとりしているうちに、「教える」心がむくむくと頭をもたげてくることがあるのではないでしょうか。もちろん教えなければいけないこともたくさんあります。（詰め込み PUSH より引き出す Pull に重きを置く）
- ●「自分が話す」から「相手の話を聞く」へ
  上司と部下との会話で、部下が話す時間よりも上司が話す時間のほうがずっと長い、と考えてまず間違いありません（あなたはいかがですか）。コーチは、傾聴と効果的な質問よって、できるだけ部下の話を促すようにします。
- ●「答えを与える」から「ヒントを与える」へ
  自分で考え、自分で答えを出すことを促すのがコーチングです。テーマにコミットさせるには、答えを与えてしまうのではなく、ヒントを与え、相手が「決めたのは自分」という意識を持つように働きかけることが必要です。

―「リーダーとは知識・経験ですぐれた人より考えさせる人」である―

こうすれば「コーチング能力」が身につく

　コーチングの基本は、上司が質問上手になって部下の潜在能力をどう引き出すかがポイントになるわけですが、その際、「指示すること」「教えること」「要望すること」に迷いが生じては本末転倒もいいところです。

　それこそ「この仕事、やっていただけますか」式の腰くだけで卑屈な態度になっては、リーダーシップを発揮することなど無理な話だからです。

　では、どうすればコーチング能力が身につくのでしょうか。私は次のような気持ちや態度を継続することで、それが可能であると考えます。

コーチング能力を養う法

①日頃から部下や他人から「学ぶこと」「教えられること」に謙虚な姿勢を持ち、自分がなんでもかんでも知っているのだという自信過剰な態度を慎むこと
②部下の求めていること、悩んでいること、希望や不満について、上司として役立つ存在でありたいという真摯な気持ちを抱き続けること
③あくまでもさりげなく聞く態度を習慣化すること
④①に関連して素直な態度で教えを請うこと。具体的な考えを引き出せるようなアプローチをかけます。
⑤積極的な聞き上手を心がけること。できるだけ相手に話をさせていくことが質問上手人間です。
⑥「イエス」「ノー」で終わってしまうような"閉じた質問"はしないこと。"たとえば""もしも"という言葉を使うと、相手からも具体的な内容が返ってきます。

4つのコーチング・スキルとそのポイント

①傾聴のスキル	・本音レベルの話を引き出す／・相手の思考を深める ・信頼関係を築く
②承認のスキル	・成果・結果を認める ・行動・態度・姿勢、さらには存在を認める
③質問のスキル	・自分で考えることを促す ・考えるための視点や切り口を提供する
④フィードバックのスキル	・観察などで得られた情報を相手に役立つ形で伝える ・指摘するのではなく、気づきを与える

11 コーチング的助言のポイント

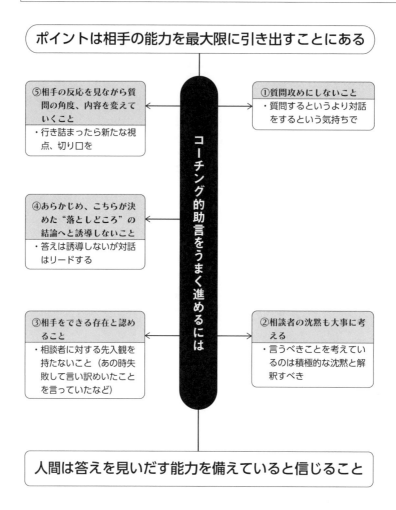

①コーチングで言われる質問の技法に必ずしも捉われないことです。直感を働かせた質問が、相手の本音を引き出す上で役立つこともあるのです。

②時には、直感を働かせて質問してみること。相手からの質問にも、瞬時に相手に返してしまうくらいでいいのです。そこで相手がとっさに口にした言葉や表情、動作から、思わぬ本音がポロリと転がり落ちる場合があるからです。こちらが直感を働かせて、相手の心の底まで見抜くのです。

③コーチングを成功させるには、その前提として「答えは必ず本人の中にある」、「人間は答えを見いだす能力を備えている」、「人間は"できる"存在である」という人間観を持っていなければなりません。

コーチングとティーチングの違い

12

ティーチングの意識	コーチングの意識	人間観
指示・命令する →	任せる	・答えは本人の中にある
教える（教示）→	支援する	・答えを見いだす能力がある
上下関係 →	協働関係	・人間は"できる"存在である
自分が話す →	相手の話を聞く	
答えを与える →	ヒントを与える	
自分の枠を守る →	相手の枠を受け容れる	
自分の筋書きに従わせる →	相手の話の流れに付き合う	
ミスを責める →	ミスを成長の機会にする	

コーチングの必須スキルとそのポイント

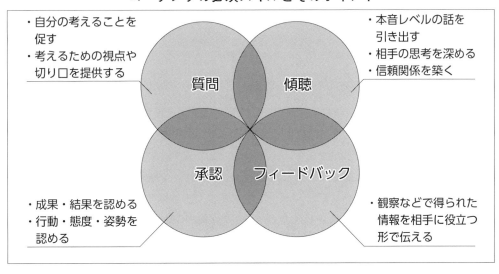

- 質問
  - 自分の考えることを促す
  - 考えるための視点や切り口を提供する
- 傾聴
  - 本音レベルの話を引き出す
  - 相手の思考を深める
  - 信頼関係を築く
- 承認
  - 成果・結果を認める
  - 行動・態度・姿勢を認める
- フィードバック
  - 観察などで得られた情報を相手に役立つ形で伝える

13 しぐさから本音を読みとるヒント

ある25歳の看護師の女性の話です。

ある高齢患者の食事後のお世話をしていると、いつもと違って自分の後ろのほうを見たり、視線がフラフラと泳いでいます。「さあ、ちゃんといただきましょうネ」と言葉を掛けると、突然、私の目をじろりと見つめ、体を震わせて「いらん」と怒鳴り、食事を拒否しました。

それを見ていた先輩看護師から「あなたって相手の発信音に鈍感なんだから。そのセンスじゃ、この仕事、これから先も大変だわよ」としかられてしまいました。相手の表情を読み取るなんて、心理学者じゃありません。それにしても難しいな……。日々、肌身で感じています」。

表情、仕草から本音を読みとるヒント

ヒント	読みとり方
①話をしているとき、相手の視線がよそを向いたり、目をそらそうとする	この場合のあなたの気付きのキーワードは「余計なことを言ったかな？」でなくてはなりません。この仕草は「その話には触れられたくない」という本音の現れ。自分にとって都合が悪く、話したくないときは、その話は早く終わらせてとか、別な話題に変えてという訴えなのですから、あえてそれ以上話を続けずに、さりげなく話題を変えてみることです。 ただし、話をそらそうとする相手を問い詰めたいときには、目線に注目です。あなたの目を見ながら言い訳をしているときは、真実を言っているから安心。逆に目線を下げてボソボソ話したとしたら、その話はズバリ作り事と考えてください。
②相手が、こちらに視線を向けて、身を乗り出してくる	あなたの気付きのキーワードは「あっ、話に乗ってきているな」でなくてはなりません。相手が身をこちらに乗り出してきたら、これは「あなたの話を聞きたいワ」という気持ちの現れであり、接近のサインと考えてください。 また、話の合間に、するどい突っ込みやチャチャを入れてくるのも、「私もあなたの話に乗ってますよ」という気持を表現したいからです。 こんなときは相手の言うことに、いちいち考え込まずに、パッと合の手を返し、あなたも積極的に話題を提供してください。あなたには、話題を盛り上げて相手を乗せ、いい気分にし、2人の話を活性化させていくエンターテイナー的な役割があることも忘れないでください。
③話をしているのに、自分の後ろのほうを見たり、視線が泳いだりしている	あなたの気付きのキーワードは「何か気になることがあるのかな？」でなくてはなりません。 このサインは「接近」とは逆の「回避」と考えてよいでしょう。 視線がフラフラ泳いだら、「早くこの場を立ち去りたい」、「早くその話題から遠ざかりたい」と本音では思っているはずです。 こんなときは、特に体の姿勢にも現れてきます。顔や上半身はこちらを向いていても、あなたの側の足を上に組んで、下半身がまったく逆の方向に向いてきたら「あなたから逃げ出したいの」という発信音ですから、ここは早々に切り上げたほうが賢明です。

共感を得る
７つのポイント

14

ポイント	具体的なアクション
①沈黙に強くなる	相手が話し終わっても、5秒くらいはじっと我慢して沈黙の時間をつくるということです。例えば、部下がうまく話せずに、どうしようという焦りの表情や無言のメッセージを送ってきたら、「無理にしゃべることはないから」という反応を、無言のメッセージで返すことが大事です。 　極端な話（これはみなさんが日常的に経験されていることと思われますが）、部下がボーッとしていたら、こちらもボーッとする。ペースや雰囲気が合ってくると、部下もおのずと話しやすくなるでしょうし、沈黙したら、こちらも沈黙でよいのではないでしょうか。何分待っても話がないときは、別の話題に変えてみるとか、いずれにしてもこちらのペースで話すことを強要せず、次回に持ち越すことがあってもいいと思うのです。部下は内心ホッとしているかも知れません。
②正確にフィードバック	「今、話されたことは○○ですね」と、そっくりそのままオウム返しで復唱します。正確にフィードバックされますと、相手は、「この人は私の話をきちんと聞いてくれた」と満足するでしょうし、こちらのフィードバックが光のように、こだまのように正確に反射できていればいるほど、「私は今こういうことを話しているのだ！」ということに改めて気づき、「感情を明確化」することが可能になるわけです。
③言い換え	これは②と違っていて、「○○はこのように考えていいんですね」と自分なりの言葉に置き換えて相手に戻すことです。その場合も、一方的に自分の言葉で話すのではなく、要所・要所に相手の話した言葉を使うことで、相手の満足感が得られるに違いありません。
④のせる	「それは面白いですね」とか「すごいじゃないですか」といったふうに、相手が自分の自慢話や長所なり、強みについて話をしてきたら、タイミングよくこちらの側の興味を示し、ほめるなどして相手をよい気分にさせてあげることです。ただし、やたらに、「すごい」などの言葉を連発するだけでは、軽薄な人という印象を与えることになりますので、あくまで相手の話した事実や行為について、称賛することがポイントになります。
⑤質問する	タイミングのよい質問は、相手の話を促進していく上で効果的です。ただし、質問が詰問になると、相手が緊張感や警戒心を抱いたりして逆効果なので要注意です。上手な質問の仕方はあまたある「コーチング」の本で勉強してください。
⑥お願いする	これは謙虚な気持ちで「もう少し教えてください」と相手に自分の理解の手助けを頼むことを指しています。人は、「誰かに頼りにされたい」とか「アテにされたい」と願う心理をもっていますので、相手の"自尊心"を満たす意味からも効果的です。
⑦親しさを込める	これは会話中にタイミングよく何度も名前を呼んであげると、お互いの距離感を縮めるという点で効果があります。 　昔から、人の名前はドビンの取っ手という言葉があるように、ドビンを運ぶにはその取っ手を持たなくてはなりません。人を理解しよい関係をもつためには、まず相手の名前を呼ぶことから始めよ、ということなのです。 　そのほかにも、アクティブ・リスニングには、「それで」「それから」「なるほど」「へえ」「もう少し話してください」「もっと話をきかせてください」……などのつなぎ言葉を使うことが、相手の話を促す上で効果的ということを知っておくことが大切でしょう。

15 聞き上手になるためには

聞き上手になる第一歩は、まず相手の話に興味を持つことです。
「あなたの話に関心がありますよ」という気持を態度で現すことが大切です。
真剣に話を聴く姿勢から、相手は「この人に話すとホッとする」「話して少し楽になった」「認められた」「楽しい」という気持になるからです。

こういう態度から観察しましょう

相手がジーっと注目したり、上目遣いになったり自分で先に返事をしてくる	あなたの気付きのキーワードは「何か言いたいことがあるみたい」でなくてはなりません。 相手が上目づかいになったり、あなたをきちんと見ているときは「自分の力になってください」という懇願の気持ちが出ていると考えてください。 また、しきりに「ハイ」とか「ウン」という仕草をとることは、自分にも「イエス」のサインがほしいからなのです。 また、人によっては自分で話し、自分で言葉を返す人もいます。これらの心理は、自分が相手にやってもらいたいことを無意識のうちに自分でやっているのです。「私もそんなお手伝いをすればいいのかしら」などと、相手がどのようなことを願っているのか探りを入れてみてもよいでしょう。
相手が何かを加えたり、しゃぶったりしている。そして、体のアチコチをしきりに触っている	あなたの気持ちのキーワードは「何か欲求不満があるのかしら」でなくてはなりません。 自分の体に自分で触るというのは「なんとなく心細い」、「自信が持てない」という仕草であり、"私をほめて、自信をつけさせて" というサインでもあります。 また、足をしきりに組み替えたりするのも、なんらかの欲求不満の現れ、おはしを必要以上になめたりする幼児っぽい仕草も同じです。 あなたに「もっと優しくしてほしい」とか「自分をほめてもらいたい」と本心では思っているわけですから、こんなときは優しく気遣ってあげると、相手は「いい人だな」と感激してくれるはずです。 以上、相手の発信音は言葉だけではありません。言葉と阿じように大事な表情、仕草、立ち居振いから、相手の本音を感じ取ることが必要です。あなたは現場でその現実に日々触れているわけですから、あなたこそ現実を熟知した一級の心理学者なのです。さあ！自信を持って観察です。

16 真意を知るために観る5つのポイント

顔の表情	「暗い表情」「明るい表情」と言うように、心理がよく表れる。嬉しそう、不安げ、硬い、柔和、深刻、危機的（顔面蒼白）など
目（視線）	目の動きからは「落ち着き」の度合いや「覇気」などが伝わってくる。おどおど、キョロキョロ、目が泳ぐ、目が据わる、目力（めぢから）の有無など
姿勢	「肩を落とす」「胸を張る」などと言うように、姿勢は自信や意気込みを象徴する。堂々、横柄、謙虚、恐縮、落胆など
手足の動き	本心と違うことを話しているときなどに、手足の無意識の動きが増えるといわれる。手先の無意味な動き、貧乏ゆすりなど
距離	距離のとり方は、両者の親密度などに依存するが、話し手の意図や心理も反映される。距離を詰めるのは、親身に聞いてほしいサイン

「相手をよく見る」といっても、全身をなめるように見ることは避けてください。誰でも、じろじろ見られたら、話しにくいものです。ふつうに顔（あるいは体ごと）を相手に向けていれば、顔の表情、目の動き、身振り手振り、姿勢などは、自然と目に入るはずです。

●ダメな聞き方とダメな態度

1　先入観をもって聞く
2　興味と関心を示さず、「勝手に話したら」という態度で接する
3　早合点して「あ、それはこういうことよ」と話を打ち切ってしまう態度
4　途中で話を挟む態度
5　一（いち）を聞いて十（じゅう）をしったつもりになる態度
6　人は人、自分は自分という「上の空」で聞き流している態度

17 相手の気持を変える3つのステップ

私たちが相手の「気持や態度の変化を促す」という目的を遂行するには、

STEP 1：「この人の話を聞いてみたい」と興味を持ってもらう
STEP 2：こちらが発信した話の内容をよく理解してもらう
STEP 3：理解した話の内容が腑に落ち、納得・満足・共感してもらう

STEP 1	STEP 2	STEP 3
「聞いてみたい」	「わかった」	「なるほど」
興味 受容	理解 認識	納得 共感

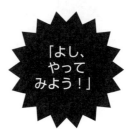

「よし、やってみよう！」

アクティブリスニング7つのヒント

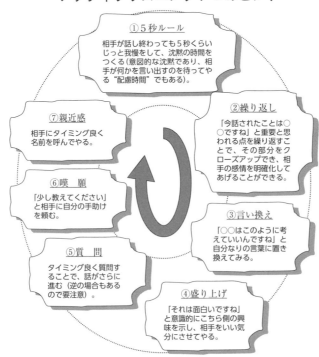

① 5秒ルール：相手が話し終わっても5秒くらいじっと我慢をして、沈黙の時間をつくる（意図的な沈黙であり、相手が何かを言い出すのを待ってやる"配慮時間"でもある）。

② 繰り返し：「今話されたことは○○ですね」と重要と思われる点を繰り返すことで、その部分をクローズアップでき、相手の感情を明確化してあげることができる。

③ 言い換え：「○○はこのように考えていいんですね」と自分なりの言葉に置き換えてみる。

④ 盛り上げ：「それは面白いですね」と意識的にこちら側の興味を示し、相手をいい気分にさせてやる。

⑤ 質問：タイミング良く質問することで、話がさらに進む（逆の場合もあるので要注意）。

⑥ 嘆願：「少し教えてください」と相手に自分の手助けを頼む。

⑦ 親近感：相手にタイミング良く名前を呼んでやる。

アクティブ・リスニング（共感）のコツ

　相手から共感されるアクティブ・リスニング（傾聴）とは、口で言うほど簡単なものではないと思います。このことは日常、患者さんとの接触の中で、みなさんは痛いほど感じ取られていることと思われます。みなさんが、どんな反応を返してあげるのかによって、信頼感や満足感も違ってくるからです。満足感を与えるためにも、話させる時間をつくることで、「なるほど、それは…」などの合いの手で、話させる工夫をする。うなづきで気分よくしてあげる等の配慮が必要です。

　あなたとのアクティブ・リスニングで「分かってもらえた」という思いが、心を癒す大きな力になるものと信じます。

　コミュニケーションの上手な人というのは、このような気持ちを相手に抱かせるような反応をうまく返せる人なのです。よい聞き手の周りに人は集まるのです。また、どんなに患者のことを理解したとしても、それが相手にうまく伝わらなかったら、「わかってもらえなかった」という失望感を抱かせてしまうことにもなりかねません。患者さんの話をよく理解すること以上に、患者さんに満足感や信頼感をもってもらえるような反応を、いかにこちらが返してあげるかにエネルギーを注ぐべきでしょう。

> 人は正論では動きません、人は「お願いします」で動くのです

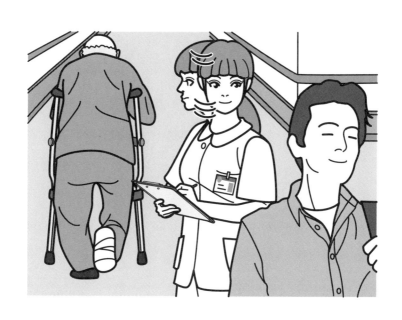

19 「聴く」＝質問力で本音を探る

「クローズドクエスチョン」で事実確認をする	相手が「はい」「いいえ」で答えられる質問、「いつ」「どこで」「誰」を聴くなど、相手が明確に答えられる質問を「クローズドクエスチョン」という。話の随所で「〜ということでよろしいですか？」など、事実確認をする問いかけを入れることで、行き違いやミス、トラブルを防げる。
「オープンクエスチョン」で話を大きく膨らませる	「どうして」「どのように」など、答えが限定されず、話し手が自由に答えられる質問を「オープンクエスチョン」という。これをたくさん使うことで、会話をダイナミックに展開できる。自分の興味本位で訊かない、質問攻めにしない、相手を誘導して答えさせないように注意を。
質問という形をとって、さりげなく自分の意見を言う	自分も意見を言いたい場合、「私はこう思います」と正面からぶつかっては反発を招く結果になることも。「私は〜と思いますが、○○さんはどう思いますか？」などという質問形式にしたほうがスマートなうえに、相手を尊重する意思を表現でき、気持ちよく意見交換できる。
頭の中でまとまらない話を、質問で整理させる	話せば話すほど考えがまとまらないなど、着地点が見えなくなったときは、「どうなったらいいと思いますか？」「どうしたいですか？」など、質問することで一度話を区切り、考えることを促そう。「〜ということですね？」などと勝手にまとめないほうが、本当の気持ちを引き出せる。

カウンセリングマインドを身につけたリーダーは面接時の沈黙にも強い

面接中
主として、精神的な問題を取り扱うカウンセリングの場合
沈黙をしてしまった

さて、あなただったらどうする？
- 「しっかりしなさい」と励ましますか？
- 「ダメな奴だな」と説教しますか？
- あきらめて放っておきますか？

沈黙の意味は
実はこうなんです！

考え続けている者 **52%**　　意見を求めている者 **10%**　　話の区切りで休んでいるもの **38%**

聴きながら上手に自己主張もしよう

20

　医事課の方々、看護部門の皆さんも、時と場合によって自己主張することが必要です。
　あなたの気持ちの中に次のような"ない"式の抑制が強いとしたら、人とのコミュニケーションは大変苦労すると思います。
「自分の本音を言ってはいけない」
「自分の感情を抑えなければいけない」
「思ったままを言ってはいけない」
「他人に反対してはいけない」
「他人が話をしているときに、それを中断してはいけない」
「利己的になってはいけない」
「他人がどういうふうに感じるかということを、いつも考えて行動しなくてはいけない」
　などです。これでは、言うべきときに言えない、言わないの非主張型（ノン・アサーティブ）人間の典型で、ストレスが溜るだけです。
　また、相手の立場や感情などおかまいなしに、言いたい放題という傍若無人の振る舞いは、アグレッシブ（攻撃型）で言語道断です。他人との関わり合いをうまくやるためには"私"を主語にした表現方法を取りながら、相手にも分かってもらうというアサーションが有効です。アサーションとは「主張」といわれますが、最近では「上手な自己表現」ともいわれています。つまり、一方的に自己主張するのではなく、自分も相手も大事にしながら、上手に自分の気持ちや意見を伝えていくこと、要するに"伝えたい相手にしっかり届く自己主張の技術"といってもよいでしょう。

■

　素直に「私」を主語にして、
「連絡もないし、（私は）ずっと心配だったよ」
　と言えば、相手も素直に「ごめんなさい」と応じ、「……に巻き込まれて、しかもケータイを会社に忘れてくるし」と、事情を話してくれるでしょう。
　「私」を主語にした表現を「Ｉメッセージ」、「相手」を主語にした表現を「YOUメッセージ」といいます。

21 相づちの打ち方の「形」を使い分けよう

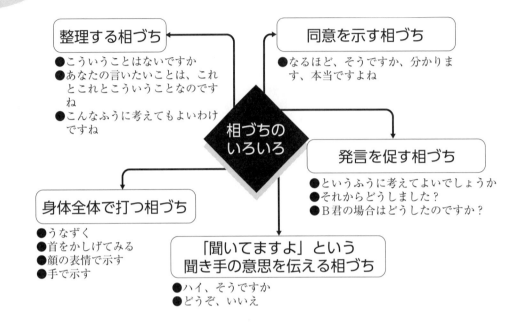

① 相手がひそかに自信を持っていること、ここをほめると人間関係はうまくいきます。
② 「ご労苦があったんですね」、「ぜひ教えてください」この謙虚な２つの言葉が年長者の心を動かします。
③ 無口な年長者も「座右の銘は？」、「忘れない書籍は？」、「成功体験を１つ」等の質問で語り出します。
④ 傾聴は愛に始まります。「愛」"LOVE"を分解すると「Listen」（よく聴き）、「Open」（心を開き）、「Voice」（声を掛け）、「Enjoy」（楽しむ）です。
⑤ うなずきのコツは
　(1) タイミング良くうなずく
　(2) 機械的に連続してうなずかない
　(3) バリエーションを使い分けることです（時に大きく感情を込めて、時に小さく小気味良くうなずく）。

問いかけ上手の問いかけ方

22

> 質問をしたがらない若い人には、「質問をする人は素直な人」、「責任感のある人」、そして「積極的な人である」と教えてやろう。

　部下に具体的な報告をさせたいなら、先輩やリーダーが具体的な言葉で質問しなくてはなりません。つまり、タイミングを得た個人にフィットした質問をすることで、部下に問題意識を芽生えさせ、やる気を喚起することが可能だからです。

　そのためには、リーダーとして、日頃から部下に対して、どこまで具体的な言葉遣いで問い掛けているかについて反省してみることが必要です。部下一人ひとりについて、今、Ａさんが一番困っている問題は何なのか、Ｂさんが頭を痛めているのは日常業務のどの部分なのか、Ｃさんが苦しんでいるのは患者さんとの会話のタイミングの取り方なのかなど、部下の今の状態から「最重要テーマ」をしっかりと把握しておき、それぞれに合った問い掛けを行うべきでしょう。

　部下指導の要諦は、"目を離すな、手を放せ"（過保護を慎めという意味）という言葉の中にあるといってもよいでしょう。

　問い掛けが、部下一人ひとりの今の状態を的確につかんだ内容であればあるほど、部下は自分の仕事の進捗状況や心理的なものを理解してもらっている、認めてもらっているという気持ちになり、上司の質問に対して、それなりの応答をしてくるものなのです。リーダーのタイミングの良い細心の気配りから出た具体的な問い掛けによって、部下の問題意識は育っていきます。問い掛け上手は、相手の言語行動を強化するということなのです。

　リーダーが具体的な質問をすることで、相手の応答も具体的になってくるということなのです。例を１つ挙げると、「あなたの仕事で一番重要なのはどれか」というより、「明日からもし１週間研修参加だとしたら、どの仕事から片付けるか」と聞いたほうがピンとくるものです（主体性を引き出す質問といってもよいでしょう）。一度に多くの質問をしてしまうと、相手は深く考えることができません。

23 質問の持つ３つの魅力

　リーダーが認識しておきたい「質問の魅力」を３つにまとめてみます。

①人々を元気にし、関係性を改善する

　質問するということは、「あなたに関心を持っています」、「あなたを理解しようとしています」、「あなたを知ろうとしています」ということです。

　質問には、関係性を改善したり、モチベーションを向上させる力があります。

②問題を解決する

　経験豊富なリーダーの質問は、部下の問題解決に多様な視点を提供します。問題の理解を促し、創造的な解決案、そして実行へのコミットメントを引き出します。

　質問は、部下の問題解決力を高めながら、問題そのものを解決するのです。

③行動と学習を生み出す

　質問されると、私たちの脳は一生懸命考えようとします。たとえ、そのときには答えられなくても、後になってハッと気付くという体験は誰しもが持っているはずです。

　質問は私たちに考える機会をもたらし、気付きや学習を促進し、より良い行動を生み出します。

質問の持つ３つの魅力

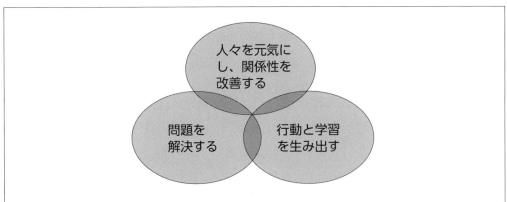

質問の仕方
―3つのタイプ

24

　質問の一番の魅力は、何といってもリーダー自身の成長です。リーダーは、質問することで、より良いコミュニケーションが取れる人になるばかりでなく、質問を考えたり部下の答えを聞く中で、深い洞察力が磨かれてくるのです。

　では、どのようなときに質問をしたらよいのでしょうか。

- 分からないことに対しては素直な気持ちで質問をしましょう
- 複雑なものを明らかにしたいときは質問をしましょう
- 相手の意識を変えたいときにも質問をしましょう
- 可能性を探求したいときにも質問をしましょう
- 経験したことから学習を生み出したいときにも質問をしましょう

　また、質問する上で大切な2つのことを心に留めておいてください。

①傾聴すること

　相手の話をよく聴いていないと、何を質問してよいか分かりません。質問しようとする姿勢は、相手の話を聴く姿勢にほかならないのです。

②質問を続けること

　質問をしたら、相手の答えをよく聴いて、答えの内容から質問を繰り出していきます。相手の答えに反応して、すぐに意見を言ってしまわないようにしましょう。

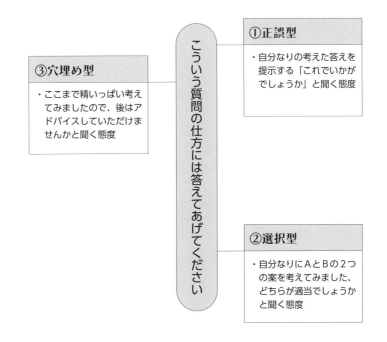

25 質問上手な人の5つの共通点

質問上手なリーダーが部下の能力を伸ばす

- ①分からなかったところを素直に質問する
- ②相手の理解度を確かめながら質問する
- ③表情や態度からホンネを読み取る
- ④「どうした」ではなく「〜はどうでした」と具体的に聞くこと（聞き上手より確認上手になる）
- ⑤「おもしろいですね」と言って"うなずく"ことも質問上手

①知ったかぶりはよくありません。人は知らないことを知らないと言える人を、本当は強い人なのだと見るのです。

②知らないことがあれば、知らないことを素直に告げて聞けばよいのです。もちろん、仕事中は相手のタイミングなどを考慮すること。一番悪いのは知ったか振りをすることです。後から話の辻つまが合わなくなったりしたらバツが悪いし、恥ずかしい思いをする結果になります。物を知らない人に限って、物知り顔に物を言う（良寛の不妄語戒から）ことがあるからです。

③そうしたことが、二度、三度と続くと、信用がなくなってしまいます。昔の人生訓に「聞くはいっときの恥。聞かぬは一生の恥」という言葉がありますが、聞くのは正直者である証拠であり、いっときたりとも恥にはならないということを若い職員に教えてやって下さい。

26 質問のスキル・アップを図ろう

質問の技術を身につけよ

① 現状を知るための質問	・いま、不都合なところはないか ・いま、やりづらいことはないか ・改善したほうがいいと感じることは
② 本人に考えさせるための質問	・あなたはどう思うか ・これでいいと思っているのか ・すこし考えてみてはどうだろうか
③ 情報を得るための質問	・ユーザーの苦情を話してみて ・私の情報を照らし合わせてみよう
④ ホンネを知るための質問	・もうすこし話してみてくれないか ・これがギリギリの話だね ・あなたの話を信じたいんだ
⑤ やる気を引き出すための質問	・これをやれば次の目標はもっと大きくなるよ ・すこし高い目標だけど、できると思うよ ・存分にやってみてほしい

質問上手になるには、次の6カ条を

① 素直な態度で教えを請うこと
② さりげなく聞き出すこと
③ 表情や態度から本音を読み取ること
④ 時に怒らせて相手の胸のなかの真実を探ってみること
⑤ 「どうした」ではなく「〜はどうでした」と具体的に聞くこと（聴き上手より確認上手になる
⑥ 「おもしろいね」と言って"うなずく"

27 「聞き上手さん」と言われる人の4つのポイント

その1
話し相手を「主役」に。
自分は「脇役」に徹して話ができる

その2
なによりも気持に余裕がある

その3
話し相手の話を否定せず
肯定する発言が多い

その4
話し相手の表情や行動、仕草を
よく観察している

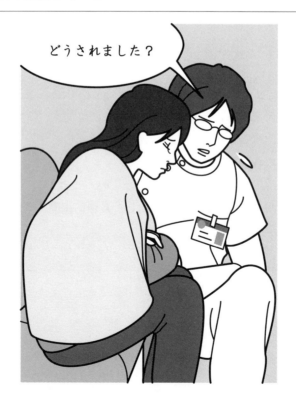

28 コミュニケーションとは情報と感情の交流です

コミュニケーション拒否を防止する方法

コミュニケーションとは情報と感情の交流でもある

職場内で今すぐ始めよう

- 親睦会などの場を設けて職場外でのコミュニケーションの機会を増やす
- 職場内や部門間で勉強会などの場を設け、情報共有や意思疎通を図る
- 職場で上司と部下との定期的な面談の機会を設ける
- 朝礼や打ち合わせなどを行ない、対面でのコミュニケーションの機会を増やす

回数を重ねることで相互理解が深まる

29 コミュニケーション能力の自己チェックリスト

チェック	チェック項目
	❶ 相手が「カチン」とくる「決めつけ言葉」を使ってはいませんか
	「そんなことで悩んでいるの」
	「それって、よくあることなんだよね」
	「そんなことによく夢中になれるね」
	その他「そんなミス、新入職員と同じだよ」
	「成果が出てないね。給料が高すぎるんじゃないか」
	「仕事は半人前、趣味は一人前だね」

チェック	チェック項目
	❷ 自分の気持や要求を的確に伝えていますか
	アイ・メッセージを活用していますか
	自分の意見ははっきりと伝えていますか

チェック	チェック項目
	❸ 魅力的な自分を演出していますか
	ポジティブな表現をしていますか
	変な言葉グセはありませんか

チェック	チェック項目
	❹ 聞くことをおろそかにしていませんか
	相手の言葉と心に耳を傾けていますか

チェック	チェック項目
	❺ 対話を楽しんでいますか
	タイミングよく質問をしていますか

相手に視点を置いた会話の5つのチェック

30

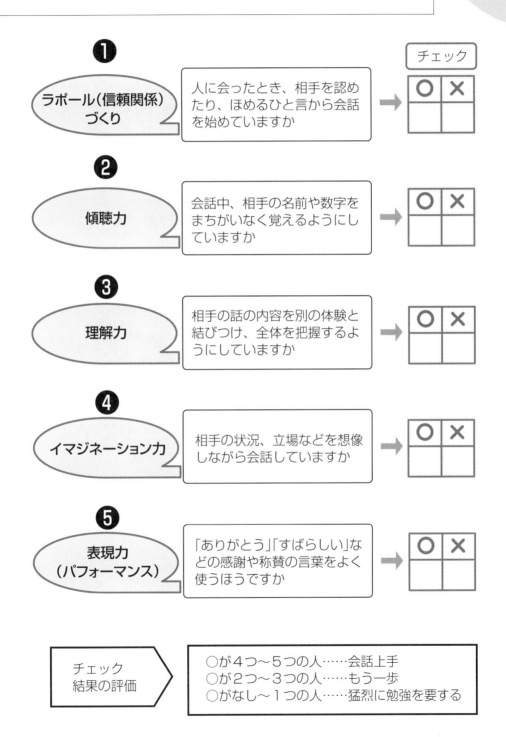

31 会話を円滑にする雑談効用のポイント

ステップI	**相手をしっかり観察する**
	雑談を上手く進めるための第一のポイントは、相手の様子をしっかり観察すること。表情や服装、持ち物などを見ながら、相手の話したいことを的確にキャッチすることが有意義な雑談につながる。
ステップII	**相手の話に耳を傾ける**
	簡単な言葉掛けを繰り返しながら、相手の話にしっかりと耳を傾けよう。身体を相手の方に向けて、笑顔とうなずきを交えながら、聞いていくと、相手も気持ちよく話してくれる。
ステップIII	**相手の話を引き出す質問をする**
	天候や季節に関する一般的な話題に触れた後は、積極的な質問で相手のパーソナリティーを引き出すような会話を楽しみたい。「この人と話すと楽しい、面白い」と思ってもらえれば話が弾む。相手に質問する時は「名前」を呼ぶこと。
ステップIV	**相手を認めて共感する**
	人は誰でも自分のことを周囲に認めて欲しいと思っているものです。言葉を交わしながら、相手の存在をありのまま認めて、話の内容に共感する言葉掛けを。心の距離が縮まりより深い雑談ができるようなる。会話の終りは、相手がうれしい気分、楽しい気分になるような言葉―「あなたの今日の言葉、とても参考になったワ」で締めくくること。

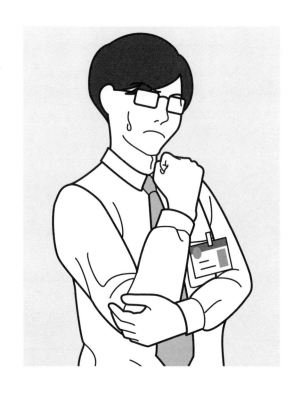

32 質問者の気付きを促すアプローチ

「では、あなたはどうしたいと思っているのですか？」

と思いつくまま、できるだけ出してごらんとアイデアを引き出すための質問をします。「これしかありません」と言ってきたら、「こういう視点からは考えられないか」、「他部署の人はこう見てはいないだろうか」と、考える視点を広げるための質問を発します。いくつかの案を出してきたら、「どれにしたいのか」、「短期に採用したい案と長期に採用したい案はどれか」、「なぜ、それを選択するのか」と根拠を聞き、その返事に納得できたと判断したら、最後に次の質問をします。

「その実行に当たって予想される障害にはどんなことが考えられるか」、「どうすればうまくいくと思うか」を確認します。

部下が手続き上の問題や関係他部署への根回し、説得の問題を提起してきたら、「それらをどのように回避するつもりか」、「障害物を最小限に防ぐ、良い方法はないのか」と聞きます（コーチング的にいえば、"現状打破"のための質問に当たります）。

すべて納得できたところで、「いいんじゃないか、やってごらん」と力づけてやります。

部下はあなたとのこうしたやり取りの中で、仕事の「準備」、「段取り」、「確認」などの手順が整理されるに違いありません。

「どんな問題があるのか」、「何から取り組むのか」、「どうして、そうなったのか」、「どうしたらいいのか」、「ほかに方法はないのか」、「それをやったら何かまずいことはないのか」といった手順の繰り返しになるわけです。

この例など、リーダーの的を絞った質問に答えていく中で、徐々に部下が自分の中にある答えに気付くようになっていくのではないかと考えられます。

「気付き」はエネルギーとやる気を生むものです。私たちは、自分で考え、自分で決めたことにコミットメントするという傾向があります。これこそ"自立"そのものといってよいでしょう。

第5章

ほめ方・叱り方と禁句

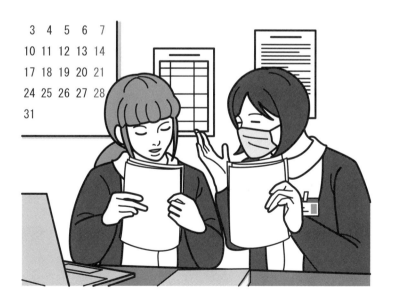

1 人を生かす言葉、殺す言葉

　日常的になにげなく使っている言葉が部下の心を傷つけ、やる気にも影響を与えていることがあるものです。
　だからといって、その時どきの発言に、いちいち神経をとがらす必要もありません。あまり神経を使ってオドオドしていたら、部下はその姿にリーダーの自信のなさと自分たちへの迎合を読みとって心を閉ざしてしまうからです。やはり大切なことは、言葉の真実性にあるのだと思います。真実性というのは、その場におけるリーダーのありのままの心情から出たものであるということと、その言葉の内容について、リーダーは現実の行為において責任を持つということです。
　この真実性に対する期待は、今の若者たちの心に切実なものがあります。彼らは、あまりにもフィクショナルなことがらの多い世の中に育ってきたせいか、真実への希求が人一倍強いのです。（と私は見てとれますが）
　リーダーの自分に向けられる言葉が"育ててやりたい"という愛情の発露から出たものなのか？、長という面子にこだわっての発言であるのかについて簡単に見破ってしまいます。だから職場のコミュニケーションは、できるだけ虚飾をけずり落とした本音の発言が望ましいわけです。

■

　リーダーと部下との間のことは、その場だけで完結することはありません。
　いやおうなしに行なわれる仕事上の接触のなかで、たえず修正されたり増幅されたりするものです。言葉が問題になるとすれば、このような流れのなかで、特別な意味を付与され浮かび上がってきたときでしょう。それは言葉の世界だけでとりつくろえるものではなく、まさにその人の日常のありかたとか、人間観とかに深い関わり合いをもってきます。要は、一人ひとりの若者を、未熟ではあるが、成長途上にある一人の人間として認め、自分の言葉の影響力の大きさをしっかりと自覚すべきでしょう。

2 叱ると褒めるは タイミングです

　あなたが管理職で部下を育てようとするとき、叱る場合にしろ、褒める場合にしろ、大事なことは、ドン・ぴしゃりのタイミングを失わないことです。

　日本には古くから「卒啄の機」という言葉があります。ニワトリが卵をかえすときに卵のなかですでに育っているひよこが、外に出ようとくちばしで卵を叩きはじめると、それに呼応するかのように、親鳥も外から卵の殻をたたき破ること、お互いの呼吸がよくあっていて、そのタイミングを逃さずに突く指導的営みのことを言います。

　それぞれの医療現場で、人を動かすリーダーの立場として、この卒啄の機は是非とも実行して欲しいものです。患者さんは、有形の言葉以外にも、「態度」「表情」「雰囲気」「目線」といった、非言語的なコミュニケーションのなかで、何かを訴える感情を発信しています。

　患者さんがいま、何を考え、何に悩み、何を訴えているのかーこれを的確に掴みとる洞察力なり、感知能力が求められています。患者さんによっては、あなたの激励の一言を待っているかも知れません。注意して貰いたいと思っているかも知れません。この呼吸が大事なのです。両者の気持ちがピタリと合うこと、これがいちばん成果を挙げることであり、これは教育の三原則の1つであるタイミングの原則（動機の原則ともいう）と呼ばれています。他に「理解の原則」「反復の原則」があります。

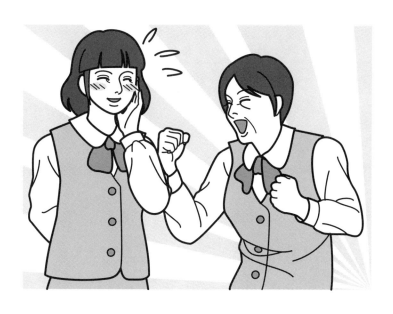

3 部下のシグナルには適切な言葉で対処

部下の態度に赤信号シグナル	上司・先輩であるあなたのアプローチ
① 欠勤、遅刻、早退が増えたとき	普段、遅刻しないあなたには珍しいことだと思ってね。体調でも悪いのかなと、少し心配しているんだけれど……。
② 不平不満を露骨に口走るようになったとき	いっぱい不満があるようだけど、ひとつ、その原因を、私も一緒に考えてみたいと思う……話してくれるかな。
③ 顔色が悪く元気がないとき	いつもの元気な顔、どこに置いてきたの？
④ 言葉遣いが乱暴になってきたとき	あなたらしくないわね。こんな事で言葉を荒げるなんて……。
⑤ なげやりな仕事ぶり、なげやりな言動がみられたとき	何かあったの？いつも冷静なあなたらしくないけど。
⑥ 同僚の悪口を言うようになったとき	チームワークの良さがこの職場の誇りだと思ってきたけど、何かうまくいってないのかな。
⑦ そわそわして、人の目を見ないで浮わついているとき	まあ、落ち着いて私の顔をハッキリ見て何か言いたいことがあるのでは……。
⑧ 人の話をうわの空で聞き、誠意がみられないとき	私の話、復唱してみて。聞き漏らしたことがあると、重大な事故にも繋がりかねないことだし。
⑨ 身だしなみがだらしなくなってきたとき	朝礼時間、間に合わなかったのね。あなたのおしゃれセンス、みんなに評判なんだから、少し気張ってね。
⑩ 何となく話しかけたそうな素振りのとき	よかったら何でも話をしてみて。私で役立つなら嬉しい……。

上手なほめ方、下手なほめ方の落差

4

「ほめることは」職場の人間関係を円滑にし、部下のモチベーションを高める重要なスキルです。

しかしほめ方を間違えると逆効果になることがありますので注意が必要です。有能なリーダーは適切なほめ言葉が、部下の動機づけを誘因し、開発し、促進することを知り、実践しています。

ここで「上手なほめ方・下手なほめ方」について考えてみましょう。

以下の4つのケースはいずれも具体的にその人の特長や行為をほめた例です。なぜ、人柄をほめず特長とか行為をほめることが必要なのでしょう。それは「人柄をほめる」ことは、ときとして、必要以上に本人を苦しめたり、警戒心を抱かせる原因になる場合が考えられるからです。それにあの部下とは気が合うとか、合わない人だとかという、ほめる側の好き嫌いの主観も入ってしまうからです。

こんな時の上手なほめ方、下手なほめ方

こんなケース	上手なほめ方	部下の心の声	下手なほめ方
よい報告をしてくれたとき	結論から5W2Hで箇条書きで書けてるね、私の意思決定がしやすいよ	結論の言葉を探すのに、苦労したんだ、よかったよ	全体的によく書けているようだね
苦情処理の電話をし終えたとき	"接遇行動の4S"のひとつ、スピードを実行したね。ムダな言葉がなく、とりあえず先方に気持ちは通じたと思うよ	ムダな言葉はコスト高につながる。この点を意識してたけど、わかってもらえてよかったな	君、よく謝っていたようだね、何事も誠心誠意が大切だよね
改善のグループ長の努力をほめるとき	君はグループ長として後輩たちに改善サークルの勉強会を開いて頑張ってるそうだが、提案率がいつも90％を超えているのは、スキルをわかりやすく具体的に教えているからなんだろうね	しんどい勉強会だったけど、やっとわかってもらえて少しは荷が降りた	君は優秀なグループ長だ
電話交換の応対用語が外部からほめられたとき	今日、A患者のご家族から、交換の院内取り継ぎが速くてよいという言葉が入っているよ。君は病院の顔をいつも意識して電話応答をやってるんだね	そういう評価はうれしいな。これからも、もっと対応に気をつけていこう	君の電話応対、とても評判いいんだって

5 ほめ上手な人の心得11カ条

①過大な称賛は相手を苦しめることになる。
②過度のほめ言葉は人間を他人指向にしてしまう。
③ほめることは、えらい者が下の者をだまして意に従わせることではない。
④ほめる人は、好意や恩や尊敬を売りつけるような態度なり印象づけにならぬよう注意する。
⑤ほめる人は、ケース・バイ・ケースで、慎重に、時に大胆に、リーダーシップの発揮を行なう。
⑥ほめる人は、ほめられた本人が自信過剰に陥らぬよう心くばりする。
⑦ほめる人は、"実れば実るほど下がる頭の低さかな"に徹すること。
⑧ほめる人は、いかにほめるかの意味を知ること（それは木に竹を接いだような、不自然な言葉か称賛の言葉であってはならない）。
⑨ほめる人は、他人に対する思いやりをもつことが必要。
⑩ほめる人は、無条件に「少しの留保もなし」に、「手ばなし」でほめよう。
⑪リーダーの与える"安心感"こそ最高のほめに値する。

効果が大きい「言葉の報酬」

①慰労「ご苦労さま」「よく頑張ってくれたね」
②承認「あなたならできると思っていた」「実力がついたじゃないか」
③感謝「ありがとう」「あなたのおかげで助かった」
④称賛「すばらしい出来栄えだ」「みんなが喜んでいるよ」
⑤激励「失敗の教訓は次に活かそう」「さらに力を発揮してください」

真のほめ言葉には感謝という報酬がある

6

　ほめ言葉が相手に警戒心を抱かせるようになっては、それは適切なほめ方とはいえません。そこで、「人格」をほめるよりも、「事実」とか「出来事」とか、本人の「行為」やその特長についてほめるということが大切になってきます。

　ですから、日頃の"観察"がより大事になってくるわけです。部下のある行為をみて、感動したり嬉しくなったり、感謝の気持を伝えたいときに、その一瞬の心の機微を、どう表現して伝えるかが大事なのです。「いま、ここで」見た、聞いた、感じたことを……。ですから、あらかじめ用意された（市販されている「ほめ言葉集」的なものを使う人が増えてきましたが）予定調和のほめ言葉なんて響くはずがありません。

　部下の日常を細かく観察し、これは良いと感じられた行動を記録し、「今回の成果はすごいネ。これは、キミの普段の行動がこうつながって結果が出たんだネ」という風に、事実に沿った内容で伝えることが大切なのです。部下の心を動かすには、成果だけにフォーカスするのではなく、プロセスをほめ、「リーダーはそこまで見ていてくれたのか」と思わせることです。

　リーダーのほめ言葉は、美辞麗句である必要はありません。

　たとえ、不器用でぎごちない言葉であっても、そこに小さなことでも全身でほめるという態度、心の底から賞讃や喜びの言葉を送れるリーダーには、いつしか部下から「感謝」という報酬が集まり、知らず知らずのうちに信頼され、仕事上でも有利な立場に押し上げられるものです。ですから、にわかづくりのほめ言葉の達人になる必要はないのです。「ほめる」ことは、自分の人格を高める修業であるといってもよいでしょう。

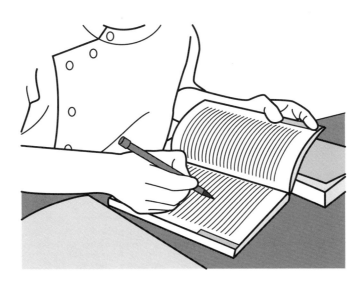

137

7 「ほめる」は技術ではなく観察にあり

ほめ上手というのは、いいところを見逃さない"眼力"の持ち主といえます。

真のほめ言葉とは、日常の仕事をとおして「ちゃんと見てますよ」と部下の行為を根気強く、かつ丁寧に、冷静に観察し続ける態度の中にこそ存在します。

そこでお勧めしたいのが、「ほめ行為発見カード」の作成です（研修でリーダークラスの人たちにも実践してもらっています）。具体的には、「美点凝視」に徹し、部下のよいところを積極的に見つめ、評価していくものです。毎週 1 件（人によっては毎日 1 件）、部下の賞賛に値する行為と、ほめた言葉、そのときの部下の反応・言葉などを詳細に書き入れていきます。

■

例えば、わがままな患者さんの言い分に対して、若い看護師がきちんと目を向け、スマイルをもってスピーディーに対応している姿を見たら、「いい対応ね」ではなく、「接遇行動のポイント、"スマイル"と"スピード"が実によくできていたわね」とタイミングよく賞賛します。そのとき部下から「これって当たり前のことですから。でも、当たり前のことをするのって難しいですよね」という返答があったら、その言葉や表情、動作などについても書き込んでおきます。

このカードを 3 年近く使っているあるリーダーは、「あなたは毎朝の出勤早いね」という言い方が、「3 週間連続 8 時30分出社。人よりも30分早く出社するのは自己管理が徹底しているからだね」と変わり、それを聞いた若い部下のモチベーションがぐんぐん上がってきたということです。

1 つのよい芽を大きく伸ばしていくためには、きちんと観察して事実を記録し、タイミングよく認めてやり、心からの賞賛を贈ることが肝要です。「ほめる技術」とか「叱る技術」など関係ありません。ほめることは「事実を正しく見る」ことから生まれるのです。

「人を好きになれば人のよい点が見つけやすくなる」（守谷語録）

ほめ方は、相手の性格よりも「自立度」（または習熟度）によってさじ加減を考えるのが有効です。

8 日頃から認、関、肯、称の信頼関係をつくる

認知する	こちらから積極的に話しかけること。朝一番に「○○さん、おはよう」と名前を呼んで挨拶するように。日頃から親近感づくりが大事です。
関心する	「最近、調子はどう？。頑張ってるみたいね」といったように、いつも気にしていること、関心をもっていること、知る努力をすることである。
肯定する	相手の言っていることが間違っているとしても、いきなり否定せず「なるほど」と、一端は受け入れた後、その思いを聞き質問しながら、誤りを気付かせていく。
称賛する	「まったく同感です」「私も同じことを考えていました」等、賛成の意を表すことも効果があります。

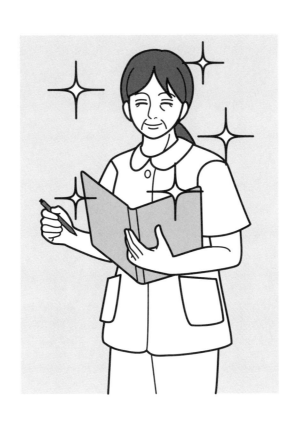

9 あなたの言葉1つでやる気を喚起できる

1 「○○さん、この仕事はあなたにしか頼めない」
 （仕事上での信頼関係を表す言葉）

2 「難しい仕事だったけれど、よくやったね」
 （仕事の結果に対する評価をしてあげる言葉）

3 「この仕事はチーム全員で成し遂げましょう」
 （全員一丸となってやり遂げようという仲間意識を現す言葉）

4 「あなたの同期の○○君、よく頑張ってるって評判よ」
 （ライバルを褒めるなど意欲を鼓舞する言葉）

5 「すばらしい出来栄えだね」

10 自立度が低い人を導くほめ方
―貢献度を実感させる

ポイント	その進め方、ほめ方
①常に方向を明確に	この段階では、とにかくリーダーの導きが頼りです。リーダーのスタンスがあやふやでは、部下は迷うばかりです。「あるべき方向」へと導く褒め方を心がけましょう。
②わずかな進歩も見逃さず、すかさず褒める	いちばん大事なことは、進歩を褒めることです。一見、とるに足らない進歩であっても、本人にとっては大きな努力の成果かもしれません。進歩こそ最大の「褒めどころ」ですので、機を逃さないでください。
③仕事の意義とおもしろさを教える	仕事のおもしろさを教えてあげることも、リーダーの大切な役割です。 自分が病院にどのように貢献しているのか、"効力感"を味わわせてあげたいものです。 「こんなつまらない仕事でも、まじめにやっているね」などというのは、褒めていることになりません。 「地味な仕事だけど、あなたがこれをやってくれるから、私たちは安心して対処できます」というように、仕事の意義や貢献度が実感できる褒め方を心がけましょう。
④少し大げさに褒めてもよい	とにかく、人から褒められることが、栄養になる段階です。リーダーにはエンターテイナーとしての役割（のせる、その気にさせる）もあるわけですから、褒め方も、少し大げさと思えるくらいでちょうどいいかもしれません。
⑤目標を低めに設定する	自立度の低い部下をその気にさせるには、目標を低く設定すること。無謀な"満点"ではなく、まずは実現可能な"及第点"を目指すことが大切。身近な目標だと、部下もそのためにどうすべきなのか、ビジョンや具体策が自然とわかり、ゴールも身近に感じるので希望が湧いてくるからです。

11 自立度が高い人を支援するほめ方
―その成果がほめどころ―

ポイント	その進め方、支援の仕方
①成果を正当に評価する	自立度の高い部下の最大の「褒めどころ」は成果（結果、成績）です。リーダーなりの分析を加えて評価することがポイントです。 　「目標達成だね。すばらしい」と言うだけよりも、「難しい対応での達成だけに、価値があるね」と言うほうが、本気で賛えている実感が伝わります。なお、大げさな褒め方は避けましょう。
②プロセスの独自性を褒める	自立度が高いということは、リーダーに「ああやれ、こうやれ」と指示されるままにやっているわけではなく、仕事の進め方にも独自色が現れているはずです。独自性を褒められるのはうれしいものです。仕事のプロセスに注目しましょう。
③力量を素直に認める	部下は確実に実力をつけています。ある部分ではリーダーを凌駕しているかも知れません。しかし、それでもなぜ自分のほうがリーダーなのかを冷静に考えれば、脅威に感じる必要などありません。部下の強みは強みとして素直に認め、褒めてください。

―「ほめればよい式に、なんでもほめられてもうれしくない。小さな事実を強調してほめられたら、うれしい」
　「ほめることを承認してやること―その行為、存在、成長を承認してほめてやること」―

12 過度なほめ方は逆効果

　部下は絶えざる批判よりも、リーダーによる的を得たほめ言葉で、気持を高揚させ、自信を与え、やる気を引き出し、仕事に精を出すようになります。

　このように、若い人を動機づける方法の一つとして、"ほめ言葉"ということはたしかに存在します（昨今の若い世代はほめられ慣れしていることにも注意）。

　病院によってはリーダーの必須条件のひとつとして、つまり若手職員のつなぎとめ策として"ほめ言葉"のストックを一人30個を目標に状況に応じて、自然に使いこなせるように日頃から訓練することが求められているそうです。

　ただ、「過大な称賛は相手を苦しめるもとになる」（ほめ言葉を維持するために不安と葛藤が起こる）ということと、「いいところ見つけて」もらわないと"ヤル気"が出ないような、自立とほど遠い情けない職員を生むということも知っておいてください。これは内発的動機づけとはほど遠いものです。

　称賛はいつも相手にいい影響を与えたり、やる気を起こすことにはつながらないのです。

　何かの機会で、リーダーから「あなたはいい性格をしているね」とほめられたとします（こういう抽象的な言葉を使うこと自体、本来、ほめ下手の典型なのですが）。

■

　リーダーとしては、なにげないあいさつ程度のほめ言葉であっても、部下は、その言葉を真剣に受けとめ、"相手を裏切ってはいけない"という気持にするからです。

　あるいは、自己を過大評価してくれたことに対して、自分がその評価の水準にまで達していないことをよくわかっているときは、なんとか期待に応えなくてはという気持が募り、不安と葛藤の心理状態に陥るからです。

　人によっては、他人から受けたその"ほめの評価"がいつか逆転して"悪い評価"につながるのではないか、もしそうなったら、いままでどおりの評価をしてくれるのだろうか等、必要以上の不安と自己劣等感に陥り、精神医学的にも去勢不安という現象にとりつかれてしまいます。

　「ほめておけば間違いなし」といった程度の社交儀礼的で、無責任な（その実、理由も根拠も欠いている）ほめ言葉は、不安の原因につながるということを知っておきたいものです。

　私が毎月1回定期診断で通う医院の脳医学の先生によると、自分にとって快適な〈ホーム〉の状況にいるより、厳しい状況に〈アーウエイ〉にいるほうが、潜在能力が発揮できるのではないかとのことです。

13 ほめ方の極意は本人が気づいていない個所をほめる

　私は人材育成の指導の傍ら、男性ファッション専門誌「センス」という出版社の経営に関わっています。

　そこでの話ですが、写真撮影でお願いしているフリーカメラマンA氏は、褒めるのが実に上手い人です。週刊誌などで女優さん、モデルさんを撮り続けていることもあるのでしょうが、とにかく普段は口が重く朴訥、悪く言えば社会性に欠けている人です。

　でもなぜか、事務所に来るモデルさん（女性）のほとんどが、A氏に撮って貰いたいと言うのです。

　なぜでしょうか。

　彼の話によると、人気モデルともなると、自分が最も美しく見えるカメラアングルを知っているので、それが分かっていないカメラマンにはチャンスを与えてもらえないとのこと。だから、日頃から、いつも褒められている顔やスタイルなどは一切褒めずに、本人が長所と自覚していない部分を褒めるのだそうです。

　「耳たぶの形がバランスとれていて素敵です」「ひじがとてもきれいですね」「あなたのうなじの美しさを表現したい」等々です。

　言われた相手のモデルさんは「この人は私のそんなところを見てくれた」と感激し心を開いてくれるとのことです。

　医療現場でも同じです。

　部下が無意識でやっているようなことも「いいね」と感じたら、具体的な言葉で褒めてあげることです。相手は「そんなところまで見ていてくれたのか」と、信頼感を深めると同時に、自信を持って仕事をするようになるはずです。

14 その人のどこをほめるか

仕事の成果に関するもの	仕事の成果・結果（成績、業績、成果物）、形に表れない貢献
仕事の成果以前のもの	仕事のプロセス、過去の実績、行動、努力、態度、姿勢、考え方
個性を形作るもの	容姿、体力、知性、知識、スキル、人格（性格、気質、品性）、センス、しぐさ、立ち居振る舞い、マナー（エチケット）
所有物、バックグラウンド	所持品、服装、人脈、身内（家族、兄弟、先祖）、家柄、出身地、学歴、職歴、趣味、道楽

タイミングをはずさずにほめ言葉を！

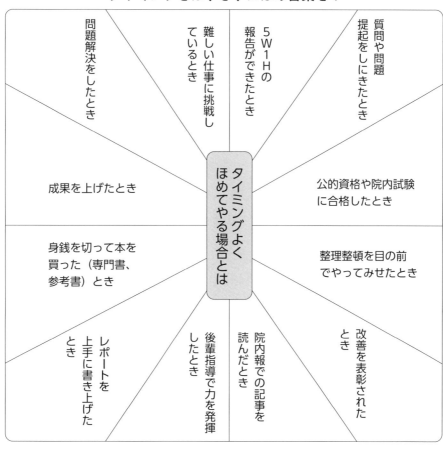

タイミングよくほめてやる場合とは
- 質問や問題提起をしにきたとき
- 5W1Hの報告ができたとき
- 難しい仕事に挑戦しているとき
- 問題解決をしたとき
- 成果を上げたとき
- 公的資格や院内試験に合格したとき
- 身銭を切って本を買った（専門書、参考書）とき
- 整理整頓を目の前でやってみせたとき
- 改善を表彰されたとき
- 院内報での記事を読んだとき
- 後輩指導で力を発揮したとき
- レポートを上手に書き上げたとき

15 ほめるときにも こんな注意が必要

①過大な称賛は相手を苦しめるもとになる。ほめ言葉を維持するために不安と葛藤が起こる
②過度のほめ言葉は他人がどう思うかについての捉われの心理に追いやることになる
③ほめることは、上の者（上司、先輩）が下の者（部下）をだましながら、意に従わせることではない
④ほめる人は、ほめられた本人が自信過剰に陥らぬよう心配りをする
⑤ほめる人は、好意や恩や尊敬を売りつけるような態度、印象付けにならないように注意する

○称賛ほど人の徳を伸ばすものはない。
○優しい言葉は命の樹である。
○リーダーが人を育てようとするとき、叱る場合にしろ、ほめる場合にしろ、一番大切なことはドンピシャのタイミングを失うなということである（日本では、古くから"啐啄の機"という言葉が使われてきた。鶏が卵をかえすときに、卵の中で既に育っているひよこが、外へ出ようとくちばしで卵をたたき始めると、それに呼応するかのように親鳥も外から卵の殻をたたき突き破るといった意味である）。
○ほめるということはテクニックではない。
○何を言うかではなく、どんな思いを持って何のために言うかである。
○相手を勇気づけたいとか、大切にしたい思いを伝えることが重要で、ほめることで自分の印象を良く思ってもらいたいというのは邪心というべきである。

上司だって部下にほめてもらいたいのです（部下に言われたうれしい言葉）
・ありがとうございました
・いつまでも一緒に仕事がしたいです
・いつか○○リーダーのような人になりたいです
・○○さんのような人に出会うのが目標でした
・尊敬しています
・○○さんでなくてはだめなんです

16 言葉はチカラ
―奮い立たせる心ある一言

　言葉は使い方ひとつで、人を活かしもすれば殺しもします。

　企業社会、医療界に入職した若者たちは、ツイッター・フェイスブック・SNS等を利用して気心の知れ合った仲間とのコミュニケーションは得意ですが、自分の親以外の年配者と接し、口を聞くという経験は、そう持ち合わせがありません。だから自分に対してどんな言葉を投げかけられるかについて、内心では言い知れぬ不安を抱いているものです。

　リーダーからの一言は、彼らの仕事上のモラールが高くなるか低くなるかにまで影響力を持つといってもよいでしょう。

　"言葉づかいは心づかい"という言葉もあるように、言葉自体のテクニック云々よりも、要は部下に対する愛情とか関心とか尊敬の念を、どの程度持っているかによって受けとる側の部下の態度も変わってくるものなのです。特に昨今の新世代は対人関係過敏症で、怒鳴られると極端に萎縮して病院を休んだり、最悪、その日のうちに退職してしまう等という極端なこともあり得るわけです。

　一見、生意気そうに見える彼らですが、その実、中身はもろいのです。

　若い部下を前にして「厳しい社会だ、そんな態度で仕事がつとまると思ってるのか！」と怒鳴りたい現実はいっぱいあると思いますが、それを言っちゃおしまいなのです。

　リーダーたる者、ここはひとつ部下を思いやる気持を持って「心ある言葉」を使ってみることにしては如何でしょうか。

> 30分のミーティングより、朝一番、30秒のパーソナルコミュニケーションが部下のヤル気に火をつける

17 心遣い言葉（仕事編）

こんなときのケース	心づかい言葉実戦例
①新しい仕事を担当してもらうとき…	「この仕事を2年経験すればこんな知識とスキルとが身につくんだ」
②複雑で困難な仕事に取り組むとき…	「これはむずかしい仕事だよ。けれど、あなたのあのときの成功体験を思えば、1週間もしたらコツみたいなものは身につくと思うよ」
③仕事の計画が思い通り進まないとき…	「P（プラン）、D（ドウ）、C（チェック）のプランの部分の、どこに支障があるのかを一緒に考えてみよう」
④仕事の進捗が遅れているとき…	「時間配分の仕方、話しをしても聞いてくれない苦手タイプの患者さんとの接し方、あいづちの打ち方、笑顔のつくり方等どこに問題があるか、一緒に考えてみよう」
⑤仕事のスキルが不足のとき…	「この仕事を3ヵ月で達成するには、これだけの知識とスキルとが必要だね。スキル力をマスターする過程が、あなたの人間性を高めていくことにもつながっているし、それを見た周囲の人たちもうれしいものだよ」
⑥仕事の目的、意義がわからなくなっているとき…	「あなたの仕事は私の仕事のこの部分に影響しているし、この部署全体としてはここの部分を支えていることになるんだ」
⑦仕事のチェックをいい加減にしたとき…	「仕事っていうのは、確認、かくにん、そしてカクニンなんだ。小さなチェック・ミスが取り返しのつかない大きなミスを生むことになるので注意しよう」
⑧仕事の変更を告げるとき…	「すまないが、こういう理由で変更になったので、さっそくこの手のやり方でやってみてはどうだろうか。まず手始めにこの部分からやってみてはどうだろう」
⑨報連相が遅れがちのとき…	「報告は、悪い結果から話してくれれば、私も早い時に対処方法がとれるので遠慮せずに"悪い報告ほど早く"をモットーにしてくれるといいね」
⑩仕事にミスを生じたとき…	「ミスはミスとして割り切って、その原因を考えて1日も早く次の対策を2人で考えようではないか」

心遣い言葉（態度編） 18

こんなときのケース	心づかい言葉実戦例
①遅刻・早退・欠勤が増えてきたとき…	「仕事の進行上、きついことでもあるの？　少し、遅刻が多いようだけど」
②顔色が冴えてないとき…	「あれ、いつもの笑顔どこへ行った？　あなたらしくないよ。心配ごとがあったらいつでも相談にきなさい」
③対上司、患者さんに対する言葉遣いが荒々しくなってきたとき…	「言葉遣いは心遣いだよ。何か腹の立つことでもあったの？」
④投げやりな言動が目立つようになってきたとき…	「決める、戻す、捨てる…最近ちょっと整理整頓ができてないようだネ」
⑤お辞儀等にいい加減さが見えてきたとき…	「会釈15度の基本のお辞儀ができれば、姿勢の正しいあなたはもっと注目される存在になるんだが、おしいネ」
⑥不平不満が絶えないとき…	「不満ではなく、自分の意見と考えを持った批判なら、私も周囲の人もあなたの意見に耳をかたむけるようになると思うけど…」
⑦人の目を見て話ができなくなったとき…	「人の目を見て話すのは目礼といって、大事なエチケットなんだ。30秒でもいいから、私の目を見て話してくれないか」
⑧何となくやる気が感じられない態度のとき…	「あなたの取り柄である明るく、元気に、素直に…はどこかへ行ってしまったよ。反省はしても、後悔はしない！こんな態度でいたいもんだネ」
⑨体調の悪さを訴えてきたとき…	「素人療法は危険だからネ、専門医に行くとか、早目に対処したほうがいいよ」
⑩チーム員とうまくいかないと悩んでいるとき…	「どんなことが原因でうまくいかないのか、性格や価値観よりも、うまくいっていない事実をもう少し冷静に考えたほうがいいかもしれないよ」

19 確実に意欲を失う言葉 ―禁句集

ヤル気を失うコトバ	なぜ禁句なのか
①君らは世の中を知らなすぎる	いまの若者たちは世間や大人との同調行動をとりながらも、一方ではつねに生活の中に「自分らしさ」を築こうとして苦悩し続けています。いわゆる"モラトリアム人間"はむしろ現象面であって、内面では懸命に自分のアイデンティティを模索し続けているのです。 訓話を垂れるリーダーにはこの辺のデリケートな現実面がわかっていないので、応々にして、十把ひとからげの決めつけを行ない、彼らの心を深く傷つけてしまうのです。また、彼らの理屈のための理屈を打ち切りたければ、「世の中を知らなすぎる」とやらないで、"どんな事実があるんだ""どんな事実を経験したんだ"と切り込んでいくことです。
②あやまりゃいいってもんじゃない	部下が自分のミスを率直に認めてあやまり続けているのに、こう言って追いうちをかける人がいますが、これでは部下にしてみれば失敗しようとしたわけではない。じゃどうすればいいのと反発を抱くだけでしょう。"あやまる"のがいけない、となれば、それでは何をどうすればいいのか、失敗を反省して再びやる気をとり戻すチャンスさえ与えない、ひどい言葉です。
③いつだって君はそうなんだ	ミスは目の前の"部分"にすぎません。従って"部分"について叱ればいいまでのこと。またはその"部分"から出てきた「こんな困った結果」について叱ればいいのです。ところが、「イツダッテ」と時間を拡大、「この間も」と過去のほじくりをやっています。思い出し説教はやめにしましょう。
④思ってただけじゃ、やったことにならない	人には、思考と行動が直結している人もいますし、その間に"慎重"というハバをもっている人もいます。沈黙にも考えているための"構成的沈黙"というのがあると同じように、またやや慎重になりすぎて頭でわかっていながら行動がとれないという人もいます。それをアタマごなしに、こうカミナリを落とされたのでは、立つ瀬がありません。また、仕事の性質によってはただ早ければいいというものではなく正確さが求められるものもあります。リーダーは①即座に完成しうる仕事、②少なくとも1週間ぐらいはかかる仕事、③1カ月間ぐらいは時間が必要な仕事、というように"見とおし"をもっていなければいけません。
⑤言いたくはないけれど	これは言い方によってはイヤミにも受けとれます。 「言いたくない」のに、あえてあなたのためをつけ加えるというもので、自分はともかく長の立場にいるから、部下を育てなくてはならない……という気持から出たのでしょうが、効果の程は知れています。言いたくなければ言わないでおけばよいまでのことです。 部下が失敗したときは、リーダーが先手をとって「自分の援助が足りなかったんだな」と言うか、部下ともどもいやな顔をせずに「さあ、これからどうしょうか」と、前向きの姿勢で問題解決のための話し合いをするべきでしょう。
⑥院長の耳にでも入ったらどうするの	これもよく聞かれる言葉です。 ちょうど家庭教育で自信のないママ族が、すぐに「パパに言いつけるから」の類です（もっとも昨今パパは優しくママは怒いというのが多いようで……）。それこそトップの耳にでも入ったら、大変なお叱りを受けるところ、私が中間にいて、あなたのマイナスをかばってやっているんだ式の、恩着せがましい態度にも受けとれます。

20 ときには「ノー」を上手につかう

　職場には、十人十色の部下がいます。リーダーが部下一人ひとりに、どれほど気をつかったところで、すべての部下と理解し合える保証などまったくありません。

　リーダーの中には「部下の要求等を断ったら相手が傷つくんじゃないだろうか」と無意識に退いている人がいますが、一度や二度の「ノー」で人は傷ついたりしません。また自分にはそんな力はないんだと大胆に考えてみることも必要です。（ただ昨今の草食系と呼ばれる若手職員は打れ弱いのは確かです）

　たとえば、仕事でミスを犯した部下は内心「しまった、叱られるぞ」と観念している場合が多いのですから、声や態度に強弱はつけるにしても、相手の期待（？）通り、言うべきことを言ってあげればいいのです。

　しかし、現実には「叱るときは誰もいない部屋でさとすように」というマニュアル本の説明が気になって、どうしようか迷っているうちに、タイミングを逃してしまう人がいることも事実です。

　また、「わざとミスしたわけじゃないし、小ミスでもあり、本人も自覚しているだろうから、くどくど細かなことは言わない」という、一見、もの分かりがよくて、その実、好かれることしか眼中になく、人を育てられない、叱れない、一歩前に出ることもできない人たちもいるようです。

　リーダーとしての仕事や立場上、言わざるをえないことは、割り切って言う態度に徹してみてはどうでしょうか。周囲の状況を眺めて流れていくのではなく、ノーを言うべきときには、機を逃さず言うのでなければ、信頼は得られません。

　むろん、ことさらに相手を傷つける必要はありません。ここ一番、苦言を呈しておかないと、取り返しがつかなくなる場合には、相手が傷ついても仕方がないと割り切って、ものを言うべきです。

　言いたい意見をズバリ本音でしゃべればいいのです。

　「好きにはなれないけど、アテになる人、頼りになる人」という評判を得ることの方が大事なのです。

21 たとえ嫌われても言うべきことは言う

いま、なぜか、「叱る」文化が立ちすくんでしまっています。

現代の社会は、家庭も学校も、どう進むべきかの指針を失い、渾沌の真っただ中にあります。

今こそ、大人、とりわけリーダーに求められるのは、要求するときは要求する、やらせるべきときはやらせる、といった"非寛容の精神"を発揮することです。（会津藩校の教えではありませんが"ならぬことはならぬ"のであります）

「厳しさよりは、いたわりの必要な間柄もある いたわりよりは、厳しさの必要な間柄もある」　　　　　　　　　　　　　　　　　　　　　　　　（『礼記（らいき）』）

■

リーダーというものは、憎まれようが、批判されようが、時と場合によっては一貫して自己の主張を貫き通すという、ブレない姿勢が必要です。「部下の顔色をうかがってリーダーシップを放棄するな！」と言いたいわけです。

リオ・オリンピックで銅メダルに輝いたシンクロナイズドスイミングの指導者・井村雅代さんは、ある新聞で「コーチは選手に愚痴や文句を言われてはいけません。言われるのは、指導者にスキがあるからです。コーチも選手と一緒になって目一杯やっていれば、選手は何も言えなくなります」と述べていますが、まったく同感です。教育には原理・原則を叩き込むという点で、ある種の強制があってもよいと考えます。

リーダーよ、自分流儀の「正論」をもち、それを部下にわからせ、納得させるためには、時に非寛容の精神に徹して、事あるごとに主張し続けてください。自分の生き方に確固たる信念をもち、「私についてこい」と自信をもち、その実践の先頭に立ってください。

ところが、世の中のルールやマナーを無視し、組織社会での他人の存在を顧みない独り善がりの言動に対しても、これを叱責し、改めさせるどころか、どっちつかずの当たり障りのない発言をしては、「私こそは冷静沈着な理解者です」というようなポーズを決め込んでいる大人の多さには驚かされます。私に言わせれば、「気のいいおっちゃんみたいな、好かれるわりには、能力足らず」のリーダーの典型です。

話しをする時の4つの要素とアサーション

22

話の中にこの4つの要素を織り込んでください

事　実　部下の引き起こした良くない事実について、人間性をどうこう言わずに、相手の行動を主観を含めずに、客観的な事実として、具体的に伝える（憶測で話さずに、あくまで事実のみ）。

感　情　部下のその言動に対して、自分はどのように感じてきたのか、今感じでいるのか、自分の感情を漠然と話さずに「私の気分は不愉快そのものです」といったふうにハッキリと伝える。

提　案　自分としては、あなたにどうなって欲しいのか（要求）、自分だったらこうやってみる（提案）など、現実的に具体的なポイントを絞って話す。
（一方的な要求提案にならないように、こういう方法もあるが、どう考えるか？　と相手の考えを引き出し、一緒に考える態度を取り、お互いの話し合いから改善案を導き出していく）。

結　果　提案を受け入れ、実行に移したら、こんな良い状態が待っている。「仕事の能率が上がる」、「周囲の期待が高まる」、「○△の専門性が身に付く」など、具体的に簡潔に述べる。

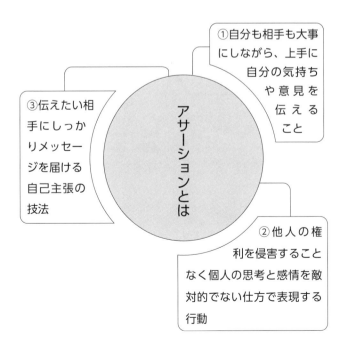

アサーションとは
① 自分も相手も大事にしながら、上手に自分の気持ちや意見を伝えること
② 他人の権利を侵害することなく個人の思考と感情を敵対的でない仕方で表現する行動
③ 伝えたい相手にしっかりメッセージを届ける自己主張の技法

23 言いにくいことを敢えて言う —それがプロです

　言葉の重みと言う意味では、医療現場での言葉はその筆頭です。

　無責任なことを軽々に言ってはなりませんが、さりとて沈黙していればいいというものでもありません。患者さんの言動や立ち居振る舞いが、院内のルールに違反するものだったり、患者さん同士の人間関係のトラブル、また個人的なわがまま（食事を変えて欲しいといった発言）については、毅然とした態度で「ノー」と言いましょう。そして、なぜノーなのか、具体的で論理的な説明—法的根拠、先例など実証的に話して上げるこの姿勢を忘れてはなりません。

言いにくいことを患者さんに説明するときの注意点

① 人の性格を責めずに行動を責める → よくない事実、行為を観察せよ →証拠集め

② 憶測は誤解の原因 → "事実"を話せ

③ 判断せずに、きっちり説明する → × 〜という気がする　〇 〜という事実があった

④ 情緒的な言い回しをせずに具体的に話す → いつ、どこで、どんなことが

⑤ 一方的に教訓を垂れない → 私も一緒に考えてみるという姿勢で話せ

24 インテリ型の人への叱り方

　部下がミスを仕出かしたとき、リーダーがその部下にどういう対応を取るかが、それ以後の本人のやる気にも大きく影響してきます。
　たとえばこんな例があります。
　あるスポーツ用品メーカーの社員Ａ君（入社１年半）が、永年のお得意先の草野球チームからグラブやバット、ボール、ユニフォームなど多数の注文を受けたときのこと、ささいなミスから、伝票に打ち込む数量が大きく違ってしまい、納品の際にクレームが起きたのです。リーダーのＢ課長は、当然のようにＡ君をお客のところに詫びに行かせ、帰ってきたＡ君を職場中に聞こえるような声で、「困った、困った。いったいどうしてくれるんだ」とただ怒鳴りまくるだけだったのです。
　怒られた彼は、内心、「ちょっとミスったくらいで、そんなに怒らなくてもいいじゃないか。もうお客さんにはさんざん謝ってきたのに…」と、ふて腐って聞き流すだけ。自分のミスを本気になって反省する気にはさらさらなれなかったのです。

■

　その彼が、それから一年後、部署を変わり、また同じようなミスを犯してしまいました。
　ところが、今度のリーダーであるＣ課長は、かかってきた怒りの電話に誠心誠意で対応し、すぐさま必要な数量の製品を用意させ、自ら車に積んで、先方へ詫びに出かけました。そして帰社後、だれもいない会議室にＡ君を呼び、こんこんと叱ったのです。
　「いいか、注文を間違いなく発送するのは販売の基本だぞ。数量を間違えたのは確認を怠ったためだろう。お前さんのおかげで、お客にはずいぶん怒られたが、まあそんなことはどうでもいい。
　ただな、お客の信用を得るのは10年、失うのは３秒という言葉があるくらいだから注意しろよ。新規開拓がどれほど大変かは、お前さんも知っているだろう。もう一度、入社時訓練テキストのおさらいくらいしておけよ」
　Ａ君は一言もなく、ただ黙って聞くだけでしたが、自分の代わりに謝りに行き、リーダーとしての責任をとったこのＣ課長のためにも、もうこれからは二度とこういうミスをすまいと心の底から誓ったといいます。
　同じ叱る場合でも、ある程度、高学歴のインテリタイプには、ただ単に腹を立てて怒るだけではなく、論理的に叱った方が効果があるようです。

25 内向的な人への叱り方

　若手営業マン研修のとき、販売成績がさっぱりで、支店内でダメセールスマンというレッテルを貼られた人がやってきました。
　リーダーの本人宛のメッセージを読むと、「とにかく、内向的で、すぐ逃げ腰になり、拒否的になったりして扱いづらい部下」と書かれてあります。
　彼はある自動車販売店に入社して3年目、同期入社が4名いるのですが、いつも月間売上げ目標が未達に終り、性格もどちらかというと内向的で、グループ員からは白い眼で見られているとのこと。(所属上司のレポートより)
　そんな彼ですから研修中のレポート「君の今後3年間の進路は？」という問いについても、「わかりません」のひと言で片づけます。また「この研修でどんな自分を見い出していきたいか」という問いに対しても「なるようにしかならない」という諦観を決め込んだ書きっぷりです。
　彼の投げやりな言い方や態度には、正直言って腹が立ったのですが、ここはがまんのしどころと、研修中の態度をよく観察していますと幾つかの発見がありました。「挨拶が比較的よくできていること」、「模造紙等に書かれた内容が、大きな字で読みやすく丁寧に書かれていること、誤字、あて字の類がないこと」、さらに「人の話を聞くときに相づちを打っていること」でした。

■

　私はそんな彼と面談し、「挨拶もハッキリと明るい声だし、相手の目も見ているネ。模造紙に書かれた文字も、25名中、誤字、あて字がなかったのは唯一、君だけだったよ」と本人のよい事実を具体的に指摘して、次に「これだけの基本的なことがしっかりとできている君なんだから、この長所を意識して伸ばしていくようにすれば、仕事の面でも君のよさが出てくると思うけどネ」と諭しましたところ、2日目の昼頃から、彼の書く内容も肯定的なものに変わり、発言する態度にも、自信めいたものがちらりとですが感じとれるようになってきたのです。
　このように劣等感が強く、他人にひけ目を感じているような人は、内にこもり勝ちで、逃げ腰になったり、攻撃、拒否行動をとったりするものです。こういう部下を頭ごなしに叱っては火に油をそそぐようなもので、発言は閉ざされる一方でしょう。むしろ、本人が気付いていない、自覚していないと思われる点を「ほめて教える」、そして「実行したらまた教える」のほうがよいような気がします。

すぐ萎縮する人への叱り方

　部下一人ひとりの性格は実にさまざまで、同じことを言っても「わかりました」と元気よく仕事に取り組む者もいれば、逆に下を向いたまま、元気をなくして萎縮してしまう人もいます。

　私の経験によれば、この種の人間は往々にして繊細な神経の持ち主であり、理論的に物を考える人間です。

　したがって、このタイプの人には、本人の持ち味を上手に引き出して、それを活かすようにすれば、いい仕事をしてくれます。そのためには萎縮させないことが一番。研修の現場で私がとっている方法は、萎縮しそうな研修生には直接叱らずに、逆に他の研修生のよい点をほめることにしています。

　すると当の研修生は人が褒められているのを見て、自分のここはできていない、本当なら叱られるのに値する内容なのに、自分が叱られているように感じとる。心理学ではこれを"暗黙の強化"と呼んでいます。

　これを職場で応用する際には、次のようにすればいいわけです。

　たとえば報告の遅い部下がいて、直接叱ると萎縮しそうな場合には、たまたま別の報告にきた部下に対して、「あなたはいつも期日をきちんと守るので助かるよ」などと、さりげなく褒めてやります。

　それを聞いていた報告しない部下は、自分が叱られたような気がしますが、直接カミナリが落ちたわけではないので、萎縮まですることはありません。元来が繊細な神経の持ち主だから直ちに内省に向かってくるというわけです。

　このように直接的にいうと問題がある部下の場合は、正反対の部下を褒めたり叱ったりすることで、その非に気づかせるという方法をとります。ただし、これですべてがうまくいくとは限らないところが人を育てる難しさです。

　この"暗黙の強化"も、人によっては効果がないかもしれません。だからといって萎縮する部下を放任しておくわけにはいきません。いろいろなタイプの部下を指導する際の、一つのヒントとしてご理解いただければと思います。

27 言い訳の多い人には厳しい姿勢で

　下手な言い訳をして、責任転嫁ばかりする職員には、断固として認めない厳しい姿勢で対応することです。

　次のような3つの「切り札言葉」で応じましょう。これは、リーダーとして言い訳を認めないことを伝える言葉や態度の3ヵ条といえます。どれを用いるかは、ケースによって最適と思われる言葉を使うことです。

①まずは「そうか、そうか」とうわの空で答えておき、それから「それであなたは何を言いたいのだ」と言う

　「そうか、そうか」という生返事は、「それ以上はもう言うな」「そういう言い訳は聞きたくない」とのメッセージです。彼らからすれば、報告をしているつもりでしょうが、内容が下手な言い訳であれば、"報告には耳を傾けるが、言い訳には聞く耳をもたない"ことを「それであなたは何を言いたいのだ」と言って、はっきりと態度で示し、言い訳は通用しないことを分からせるのです。

②話し終わる少し前に「ふ～ん、そうか」と気のないあいづちを打つ

　言い訳ばかりして自分のミスを認めたがらない職員には、場合によっては、少しくらい不愉快な思いを体験させるのも、将来を考えれば必要です。暗に「あなたの話はもうこれ以上聞きたくない」ということを伝えたいのであれば、特別なことを言わなくても「ふ～ん、そうか」と気のないあいづちを打てば、その職員は自分の話を受け入れていないことを感じるでしょう。

③「あなたはそう思うんだ」と素っ気なく言う

　これは「私はそうは思わない」というメッセージです。また、「あなたと私とは考えが合わないようだ」という意味にもとれるでしょう。

　こう言われれば、相手は自分の言い分が理解されずに、突き放されたと感じるに違いありません。それでもわからない鈍感な者に対しては、今度ははっきりと、「あなたの言うことは、結局は言い訳にすぎない。自分のミスは素直に認めた方がいい」と言えばよいのです。部下のあきらかな言い訳に対して、忍耐としんぼうの耳をかたむける等はまったく意味のないものと言ってよいでしょう。

断定的なニュアンスを なくす工夫

28

　自分の意見を述べようというのに、なぜか「私が」主語にならないケースはよくあるものです。例えば家族（妻、夫、子供など）が、ずいぶん遅くに帰宅したとき、開口一番
「（おまえは）こんな時間まで何してんだ」
というセリフをぶつけたりしていませんか。これでは「おまえが悪い」という非難メッセージとして相手に届きます。そして、売り言葉に買い言葉で、「うるさい！」という答えが返ってくるかもしれません。

　素直に「私」を主語にして、
「連絡もないし、（私は）ずっと心配だったよ」
と言えば、相手も素直に「ごめんなさい」と応じ、「……に巻き込まれて、しかもケータイを職場に忘れてくるし」と、事情を話してくれるでしょう。

　「私」を主語にした表現を「Iメッセージ」、相手を主語にした表現を「YOUメッセージ」といいます。

　「YOUメッセージ」には、「あなたはこうあるべきだ」という断定的な響きと、相手を責めるニュアンスが感じられます。少し例を挙げてみましょう。

YOUメッセージ
① 「ひどいことを言うのね」（ニュアンス：あなたはひどい人／許せない）
② 「もっと協力してよ」（ニュアンス：あなたは非協力的だ／協力すべきだ）
③ 「何度言ったら分かるのかな」（ニュアンス：おまえはダメなやつ／あきれた）

　実際、相手を責めたい気持ちがあるときに、こういうセリフが出てくるものです。感情の赴くままに言葉を発すると、どうしてもアグレッシブな表現となり、相手を「受け入れ拒絶」状態にしたり、「反発」を招くことになります。

　では、これらを「Iメッセージ」に換えてみましょう。ただ「私」を主語に作文するだけでなく、どう言えば相手が受け入れやすいかをよく吟味することが肝要です。

　このように言い換えてはどうでしょうか。

Iメッセージ
① 「そう言われて、私はショックです」
② 「力を貸してもらえると、私は助かるわ」
③ 「大事なことだから、しっかり覚えてほしい（と私は思っている）」

29 人格を叱らず行為を叱る

　禅宗の僧堂では、弟子を育成することを「打出（たっしゅつ）」と呼び、文字通り叩くことなのですが、このことについて、知り合いの僧侶に聞いてみたところ、その叩き方もいい加減な叩き方ではなく、一心を込めて、拳（こぶし）もくだけよとばかりに叩くそうです。まさに"拳骨"そのものであるといいます。職場でのパワハラ発言や学校での体罰が物議をかもし出している昨今、人によっては目ン玉が飛び出しそうな話です。
　考えようによっては、それだけ拳骨の効能の大きさを知っているということなのかもしれませんが、私など、この話を聞いて、羨ましく思います。
　職場でも、部下を叱るに際して、「人格を叱らずに行為を叱れ」とか、「人前で叱らずに、誰もいない所でタイミングよく叱る」とか、その効能のほどが、まことしやかに語られるところですが、叱ることによって相手の反発心や抵抗を恐れるあまり、小細工的なテクニックに走るようなことがあってはいけないと思いますし、もちろん単なる感情の吐露ではいけません。しかし部下指導においてリーダーの"叱るという行為"は必要不可決なものです。ゆとり世代は褒められてばかりの環境で育ってきましたので〈自分はすごい〉と勘違いしている面もあるようです。
　叱ると面倒だからと放置していますと、上司やリーダーをなめてかかりますし、カン違いしたままつけ上がります。事と次第によってはガツンと叱って「あなたは間違っている」ということを分からせ、どちらが上の立場なのかをハッキリさせておく必要があります。

■

　前出の僧侶の話になりますが、彼が仏門に入って間もない冬の朝（一番年下の修業僧の身分）、作務のひとつとして庭の落葉の掃除を命じられました。
　彼はあまりの寒さにハア、ハア、と手に息をかけていたら、それを見ていた先輩の僧侶がつかつかと寄ってきて「寒いのは分かってるだろう」と言ったかと思うと、ドスン！という「拳骨」が飛んできました。
　瞬間、顔から火の出るような鮮烈な痛みが走ったのですが、以来、彼とその先輩僧侶との信頼関係は、よりいっそう深い絆で結ばれていったということです。
　一心を込めて叩いたその拳骨は、その実、深くて大きな愛情のかたまりだったのでしょう。人を思う愛情と、人を育てる責任と、そしてリーダーとしての自信と信念がなければ、拳骨を喰らわすなどの厳しい態度に徹することなどは到底できないことでしょう。

こんなときは人前でも叱る

30

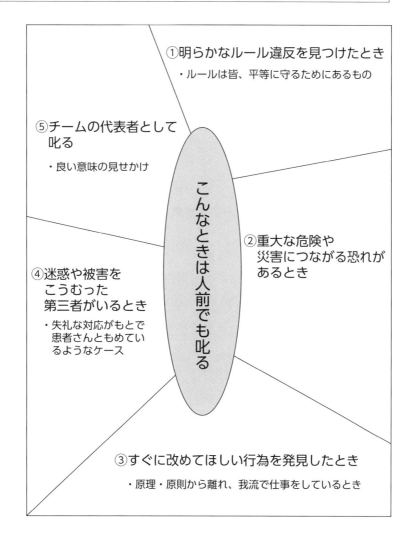

①明らかなルール違反を見つけたとき
・ルールは皆、平等に守るためにあるもの

⑤チームの代表者として叱る
・良い意味の見せかけ

こんなときは人前でも叱る

②重大な危険や災害につながる恐れがあるとき

④迷惑や被害をこうむった第三者がいるとき
・失礼な対応がもとで患者さんともめているようなケース

③すぐに改めてほしい行為を発見したとき
・原理・原則から離れ、我流で仕事をしているとき

❶自分がやるべきことをやっていればきちんと叱れる。
❷自分に甘い人間は他人にも甘いということだ。
❸叱るということはこちら側の姿勢をきちんとするということにほかならない。
❹自分がやるべきことをやっていれば、ズバリ正面切って叱れるはずだ。
❺叱ることは若い社員に欠けている失敗耐性をつける意味からも大事なこと。

31 叱る目的は2つ。好き嫌いではなくすべて「役割」

　叱ることの第一の目的は、やってはいけない行為を禁ずる、ということです。例えば、どの病院にも就業規則、安全規則、看護手順など、誰でも守らなければならない規則がありますが、時に無断欠勤をしたり、ルール違反の装飾品を身につけていたりと、規則を守らぬ人がでてきます。こういうときにはリーダーは二度としないように厳しく叱ることが必要です。

　その際、その叱り方があいまいだったり、口先だけの通り一遍の叱り方なら、叱られた部下のほうは「上司から叱られたって、どうということはないや」と思い、反省もせずに同じことを繰り返すことになりかねません。たとえ相手から一時的に反発されても、決められたルールを破るということは、人間的にも信頼を失うわけですから愛情をもった厳しい叱り方が必要です。

■

　叱ることの第二の目的は、不足している点を指摘して育てる、ということです。例えば、仕事上の能力不足を補うとか、改善や工夫する着眼点を教えるとか、チームワークのとり方について教えるなど、時間管理や行動管理の方法について教えることをいうのです。

　これらのことは「禁止する」こととは違って、本人の欠点や不足している点を気づかせて、本人自身に直させようとする叱り方になります。

　たとえば、本人の不足している箇所を「これではダメだ」と、一方的に叱責するのではなく「今の自分で目的は達成できそうか」「もうすこし補う所を話してくれれば、私もお手伝いできると思う」といったように、あくまでも本人自身が不足している箇所に気づくような、コーチング的質問技法が求められるところです。

　教える、育てることを重視した叱り方を"自律的な叱り"といいます。

　叱ることは気分的にも嫌なことであり、できたら叱らないで済ませたい、と考えるのが人情です。しかしリーダーには、この叱ることを避けて通ることは許されません。目標を達成し部下を育てるためには、たとえ嫌であっても、またつらいことでも叱るべきときには叱るという毅然とした態度をとることが、長としての使命なのだという自覚をもちたいものです。

32 部下を叱るときは O-PDCA サイクルが効果的

叱るときも O-P・D・C・A サイクルで

① **観　　察**（OBSERVATION）

　部下の仕事ぶりや人柄、性格、言動などをよく見て、どこに問題点や改善点があるのかを観察する。この際、部下の表面的な部分にとらわれずに、本質的な面をとらえようとすること。噂などに影響されて、先入観や既成概念で見ることは厳に慎みたいものである。

② **計　　画**（PLAN）

　十分な観察を行なったうえで、部下の人柄や性格に応じて、いつ、どんなタイミングのときに、どんな場所で、どんな話し方でしかったらよいかなどを計画する。

③ **実　　施**（DO）

　計画の実行である。熟慮したうえでの行動と、確固たる信念を持って叱る。慎重に考え、実行は勇気を持って大胆にやりたいものだ。

④ **結果の確認**（CHECK）

　叱った後の部下の反応を見る。行動をつぶさに観察し、実施の結果を確認する。そして、効果があったか、なかったかを反省し、よくなかった場合は、次にどのような叱り方をすればいいのかを考える。

⑤ **処　　置**（ACTION）

　結果の確認で考えた新しい叱り方を、実行に移してみる。
　もうひとつ、しかる効果をあげるには、「三現、三即、三徹」で叱れということである。
　「三現」とは現場、現実、現物で叱れということ、「三即」とは、即時、即座、即応で叱れ、そして「三徹」とは、徹頭・徹尾、徹底で叱られ……ということである。

33 効果的な叱り方
―その4段階

「叱る」という行為も段階を踏んでこそ効果を発揮します。

❶「示唆する」段階は、極めて柔らかい意味での叱責です。要するに本人に自分の言動に気付かせる段階です。見えすいた皮肉や嫌味な態度は逆効果なので要注意。そこで、
- 微笑を忘れないこと
- 言葉を短く切ること
- ユーモアを入れること
- たとえ話の効用
- 「解決のために手を貸すよ」という激励の言葉を添える（これも短いほうがよい）とよいでしょう。

❷「忠告する」段階は、前段の「示唆」にプラスして、態度改善のための指示的な言葉を上載せしていくことが重要。その際、励ましの言葉を与えることも必要です。忠告段階での叱り方が職場の雰囲気とか、モラルに大きく影響してくるからです。期日が迫っているのにのんびり仕事をしている者には、「確か締切日は25日だったね」と軽く（「こちらが関心を持っていますよ」という意味で）指定日を口にして忠告するといったふうに。

❸「注意する」段階は、忠告しても直らない場合で、事の重大さによっては「ビシビシ叱る」ほうがよいでしょう。本人が、事の重大さに気付いたなら、その原因や理由について本人はどう考えているのか、説明や意見を求めるべきです。そして本人にそれなりの反省の色が見えたら、「では、どうしたらいいか、一緒に考えてみよう」と部下の気持ちを反省からやる気に方向転換させていきます。その際は、厳しい言葉にプラス思いやりを込めた表情を忘れてはなりません。

❹「叱責する」段階は、叱り方もタイミングよく緩急自在でないと効果がないばかりか、一触即発ということにもなりかねません。
- 最も効果的なタイミングはいつか
- 問題の整理がなされているか
- 問題の事後処理をどうするか結論が出ているか
- 叱り方の検討がなされているか

「厳にして寛、寛にして厳」という言葉もあるように、厳しく叱ることだけでは部下に心理的に負い目を与えてしまうことになりかねません。厳しく、時に優しく、このバランスを上手に取りながら、本人に反省を迫るのがよいでしょう。

34 叱る前に考えておくべき事柄

叱る前に	叱るポイントはここだ
①叱る条件は何かを把握しておくこと	(1) 知識やスキル不足を叱るのか。 (2) 責任感や注意力の欠如を叱るのか。 (3) 命令事項の不履行や勤務怠慢を叱るのか。 (4) 規律違反や公私の混同を叱るのか。
②叱る目的は何であるのか	(1) 能力の開発のためか。 (2) 性格の矯正のためか。 (3) 激励するためか。 (4) 責任の追及と反省をうながすためか。 (5) 本人の職業観へのアドバイスをするためか。
③叱る前に一呼吸入れて考えるべきこと	(1) 叱る理由、根拠は明確になっているか。 (2) 叱るタイミングを考えているか。 (3) 怒りではなく、愛情であるとハッキリ自信をもって言えるか。 (4) あくまで冷静か。 (5) 叱った後のフォローを考えているか。 (6) 予想される抵抗、反発に対して、対処できるか。 (7) 日頃からの信頼関係はあるだろうか。
④叱る部下の性格を把握しておくこと	(1) 内向的で神経質で劣等感が強いか。 (2) 明るくおおらかで、素直に聞き入れる性質か。 (3) 自意識が強いか、弱いか。 (4) 責任転嫁するか、自分に責任を求めて反省できるか。 (5) 向上心は強いか、弱いか。

　叱るリーダーが少なくなった昨今、(と私には思えるのですが) それだけ、部下に本物の愛情を注ぐ人が減ってきたということなのでしょうか。

　叱るということについて東京・神田で「ガールズ居酒屋　つばき」を経営しておられる大堀ユリエ社長は、その著書「昭和脳上司がゆとり世代部下を働かせる方法77」(光文社刊) の中でこんなユニークな持論を展開されています。スカッとする一節をご紹介しましょう。

—「泣いて逃げようとしたら、泣きやむまで放っておく。そこで何を言っても耳に入りません。落ち着いたら、改めてこういう意図があって叱ったんだと理由を説明します。親身になって、会社のため＝会社から給料をもらっている君のためなんだと理解させる。ゆとりOLは、周囲に親身になってくれる人が少ない。自分のために親身になって叱ってくれる人には心を開くようになります」—

35 叱り方にも工夫がある

　家庭で母親が子供を叱るときの代表的な言葉が、「早くしなさい」、「勉強しなさい」、「忘れ物しないように」だそうです。
　では、子供が毎日この言葉を聞いて、動作が機敏になったり、勉強好きになったりするでしょうか。事実はそうとばかりは言えないようです。
　逆に毎日同じ言葉を何回となく聞かされる子供にしてみたら、「あ～あ、今日も同じセリフか」と慣れてしまい、何とも思わなくなる。まさに"馬耳東風"とはこのことです。
　このように、ほめるにしても、叱るにしても、いつも同じ言葉を使ってのワンパターンでは効果のほどは知れています。
　例えば、職場でできのよい職員をほめるとき、毎回、顔を合わせるたびに「あなたは優秀な職員だネ」と言ってみても、相手は悪い気はしないでしょうが、あまり喜びません。このワンパターンのセリフに慣れっ子になってしまっているからです。（部下にしたら、あっ、また始まった…ぐらいの感じでしかありません）

■

　そんなとき、セリフをすこし変えてみて、「あなたの申し送り記録はキメ細かいし文章も的確でわかりやすかったよ」と言えば、相手の受け取る印象が違ってくるはずです。これは"意外性"の効果というものです。
　リーダーの日常指導においてもこれと同じことが言えます。部下のミスについて、いちいち、目くじらを立てて、そのつど叱りつけていると、いざというときに効果がなく、部下は「また例のヒステリーが始まった。早く通り過ぎてくれないか」ぐらいの受け止め方で、真剣に聞こうという態度をとらないものです。
　そこでリーダーとして、効果ある叱責や注意をするために、小さなミスには目をつぶり、できるだけがまんにがまんを重ねてみることです。
　そして部下の心理に「リーダーはめったなことでは叱らない人だ」というイメージを植えつけてしまうのです。ここ一番、どうしても叱らなくては、というときに思い切り雷を落せば、効果テキメンです。

36 発憤を促す叱り方と注意の仕方

> Aリーダー:「D君！君にこの仕事をやってもらいたいと思うんだ。君ならできると判断して白羽の矢を立てたわけなんだけど、D君、この仕事、かなりレベルが高くて難しいんだ」
>
> Bリーダー:「D君！この仕事はハイレベルの難しい内容なんだけど、私としたらどうしても君にやってもらいたいと思ってね。日頃から問題意識の高い君だから、私はやれると信じているんだ。頼むよ」
>
> このように、言い方はほぼ同じであっても、言葉の順序を変えるだけで、受ける側の印象はガラッと変わります。
>
> Aリーダーの発言では、最後の"難しいんだ"にD君の能力を信じていないようなニュアンスが含まれ、やる気が摘み取られるかも知れません。
>
> Bリーダーの方が、あなたならできるぞ！という激励の要素が入っており、"自覚とやる気"を植え付ける上で効果的な指示の出し方と言えます。
>
> リーダーは指示を与える際、言葉を注意深く選ぶべきなのです。

部下がミスをしたとき、どんな叱り方が部下に反省と自覚を促し、発奮させる上で効果的でしょうか。

「C君、なんだね、この状態は！大変な失敗をしでかしてくれたな」

こういうふうに、頭ごなしに叱った方が効き目のある部下もいるでしょうが、叱るという行為の本来の狙いは、部下の心に、次回はこの経験を活かさねばいけない、という反省点とやる気を促すことにあるわけですから、C君の自覚を促し発奮させる意味からも、

「君ともあろう者がこんな失敗をするなんて、どうしたんだ」

と叱責した方が効果があります。

なぜなら、この「君ともあろう者が」という表現の中には"期待と反省と自覚"を促す要素が込められているからに他なりません。これをほめ叱り言葉といってもよいでしょう。またこの言い方をすることで私（リーダー）は常にあなたのことを注目している。いつも気にかけているということを伝えるわけです。（自分も支えてもらっているという意識をもたせる上で効果的です）

リーダーのひと言によって「自分はこんなに期待されているのに、よくないことをしてしまった」と、部下の心に反省とやる気の灯がともるのです。リーダーの叱責・激励のリーダーシップで、発奮するということがよくあるからなのです。

37 叱り上手は育て上手

「叱り上手は育て上手」と言われます。部下の失敗を叱るときは、失敗を認めさせつつも、自ら反省させる余地を残すのが効果的です。

リーダーにとって、部下を叱ることは大事な仕事のひとつであるといっても、ただむやみやたらに叱ればいいというものでありません。かつてどの職場には厳しさで恐れられるリーダーがいたものです。理不尽な命令や嫌がらせは論外としても、仕事の厳しい指導は若い部下の成長を促す面もあるのです。最近は「厳しさ＝パワーハラスメント」ととらえる風潮が広まり、どこまでが指導なのかパワハラなのか判断に迷い、叱りにくい状況が生まれています。（加えて体罰の問題もかまびすかしい昨今です）しかしだからと言って、部下のよくない行為に手をこまねいているわけにもいきませんので、叱り方、それもよい叱り方（あくまで私が判断するものですが）について考えてみましょう。

叱り方にも、よい叱り方と悪い叱り方とがあります。よい叱り方とは、無断欠勤を叱ったら、それ以後、無断欠勤をしなくなったとか、仕事のやり方を叱ったら、それ以後、仕事を考え、工夫してやるようになったなど、いい結果が得られた叱り方をいい、これに対して、悪い叱り方とは、叱った結果、前よりも悪くなる叱り方のことをいいます。

効果を決める叱り方3つのポイント

相手を育てるという精神を持つ

部長に叱られて、腹が立ったからと部下にあたりちらすとか、あの人は気に食わないから痛めつけてやろうといった私憤や感情が絡んだ叱り方では、いい結果が得られません。部下とてバカではないわけで、叱っている人間の本心をすぐ見破ってしまいます。こんな叱り方では反感を買うか、小馬鹿にされるのがオチです。一方、相手を育てようとする心のこもった叱り方は怒っているように見えたとしても、相手の心には立派に通じているものです。

叱れるだけの信頼と実力を備える

よく遅刻をするリーダーが、部下の遅刻を叱っても、誰も相手にはしないのと同じように、仕事のあまりできないリーダーが、仕事がよくできる有能な部下を叱っても、素直に従ってはくれないものです。

部下が心から従うというのは、言行一致の人間性、仕事の力量の点でも信頼できる、尊敬できると思う人から叱られたときです。人間的に不信感を持たれ、力量もないリーダーならば、たとえ叱り方のテクニックを身につけていても、部下を心から従わせることはできないでしょう。

叱り方のテクニックを身につける

叱るためには、叱る人自身の人間性や、仕事の実力がもっとも重要ですが、効果を高めるうえで、正しい叱り方のテクニックを身につけることも大切です。相手に応じ、状況に応じ、叱責したり、激励したり適切な技法を使いこなせれば、"鬼に金棒"です。

叱り方の急所12訓

38

急所12訓	その理由
①愛情を持って全身で叱れ	たとえどなっても怒っても、愛情ある叱り方は通じる。建前で叱らず本音の叱り方こそ真の愛情だ。
②完璧な叱り方をせずに弁解を聞く心を持て	相手にも言い分があるはずである。これを聞く心が、相手の反省を呼び起こす。
③叱り褒めを実践せよ	長所と短所は裏と表だ。叱りながら一方で長所を認め励ますことが建設的な叱り方である。
④問題解決方式で叱れ	なぜ叱られたのか、どうしたらいいのか、お互いに質疑応答し合い検討することがよい解決につながる。
⑤人格を叱らず、事実行為を叱れ	お前はバカだ、能なしだ、という人格を傷つける叱り方は、敵意と反抗を強めるだけである。
⑥時には感情に訴えて叱れ	理屈ではわかっても、感情では反発しているという場合がある。理詰だけでは人の心は動かない。
⑦時に理性に訴えて叱れ	なぜ、どうして叱るのかを理性的に話すことが大事である。これに心を通わせると真の効果が得られる。
⑧簡潔、明瞭に叱れ	ピントのはずれた、くどくどした叱り方は逆効果。叱ったリーダーがバカにされるのがオチである。
⑨態度、考えを叱れ	現われた事実だけでなく、その背後にある誤まった考え方や、態度を正すことは大事な叱り方である。
⑩叱ったあとで、俺の立場をわかってくれなどと言って謝まるな	こんな主体性のない叱り方はない。こんなリーダーには人を叱る資格はない。
⑪がまんにがまんを重ねて、めったに怒らない人というイメージを与えよ	いざというときに雷を落とせば効果はテキメンにでる。つまり、"意外性の効果"である。やがて部下の間で「あの人を怒らせると怖い」という定評ができて、逆に部下の関心を呼び起こすことができる。
⑫叱って次に激励せよ	厳しい叱責は、その内容がどんなに正当であっても、叱られた部下の内心はショックであるに違いない。そこで厳しい叱責のあとほど、「君に期待しているんだから」などの、あたたか味のある一言のフォローが必要になってくる。

39 年代別にみた カチンとくる言葉

〜こう言われたら、カッ！ときます〜

① 20代がカッ！とくる言葉

「付き合い悪いな」（付き合いといっても仕事とプライベートは別です）
「まだ、わかってないね」（経験で言われたら立つ瀬がないよ…）
「言う通りやれ」（頭ごなしはイヤ。理由を話してくれないと…）
「若いねー」（歳のせいにしないで…）

② 30代がカッ！とくる言葉

「後輩がいるんだろう！」（私は後輩以下のレベルなの？）
「まじめじゃないの？」（だからなんなの？　悪いことなの？）
「元気出せよ！」（上と下の板ばさみの心理、わかってくれないの？）
「軽いね！」（バカにされてるみたい）

③ 40代がカッ！とくる言葉

「古いんじゃないですか？」（バカ言え！俺はコレでやってきたんだ！）
「というかですね…」（言い訳めいた口調で話すな！）
「データによるとですね…」（なんでもデータや数字で割り切るな！）
「それって、感情論じゃないですか？」（物事、理屈だけではどうにもならないのさ）

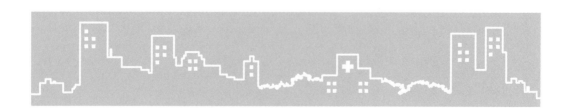

これを言ったら おしまいだ～

40

人間関係を悪くする言葉一覧

① お互い同志の禁句（カチンとくる言葉）がコレ！

(1) 「だって、でも、どうせ」→（職場で言ってはいけない三大禁句です。他に「ねえ、ねえ、私ね」もダメ）
(2) 「要するに○○ということね」→（人の話を簡単にまとめてしまい、私ってまとめる能力あるでしょ！　と言わんばかり）
(3) 「ところでさ」「それより」→（勝手に話題変えるなんてイヤな感じ）
(4) 「そんなこと誰だって知ってるわ！」→（じゃ、私はバカなのか？）
(5) 「そんなの、よくあることよ」→（じゃ、私の悩みってつまらないことなの？）
(6) 「私はこうしてきたから、私はこういう人間だから」→（ハイハイ、人の意見を聞きたくないわけね、じゃ、もう何も言いません！）
(7) 「えっ！　知らないの」→（知らないで悪うござんしたね）
(8) 「あなたってO型、悩みがなくっていいわよね」→（そう、簡単に決めつけないでくれる）
(9) 「そんなことで悩んでいるの？」→（そんな簡単に片付けないで！）
(10) 「そうかな？　ふつう、そうは思わないけど」→（一般論より、あなたの意見はどうなの？）
(11) 「そうかな、ま、いいけど」→（イヤならイヤとハッキリ言って）
(12) 「じゃあ、やってみたら」→（私が失敗したら、責任とってくれないのね）
(13) 「あなたに言ってもわからないと思うけど」→（じゃ、言わないでちょうだい）
(14) 「それって、よくあることよね」→（冷たく突き放したりして、一般論でごまかさないで）
(15) 「あなたのためを思って言ってあげてるんだけど」→（あなたって人気取り？　恩着せがましいったらありゃしない）
(16) 「聞き流してもらってもいいんだけど」→（じゃ、「言わなけりゃいい」のに）
(17) 「苦労してるのはあなただけじゃないんだから」→（わかってますよ。ちょっぴり、認めてもらいたかったんだけど）

② 上司への禁句（カチンとくる言葉）がコレ

(1) 「わかっています。今、やろうと思っていたところです」→（なんか、言い訳がましいな。何％進んでますと話したほうが説得力あるのに）
(2) 「部長がそうおっしゃるのなら、そうしますが…」→（なんか、やりたくないみたい！）
(3) 「私はいいんですが、みんなが…」→（みんなより君自身の考えはどうなのさ）
(4) 「言い訳するわけではないんですが」→（それって、言い訳じゃない！）
(5) 「ご想像におまかせします」→（もしかして私をバカにしてるのと違う？）
(6) 「誤解を恐れずに申しますと」→（おいおい、大げさに言うんじゃないよ！）
(7) 「部長、そのアイデア、超～いいっすね」→（キムタクのテレビの見過ぎじゃないの？）

41 何気ない一言で傷つくときがあります

①相手がどうして欲しいのかを察知すること

言葉以外に現れる表情、態度、しぐさ、雰囲気などから読みとりましょう。

②相手を否定するような言葉は遣わないこと

③言葉は無力であることを自覚すること

励ましや慰めの言葉では、どうにもならない場合があります。むしろ、ひたすら聞き浸り共感の意を表すことが大事です。

相手を励ます場合でも注意しておくことがあります

① **パーッと遊べば悩みなんて吹き飛ぶよ**

それができるくらいなら苦労はしないのに、所詮、他人事、「わかってはいないという印象をもってしまいます

② **そんなこと、よくあることよ**

冷たく突き放している印象を持ちます

③ **とにかく頑張ってね**

人によっては「あなたはこれ以上無理」と言われているようで、余計に落ち込みます

④ **苦労したるのはあなただけじゃない**

それじゃ私の苦労なんて苦労に入らないんだといじけた気持にさせます

⑤ **あなたは真面目すぎるのよ**

真面目がなぜいけないのと内心で反発心を抱かせます

あなたの評価を下げる 4つの悪いくせ

42

1——話をしながら髪を触る	上司に報告をするとき、これは真剣勝負の仕事なのですから、髪をかき上げる仕草、イヤリングに触る、マニュキアを施した爪を触るなどの態度は、すべてマイナス。プライベートなら「色気があっていいね」と相手の男性は喜色満面でしょうが……。「不必要な仕草はとっととやめておこう」が常識です。
2——「あ～っ、終わった」という表情	人間は去り際に本質が出るといわれます。上司の指示、あるいは患者さんの話を聞いているときは、笑顔を交じえて真剣そのもの、相手もいい感じと感心していたのに、話が終わった途端「あ～疲れた」の表情でふ～っと一息つく様。ありゃ、ちょっと前の笑顔って何だったの？　これって相手にはまる見えですからね。 　「去り際のときこそ感謝の笑顔を」が常識です。
3——ながら聞きは最悪	「○○さん」と背後から上司に呼ばれたとき、「ハイ」と返事をして後ろを振り向かないのは最悪。返事をしながら目線だけチラリもダメ。話をする相手に自分のおへそを正面に向け立ち上がって、メモを持って聞く姿勢をとる、これが普通です。 　目線だけ、首だけを相手に向けて話を聞くのとは、与える印象がかなり違います。「返事をするときは、体ごと正面を向ける」が常識です。
4——「うんうん」「ハイハイ」過剰に反応するのも騒がしいだけ	相手の話を聞いているとき、むやみやたらに「ウン、ウン」、「ハイ、ハイ」とか「すっご～い」、「おもしろい」とやられては騒々しいだけで、「この人の聞くマナーどうなってんの！」と言いたくなります。人によっては「わざとらしいな」とか「白々しいな」という印象を持つことでしょう。 　あまりに大きな声とオーバーリアクションはスタンドプレイ的で、ただうっとうしい感じがするだけです。「相づちはやり過ぎず、ほどほどに」が常識です。 　「できる人」、「センスある人」と言われるためにも、ぜひ取り除いていただきたい"悪い癖"のいくつかを紹介してみました。(ほかにも、「はっきり返事しない癖」、「言い訳する癖」などにも注意)。

43 叱らなければ人は育たじ

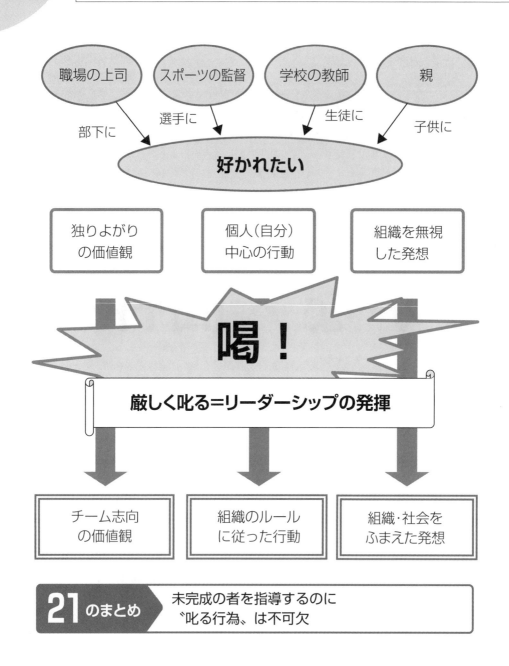

第6章

言葉と対話と豊かな人間性

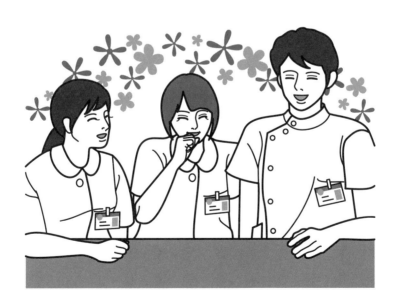

1 人間心理3つの変化

　自分のことを分かってもらいたい一心で、初対面の人であるにもかかわらず、自分の身の上話まで一気呵成に話す人がいますが、相手の人にしてみたら仰天もの……。目をパチクリさせるだけでしょう。自分を理解してもらいたい、自分だけを分かってもらいたいからといって、これでは性急過ぎます。相手にも心の準備っていうものがあります。会うごとに分かってくる。これでいいのです！　そこで「人間心理3つの変化」を知っておきましょう。

①人間は初対面であまり相手を知らない段階では批判的であり、冷淡、攻撃的な心理を抱いているものである。

②人間は、人に対して会えば会うほど好意的な気持ちを抱くようになる。人は接触時間の長さよりも、頻繁に短時間に会って話したほうが、その者に対して慣れと親しみを感じてくるということなのである。従って、1回ですべての要件を済ますのではなく、あえて何回かに分けるというのもテクニックの一つである。

③人間は、その人のプライベートな側面（個人的な失敗談や成功談、さらには、性格上の強み弱み、趣味や特技、その他）を知ったとき、好意と親近感とを持つようになる（いちばん好印象を与えるのは、誇示60％、卑下40％ぐらいがいいと言われている）。

　つまりお互いが親密な関係をつくりたいと願うなら、自分の弱みなり"打ち明け話"を先にしてしまうことです。個人的な交友が次第に長くなると、お互い内面表出（心の中のことを相手に打ち明ける）を行うことになり、それによって親しみが次第に深められるからです（○○病院のAさんより、Aさんという人間そのものに尊敬と共感の情が抱けるようになれば最高）。

- **この一言がまわりを明るくする**

　「おはようございます」→この一言が周りを明るくします。

　「行って参ります」→この一言で行動を知らせます。

　「ただ今、帰りました」→この一言はみんなを安心させます。

　「お先に失礼します」→この一言は再会の楽しみを抱きます。

魅力とは、深く蓄積された努力の歴史です

2

リーダーの魅力を磨く秘訣

- 積極的、肯定的な考えを持つこと

- 何事にも興味と関心とを持って調べること

- 消極的、否定的な用語は捨ててしまうこと
  - なにも今さら
  - 人が見ている
  - 笑われちゃう
  - できるだろうか

- 熱意を持って、生き生きと語ること

リーダーとして「魅力的な自分づくり」のステップ

美点凝視の精神で

とは

自分のよい点を意識的に見つめ認めていくこと

❶のステップ

自分のすぐれていると思われる点、長所、強み、スキル、武器になるものをよ〜く考えて選んでみよう！

❷のステップ

自分の強みを言葉に書いて自分に向けてのCMづくりをしてみよう！

❸のステップ

自慢にならない程度に人に話してみよう！

❹のステップ

一日、何度か、声を出してそのメッセージを読み、自己暗示（積極的な）にかけてみよう！

3 「言葉不況の時代」―独自の言葉をもちましょう

　言葉を選ぶのが面倒なのでしょうか。誰もが同じような会話で、同じような言葉を遣っています。「癒し」「おもてなし」「絆」「立ち位置」「目線」「生きざま」「感動をありがとう」「勇気を貰いました」等々、あいまい、かつ抽象的、情緒的な言葉が世の中を飛び交っています。

　一見便利で誰もが使っているなんの意味もない言葉を使っていますと、美しい言葉、ハッとする言葉に対する感受性が鈍くなるだけです。言葉一つだって、人をひきつけ注目してもらえる武器になるのですから、ふだんの会話でもできるだけ常套句を使わない言い回しを心がけましょう。言葉を言い換えてみることによって、今まで見えていなかったことが見えてくることもあるのです。

　あえて、こうした世間の言葉と逆行するような、同じ言葉を遣うのをやめて、自分らしいオリジナルな言葉を遣ってみてはいかがでしょう。

　簡単にできる方法があります。

　1つは、ある事象をあまのじゃくに反対側からみてみる。否定的に捉えてみる。そこから自分だけの表現方法を見い出すというものです。2つめは、自分の五感に敏感になり、その感情を掘り下げて「言葉」にしてみるということです。「チョーうれしい」「めちゃつらい」「マジかよ」を掘り下げて、どんな風にうれしいのか、なぜつらいのかを自分の言葉で表すクセをつけることです。そこから生み出された言葉こそ、あなたの心を素直に活写した言葉であり、必ず相手にもその心が届きます。

■

　ですから、出勤時、先輩に出会って「今朝は寒いね」と言われたとします。その返答として「ええ、めちゃ寒かったですね」だけではなく、「起きがけに肌をさすってもなかなか温かくなりません。朝食のときもブルブル小刻みに震えてました」のように、その時の感情を素直に話してみる。それが習慣になってくると、自分らしいオリジナリティな表現ができるようになります。

　いま、電車のなかを見回しても、誰もがネット検索かゲームに夢中です。人と話すのが面倒なのでしょうか。やがて「コミュ障害」（仕事はできても人とのコミュニケーションが苦手な人）が増大するのではと心配です。一般論や流行語を鵜呑みにせずに、感情から湧き出るような自分らしい個性的な言葉を探すことです。

看護業務に必須—
7つの話術と対応

4

その1 **言い切ること**
「……だと思います」「恐らく」など自信のない応答、もごもごと話す、ハッキリしない会話は、誤解を招く原因にもなり、患者さん、そのご家族からも信用されません。

その2 **話し方はソフトに**
底抜けに明るいことはいいのですが、しかし露骨に喜怒哀楽を現す表現は、患者さんによっては不快に感じます。

その3 **つねに患者目線で**
患者さんの立場に立って話しかけること。自分を主張するときは、どこまでも柔軟な話し方を—これを忘れないことです。

その4 **メリハリを意識する**
話は簡潔に。要点を分かりやすく。大事なことから先に話すようにしましょう。

その5 **発声練習を怠らない**
舞台に立つ前の発声練習を繰り返す歌手と同じです。明るい声は人を和ませます。

その6 **真似る**
相手の話し方、態度のよい点、感心したことを真似ることです。

その7 **観察する**
関心事、日頃から言いたいことを態度や表現でつかみ取る観察力をつけましょう。

5 部内会議にユーモアを持ち込もう

　会議とかミーティングに意識的にユーモアを取り入れてみてはどうでしょうか。
　挨拶ゼロ、会話ゼロ、笑いゼロ、隣の席でも用事はメールで済ます、これじゃ、職場も人も、元気など出やしません。「笑いは武装を解除する」という言葉もあるように、人と人との関係で、お互いの垣根を取り除き、信頼関係を築くのも確認するのも、笑いであるからです。
　たとえば、60分の会議なら、最低2回、全員が心から笑える"冗談タイム"（1回3分程度。冗談名人の出番）を設け、思い切りダジャレの交換をしてみます。その際、どんなに寒くて笑えないジョークでも、正論で反撃したり、批判したりすることは厳禁です。
　職場にお笑い委員会をつくるとか（メンタルヘルスも必要だが、必要以上に深刻になってしまうのが心配です）、ジョークを言い合う日の設定、週に一度のお笑い限定ミーティングの実施（笑える内容に限る）、お笑いコンテストの実施、笑えるウソのメモ回覧など、知恵を絞って明るく楽しい職場づくりをしてみるなどは、いかがでしょうか。
　過度な緊張より、いい意味での笑いとユーモアの雰囲気から能率が上がることは、素人目にもわかることです。
　シンガーソングライターの高橋優さんが歌う「福笑い」の歌詞の一節に、"世界の共通言語は英語じゃない、笑顔だと思う"というのがありますが、実にいい言葉です。人と人との関係で、笑いほど大切なことはありません。お互いの間に横たわる"垣根"を取り除き、信頼関係を築く第一歩になるのも"笑い"であり、信頼関係を確認するのも"笑い"だからです。
　そこで、私も真似して即興詩人（？）、「笑う門には福来たる」じゃなくて、「笑う門には人来たる」、「笑う職場には人来たる」と作ってみました。
　さて、あなたの職場には笑いがあるでしょうか。

6 会議を盛り上げるユーモアセンスの磨き方

　あの看護師さんと話していると楽しい気分になる……と言われるのは、その人に会話を楽しみ盛り上げるためのユーモアセンスがあるからです。そこで日常、誰にでもできるユーモアセンスの磨き方を5つ紹介します。

①ゆとりが大事		余裕がないとユーモアは生まれません。自分の生き方に自分なりの価値観を持ち、しっかりと落ち着いた余裕のある生活を送ること。「1日に10回笑う」を習慣にしてください。
②優しさとサービス精神		相手に対する思いやり、喜んで貰おう、喜ぶ顔を見て「ホッとしたい」と言う、サービス精神を持つことです。
③笑いの情報を収集		ネット、週刊誌、テレビ、ラジオ、小説、漫画など好奇心を持って観たり聞いたり読んだりして幅広い知識を持ち笑いとユーモアの情報ネタを仕込む。
④話のネタを豊富に		私は常時4つのメモ帳をもっている。読んで役立つ活字情報の「読み書きメモ」を。聞いて役立つ「聞き書きメモ」、疑問に思ったことを書き留める「なぜなぜメモ」、閃いたアイデアや思いつきの「ひらめきメモ」です。それぞれのメモを持ち歩き、ネタを仕込む毎日です。このアナログメモが、脳の活性化に役立つと実感しています。
⑤落語、トーク番組		話芸の頂点ー落語はユーモア精神の原点です。ここには、人を楽しませるエスプリが含まれているはずです。テレビの「笑点」「新婚さんいらっしゃい」は、私の必見番組の1つです。ダジャレでもいいから、常にしゃれを考え遣ってみることでセンスを磨くのに有効です。職場内の朝礼でも、たまには「お笑いスピーチコンテスト」で、誰の話が笑えたかを競うとか、会議で全員が沈黙した頃を見計らい、5分間のお笑いタイムをつくるなど遊び心が必要です。

　電車のなかで、待合室で、食堂で、友達同士の集まりで、職場で、私たちはどこへ行っても誰かの笑顔にぶつかります。それをぼんやり見ていてはいけません。笑顔を読み、彼や彼女はいったい何を笑っているのだろうと考えて下さい。

　笑いの勉強とは、顔の表情や声といった表面的なものだけにとどまらず、どんな問題やどんな出来事をどんな具合に観察し、そしゃくし、解釈したら笑えるのかを学ぶことなのです。

7 あなたの魅力を引き出す14のポイント

　私の知人で（相手はそう思っていないようですが）銀座のクラブ「j」のママ・Sさんは、若いホステスさんにいつもこう言って檄を飛ばしています。「お客さんとの歓談は、大袈裟でOK、リアクションは大きく」。そしてキーワードは「笑う」「驚く」「喜ぶ」の3つを実践すること。お客様が冗談を言ったら笑い、話題が変わったら驚き、ホステスであるあなたを喜ばせようとしたら嬉しさを表すこと。「ちょっと大袈裟くらいに反応しましょう」と。さらにどちらかというと表情が乏しいホステスには、「メイクで元気な顔を作りなさい」とハッパを掛けます。フルメークするのではなく口角を上げて口紅をつけたり、知的に見える眉を引いたりするだけで、しゃきっと元気顔になるというのです。

　ウォータービジネスの世界も、一流を極めるのはそれなりの厳しさがあるようです。

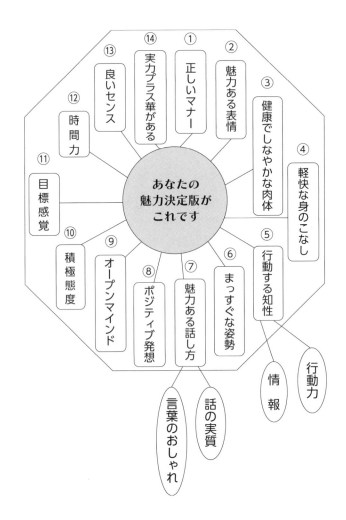

姿勢を正すのも礼儀作法です

8

　近頃、姿勢の悪い人が多いのも気になるところです。

　歩きスマホの影響かもしれません。背筋と頭を真っすぐに伸ばしている人は、傍目にも綺麗で、自信と安定、安心、好意、高い意識を印象付けることができ、かつ、健康的にも見えます。

　人の姿勢には、心の勢いが表れるということ。背筋を伸ばし、テキパキと足早に歩き、元気で明るいパーソナリティの持ち主なら、誰からも好意を持って受け入れられるに決まっています。猫背美人なんて聞いたことがありません。背中を丸めてアゴを出し前かがみに歩くのは、いかにもみすぼらしく精神までいじけそうです。

　その昔、森鴎外は、人と会う時、「儀容を保つ」(「知恵袋」)ことの大切さを説いています。「儀容整った人」は、大人の礼儀作法を身につけており、誰からも好意を持って受け入れられる、ということなのです。そして、大人の礼儀作法には４つあり、と私は考えています。「姿勢や態度をきちんとする」「つまらなそうな顔はしない」「言葉遣いに気をつける」「してもらったことに対する感謝の言葉を二度言う」(翌日の朝、昨日のお礼の言葉をいうととても印象的です)です。

　人間はどんなに賢人でも、自分の背中を見ることはできません。それだけに、どう見られているかについて、関心を持ち、注意を払うことが必要です。若さを感じさせる秘訣は「姿勢」にあります。男女共にかっこよさとは、声と姿勢にあり、と覚えておきましょう。

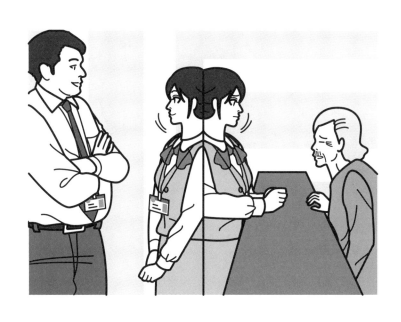

9 信頼される医事・看護業務 4つの姿勢と人柄

開放性がある	日々、変化する情報をチーム内で共有化・周知するするために、効果的な手法を用いて情報差をなくすことに努めている。これによって、患者さんにも必要情報を知らせることができる。
包容力がある	同僚、部下および患者さんとその家族から相談を受けたら、解決に向けて積極的に行動に移す器量がある。
正確性がある	常に数値をもとにして説明し、裏付けのあるデータや確実な情報によって示している。
一貫性がある	病院の方針、医事・看護部門の基本となる考え方をしっかりもっていて、そこから導き出される行動や言語にブレがない。

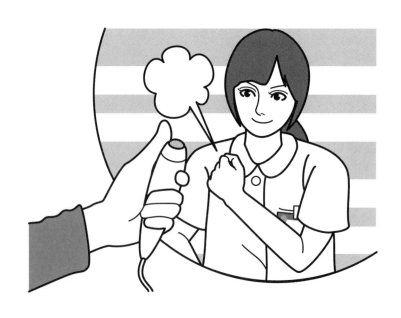

「品格がある人ね」と評される人の品格

①きちんと挨拶できる
正式な場で通用する、型通りの挨拶を知っておくことは、職業人として大きな役に立ちます。
まずは、定められているマニュアル通りの「型」を身につけましょう。

②見だしなみを整える
初対面で、相手に与える印象の多くは、「服装やメイク」によるもの。品格ある女性に見られたいのであれば、行き届いた見だしなみは必須です。

③姿勢を正すことが、品格への第一歩　指先は常に卵を包むような形で動かすこと
気は姿勢から、という言葉があるように、デスクワーク中もおへその下辺りにある丹田に力を込め、背筋を伸ばしておくことが基本です。
もうひとつ、立ち居振る舞いのポイントは手先。モノを指差すときは、人差し指だけで指さないこと。手のひらを上にし、ひら全体で卵を支えるような丸みを作って添えるようにしましょう。

④自分の意見をきちんと伝える
品格＝丁寧で謙虚な言動を心がけること、と思い込んではいませんか。ビジネスシーンで求められるコミュニケーションスキルは、謙虚さだけでなく、必要な情報を、きちんと相手に伝える力を持つことです。時に相手の耳に痛い意見でも、美しく伝えるために、聞き取りやすい発声方法、理知的な「話す・聴く」スキルを身につければ一生のものです。

⑤ここ一番では遠慮をしない
役職ポストを与えられたら、遠慮せず引き受けること。自信を持って引き受けられるように、日頃から自分が納得できるように仕事をすることです。

⑥空気を読む聡明さを持つ
自分が目立とうとするのは品がない行動です。今、どのような役割が求められているのかわきまえる、聡明さを持ちましょう。

⑦知性と教養を身に付ける

日々の言動、プレゼンや会議での受け答え、初対面の人との会話─。仕事中の何気ないやりとりから透けて見える、その人の「知性と教養」。一朝一夕では身に付かないものとはいえ、毎日を意識的に過ごすことができるかどうかで、格段の差が出ます。

⑧忙しい時ほど動作はゆっくり。モノを置くときは点の動きを意識する

仕事が立て込んでも、立ち居振る舞いに"焦りモード"は見せない努力を。仕事は心の動きと連動しています。逆に仕草をゆったりさせると、急いでいた気持ちも和らぐもの。まず、積み上げた書類や資料を乱暴に動かすことを辞めてみて。取り上げるときは片方ずつ手をつけ両手で持ち、置く時は書類のすべての角を順番にデスク面につけていく。滑らかにできるように普段から訓練をしましょう。

⑨「速さ」より「丁寧さ」を大切にする

すぐに評価されることを求めて、功利を計算したり、仕事で手抜きするのは、自分の格を下げる行為。引き受けた仕事は、誠心誠意取り組み、自分がやるべきレベルの仕事でないと思っても、丁寧に全力で仕事することです。

⑩「来客にはお茶の好みを聞く」などしゃくし定規でない心配りをする。

立ち居振る舞いの基本のほか、場の空気を呼んだ心配りにも目を向けたい。「お茶は茶托に乗せて上座のほうから」というのはマナー通りの行動。さらに、聞けそうな状況だと判断したら、お茶を入れる前に、「温かいものと、冷たいもの、どちらがいいですか？」と機転を利かせて、問いかけてみる。マナープラスαの心配りは、相手の心に残るものです。

⑪どんな状況でも"きちんとやり遂げた達成感"を楽しみにする

他職種とのやり取りなど、緊張感のある仕事を思って憂鬱になることはありませんか？「嫌だな」という思いは、相手に伝わってしまうもの。気が重い仕事は完遂したいという"達成感"を目標に、楽しんでみることです。

⑫職場全体をチームと考えて、連携プレーを心がけること

忙しい時期ほど、自分の仕事以外に目を向ける努力を。職場全体の円滑な業務の進行をサポートしたい。進行中の仕事の「報告・連絡・相談」はもちろん、例えば、問い合わせやクレームについての「ホウ・レン・ソウ」も徹底したいものです。

⑬ミスをしてクヨクヨしたら、タイマーを20分にセット。それ以上は悩まない

職場でミスをしてしまったり、クレームを処理するとき、心からお詫びをしたら、それ以上職場中で暗いムードを醸し出し、周囲に気を遣わせないようにしましょう。ミスしたら、どうしよう？と落ち込むのではなく、なぜ？と原因を考え、問題解決にあたることです。

⑭何事も、一瞬止まって考えられる

人の言うことを鵜呑みにせず、自分で考え最善を尽くすこと。そのためには、目の前の仕事に振り回されず、考えるゆとりを持つことが必要です。余裕がないと他人の状況が目に入らず、思いやりもなくしてしまいがち。考える時間を作り出すことも大切なスキルです。

11 医事・看護部門はサーバント（奉仕者）です

~サーバントリーダー10の特徴~

①傾　聴	患者さんが望んでいることを聴き、それではどうすればよいかを考える
②共　感	患者さんの立場で気持を理解する
③癒　し	患者さんの心の傷を癒し、本来の力を取り戻させる
④気づき	鋭敏な知覚を使って、物事をありのままに見る
⑤納　得	服従を強要しない
⑥希望・光	患者さんと大きな夢・希望を語り共有できる
⑦先見性と予見力	過去と現在の出来事を照らし合わせ、近未来を予測できる
⑧For you	自分の利益よりも、患者さんの利益を考え行動できる
⑨成長支援	同僚の成長を喜びそれに深く関わっている
⑩コミュニティ	自分に関わる多くの人達が、幸せになることを望み大きく成長できるコミュニティをつくる

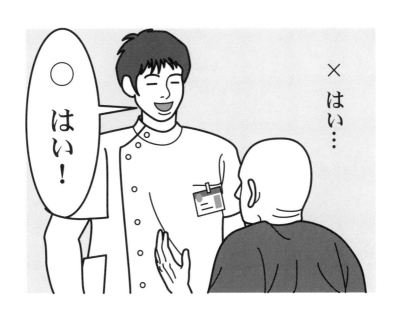

第7章

接遇と対話力
自己診断シート

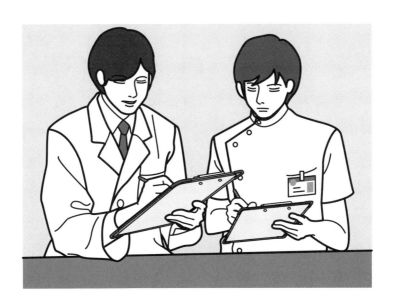

Your Self Test

1. 人は、会えば会うほど親しみが増します

　病院は多様な人たちの交差点です。患者さん、そのご家族、地域の方々、職場の皆さんに至るまで、多様な人間関係の交差点。自己のスキルを磨く絶好の場でもあります。

　※採点は「はい」が3点、「まあまあ」が2点、「いいえ」が1点です。全項目「はい」（48点）の人は人間関係の達人です。人間関係はあいさつから。元気よく「○○さん、おはようございます」の一言で印象が違います。人間関係で生じたちょっとギクシャクした距離感は、少しずつ埋めていく以外にありません。自分なりにどの項目から解決していくか、大事な項目を3つ選び、優先順位をつけてみてください。

[人との接し方習得度] チェックリスト はい→3点　　まあまあ→2点　　いいえ→1点	はい	まあまあ	いいえ	優先順位
1. 人や年齢に合わせた話し方や説明の仕方をしている				
2. 上司からの指示・命令は復唱し、相手の意図を確認してから行動している				
3. 年齢の差による考え方の違いを認識し、こちらから理解しようとしている				
4. 相手の立場に立って物事を考えるクセがついている				
5. 会話をするときは、相手が8割、自分は2割を実行している				
6. 初対面の人には、話す内容はもとより、表情、態度、雰囲気にも気を遣っている				
7. 苦手な人には、積極的にこちらからアプローチをとるようにしている				
8. 苦手な人でも、自分より仕事の面で優秀な人とは、極力付き合うようにしている				
9. 相手への不満、要望は陰で言わずに、直接会って言うようにしている				
10. 人間関係を良くするために、意識的に使っている言葉がある				
11. 人のうわさ話、悪口の輪には、極力入らないようにしている				
12. 「お辞儀の5原則」を知り、初対面の人には実践している				
13. あいさつの際「言葉をはっきりする」、「相手の目をきちんと見る」を実行している				
14. 人は誰でも自尊心を持っていると思われるので、極力相手の美点、長所を見つけ、褒めることにしている				
15. 上司の仕事上の流儀を把握し、良きフォローシップを発揮している				
16. 後輩を注意したり叱る場合、人柄ではなくその事実、行為に焦点を当てるようにしている				

2. 印象づける声の出し方 3大ポイント

　私は「話す」ことを商売にしてきましたが、同時にいろいろな人の話を聴いてきました。正直に言って聞き苦しい口調や声のトーンがあります。喜び、不安、硬い、柔和、深刻—これらの心の深層は、声と目と表情に表れます。特に声は、そのときの精神状態を反映するバロメーターといわれるくらい重要です。聴覚からの印象—トーンが高いか低いか、優しいか冷たいかなど、想像以上に相手に影響を与えます。職場の同僚や上司と接しているとき、患者さんに対応しているとき、さて、あなたはどのような声で接しているでしょうか。人間の魅力は言葉が9割といわれています。改めてチェックしてみましょう。

　①～⑦は正しい言葉遣いの基本です。⑧～⑮は発声する際の注意事項（滑舌も含む）をチェックするものです。「はい」が13個以上の人は合格、全体で5個前後の人は言葉の使い方か声に問題があります。十分に気をつけてください。

[声の"表情"]チェックリスト　はい→3点　まあまあ→2点　いいえ→1点	はい	まあまあ	いいえ	優先順位
① 敬語の3種類を知り、文法的に正しく使える（特に「お」、「ご」の使い分け、他）				
② 慣用句や四字熟語の意味を正しく知り、誤用することがない				
③ 状況に応じて、ふさわしい言葉を選び、表現することができる				
④ 人によって流行語や横文字は使わないよう配慮している				
⑤ 正しい日本語を使うために、本や雑誌、新聞など、プロが書いた文章を声に出して読んでいる				
⑥ 話し方の美しい人を見本にして、まねしている				
⑦ 自分の声は、年齢と比べてふさわしいかどうか意識している				
⑧ 声には十分なハリと響きが出るよう、注意している				
⑨ 高低の音程を変えて、感情の表現を変えている				
⑩ 気取りや甘ったれと感じ取られるところはないか気をつけている				
⑪ 大事な言葉は、トーンを上げ身ぶり手ぶりも使って強調している				
⑫ 早口すぎるか、遅すぎるか、さらには速度が自由に変るかチェックしている				
⑬ 鼻声やシワガレ声にならないよう気をつけている				
⑭ 誠実な響きがあり、自然な調子が感じられるよう注意している				
⑮ 「サ行」、「ラ行」は不完全な発音になりやすいので注意している				
合　　計				点

Your Self Test

3. あなたのコミュニケーション能力は？

項目	質問	5	4	3	2	1
①人間関係についての誤解	話し合いの基本姿勢として、双方に「よかれ」という姿勢を貫いている度合は？	・	・	・	・	・
②人に対する思いやり	相手の身（立場）になって考える度合は？	・	・	・	・	・
③個性尊重の態度	部下や身近な人の場合、相手の性格や考え方を理解し、尊重しようとする度合は？	・	・	・	・	・
④相互の自尊心尊重	相手の自尊心に気を配る度合は？	・	・	・	・	・
⑤聞く能力	人の話を横取りせず、じっくり聞くタイプか？	・	・	・	・	・
⑥問題の理解度と説得力	人によって、説得の材料、話し方、言葉などに気を配る度合は？	・	・	・	・	・
⑦話を発展させる力	人の話にヒントを与えて話を発展させる力は？	・	・	・	・	・
⑧期待の認識	部下に対して、相互に何を期待するかをハッキリさせているか？	・	・	・	・	・
⑨意思の明確化	「イエス」、「ノー」をハッキリ言えるか？	・	・	・	・	・
⑩熱意	話すときに熱心に話すか？	・	・	・	・	・
⑪自信度	事に当たって自信と勇気を持って行動しているか？	・	・	・	・	・
⑫心情把握力	議論で勝とうとせず、柔軟な心で応対する度合は？	・	・	・	・	・
⑬情緒安定性	人と議論するとき、自分の感情を抑える度合は？	・	・	・	・	・
⑭状況認識と判断	例えば、部下を叱る場合など、場所や周囲の状況について、配慮しているか？	・	・	・	・	・
⑮文章表現力	手紙・報告書・企画書など、書くのが苦にならない度合は？	・	・	・	・	・
⑯読破能力	読むスピードは？（読書スピードと理解力・吸収力）	・	・	・	・	・
⑰表現力	説明する内容を図表化するなど、説得・説明の方法を考える努力度は？	・	・	・	・	・
⑱スピーチ能力	人前で話すときは、わずかな時間のスピーチでも、前もって準備しているか？	・	・	・	・	・
⑲基本知識の習熟度	命令・報告など、ビジネス・コミュニケーションの原則を心得ている度合は？	・	・	・	・	・
⑳研究心の程度	文章の書き方や話し方などのハウツウ書に関心があるか？	・	・	・	・	・
	合計					

(1) 80点以上の人はコミュニケーションの高い人といえます。
　②、⑤、⑦、⑨、⑩等は4点がほしいところです。コミュニケーションを良好なものにするためにはテクニックではなく、その根底に相手を敬うという心情がなければなりません。
(2) 50～65点の人は取り急ぎ⑱の項目「スピーチ能力」を上げて、自分の意思を明確に伝える訓練から始めてください。
(3) 50点以下の人はもう一段の勉強が必要とされます。

4. あなたの「聞き上手」度をチェック！

項目	ポイント	現状の評価 （5－1）	今後の重要課題	達成のための手段と方法	要する期間
① 言葉の挟み方	◆聞き役に徹し、相づちを適度に挟む 相手が話しているときは、自分の意見や考えを途中で差し挟んだりせず、聞き役に徹する。話の合間には、「ええ」、「なるほど」、「そうなの」といった相づちを程よく挟んで、会話をスムーズに相手の目を見て"聞いていますよ"とアピールするのも効果的				
② 視線の合わせ方	◆常に目を見つめるのではなく、圧迫感を与えない場所に視線を 聞き上手は、相手の顔を見ていながらも、視線はプレッシャーを与えないコツを知っている。目線の置き場は、相手の左右の眉尻と鎖骨の真ん中あたりの3点をつなぐ逆三角形の範囲内が目安。この範囲のどこかを見ていれば、相手は圧迫感や不安を感じずに話せる				
③ 相づちのパターン	◆豊富なストックを使い分けられる 会話の進み具合に合わせて、「ええ」、「まあ」、「そう」などと相づちにバリエーションを持たせると、相手も気持ち良く話を続けることができる。「そうだよね」といった共感の相づちや、「それから？」という質問形式の相づちなど、ストック豊富なのが聞き上手				

Your Self Test

項目	ポイント	現状の評価 （5－1）	今後の重要課題	達成のための 手段と方法	要する期間
④ 座る位置	◆話しづらい内容のときは隣り合わせで 話の内容に合わせて、座る位置にも気を配ろう。楽しい話のときは、真正面に座ると互いの表情が分かって盛り上がるけど、相談など相手が話しづらい話のときは隣り合わせに。視線を合わせずに体の距離を近づけることで、相手が話しやすくなり、親密度も上がる				
⑤ 表情の変化	◆話の内容に合わせて表情を豊かに 話の内容に合わせた表情は、相手に「共感しています」、「心を動かされています」という気持ちを伝えるサイン。楽しい話には笑顔、意外な話には驚いた表情、失恋話には悲しそうな表情など、相手の話に応じて表情豊かに変えると、相手と気持ちを共有することができる				
⑥ 話を聞いた後	◆相談ごとは２人だけのもの。他言しない 話を聞いている間だけでなく、聞いた後も話を大切にするのが聞き上手。"ここだけの話"と、相談ごとや噂話、打ち明け話などを聞いたら、決して他言はしない。あなたを信頼しているから話してくれた、そんな相手の気持ちを裏切りたくはないもの				
※その他、聞き上手に関してあなたの自由な意見感想等					

5. 聞き方に関する10のポイント

人は自分のことを話す人よりも聞いてくれる人に好意を抱くものです

	チェック項目	Yes	No
①	リラックスして聞くよう心掛けていますか	(Yes・No)	
②	聞いていることを、相づちなどで表現していますか	(Yes・No)	
③	話し手の目を柔らかく見るようにしていますか	(Yes・No)	
④	質問を活用し、考えを引き出していますか	(Yes・No)	
⑤	苦手な人でも顔に表情が出ないように努めていますか	(Yes・No)	
⑥	先入観に捉われず、今、このときに耳を傾けていますか	(Yes・No)	
⑦	人の名前と顔を覚えるように心掛けていますか	(Yes・No)	
⑧	共感を示し、励まし・感想・意見などにつなげていますか	(Yes・No)	
⑨	"傾聴は愛の始まり"と心得ていますか	(Yes・No)	
⑩	特に大切なことはメモを取るように心掛けていますか	(Yes・No)	

(1) Yesが7つ以上の人は良いリーダーになる素養を持っておられる方といえます。人の心を動かすのは言葉だけではなく、時には聞いている人の真剣な態度、表情、雰囲気がキーポイントになることがあるということも知ってください。
(2) ⑦の名前を呼んでやることはお互いの距離を縮め、親密感を醸し出す上で効果的です。
(3) ⑩は、メモを取るに当たっては事前に本人の許可を取るようにすること。

Your Self Test

6. どんなときに、ほめてますか？

よく「観察」してのほめ言葉に、相手はう〜んとうなる（ここまで見ていてくれたのがうれしい）のです。

	チェック項目	Yes	No
①	日頃からこんなときにはこうほめる式のほめ言葉のストックを心掛けている	Yes	No
②	ほめ言葉は相手の喜び・やる気につながるので過大にやるぐらいでよい	Yes	No
③	第三者からも本人のほめることに値する行動や態度をできるだけ情報収集している	Yes	No
④	ほめることを具体的な言葉として伝えるため、本人の行為や事実を細かく観察している	Yes	No
⑤	年上の人年下の人関係なく、良い行為には積極的にほめている	Yes	No
⑥	ほめるに当たってはタイミング、場所等に、ある程度気を使っている	Yes	No
⑦	プロなんだから良い行為を積極的にやるのは当たり前の方針で、別段ほめたりはしていない	Yes	No
⑧	ほめることで本人の以後の仕事が、ほめられたいための無難な仕事になりがちなので、極力ほめることは控えている	Yes	No

①③④⑤⑥の項目は Yes
②はテクニックに陥らないよう気を付けてください
⑦はそのとおりなのですがやはり、ほめてやってください
⑧はこういうこともありますので面談などで本人の気持ちを引き締めてください

7. 上手な叱り方をしていますか

		Yes	No
①	叱るときは簡潔、明瞭を心掛け、過去にさかのぼって思い出し叱りはしないようにしている		
②	叱るときは感情は努めて抑え気味にして話すようにしている		
③	叱る際には、一貫した自分なりの流儀を持ち、日頃から部下に公表し周知徹底している		
④	叱るときは、正直に自分の感情を吐露し、パワハラと受けとめられても仕方ないと思っている		
⑤	部下をプロに育てようと思ったら厳しく叱って当たり前で、怒ると叱るとは違うなどは気にしないでバシバシ叱ることにしている		
⑥	叱ることも、事と次第（全員がしそうな態度が予測される時）によっては人前でやることにしている		
⑦	仕事上さしたるミスはないけれど、もっと本人にはやれるということが予測されたときには叱ってやる気を引き出すことをしている		
⑧	叱るときには他人と比較せず、以前はそうではなかったなどと、あくまで本人との比較をして叱るようにしている		

①②③⑥⑧は Yes。
④はパワハラと受けとられてはマイナスです。
⑤はアマチュアレベルで満足している者は本気になって叱っても効果なしです。
⑦は叱るというより面談等でこちらの期待を告げる方法も考えられます。

その場、そのときの即事指導の徹底を

1	怒らずに叱る	・感情のままに怒らない。カッカしているときは、一呼吸おいて何をどう叱るか考える。
2	そのとき、その場で叱る	・記憶が新鮮なうちに。まずいことをしていたら、直ちにその場で叱る。
3	事柄を叱り、人間を叱らない	・具体的な事柄を示して叱る。対象は、行為、行動、態度まで。人格に関わることは責めない。
4	1対1で叱る	・人前で恥をかかせる、面子をつぶす叱り方はしない。その危険があれば1対1で。
5	追い詰めず、逃げ場は残す	・徹底的に追い詰めるのは禁物。救い、希望、逃げ場を残す。
6	一時に一事	・「そういえば最近……」、「あのときも……」など、別件や過去のことを持ち出さない。
7	カラッと叱る	・軽く叱るという意味ではない。ビシッと叱っても、その後は尾を引かない。

Your Self Test

8. ときにはノーと言える勇気を持ちましょう

	チェック項目	Yes	No
①	自分のペースで仕事をしていても、上司からの割り込み仕事が多く、ペースを乱されることがよくある	Yes	No
②	他職種の人や不意の外部からの訪問者にも、つい仕事を中断して話し込んでしまう。	Yes	No
③	仕事は念には念を入れ、完璧主義にのっとって進めている	Yes	No
④	仕事の優先順位が分からないため、上司からやり直しを命じられたり、「何もここまでやらなくても」と言われたりして、悩んでいる時間が多い	Yes	No
⑤	ペーパーワークが多過ぎて、書類を読んだり書いたりに時間がかかる	Yes	No
⑥	周囲とのコミュニケーションが十分でないため、情報交換が遅れたり人間関係を損うことがままある	Yes	No
⑦	自分の仕事をやっていても他人からの頼まれ仕事をなかなか断われない	Yes	No
⑧	後輩に仕事を依頼しようと思うのだが、断られたときのことを考えると、つい1人でやってしまう	Yes	No

1. ①②は何らかの理由をつけてNoの意志をすること。
2. ③は完璧主義より期日を守ることを第1に考えること。
また⑧は自分のやるべき仕事と後輩に委譲するものとを明確に区分すること。
その他、「仕事優先順位」を誤りますと評価されませんので、絶えずリーダーとコミュニケーションを取って、すり合わせをしておくことが大切です。

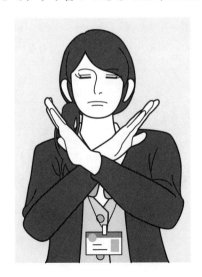

9. めざそう!! マニュアル笑顔よりナチュラル笑顔を

「笑顔」は人から人に伝えるメッセージです。時には言葉によるメッセージ以上の効果を発揮します。苦しみや悲しみを持つ人に向けられる笑顔は、思いやりや優しさであると同時に、元気を与えるものなのです。笑顔は幸福をもたらすものです。

さあ、今日からスマイル＆スマイル。

では、どうしたら爽やかな笑顔になれるでしょうか。まず、朝起きたら鏡の前で口を上下左右に動かして「アイウエオ」を発してください。好感が持てる笑顔はそこから生まれます。また、職場でつらいときにも常に笑顔を絶やさない人がいるはずです。「他人は皆、師」のように笑顔を大いに盗み、笑顔の達人になりましょう。

45点以上の人は合格点です。配慮、思いやりのある人です。35点前後の人はいま一歩の努力を。また設問⑭〜⑰は職場では必須条件なので、オール3点を取りたいところです。チャレンジしてください。

[思いやり・配慮力習得度] チェックリスト	はい	まあまあ	いいえ	優先順位
はい→3点　　まあまあ→2点　　いいえ→1点				
① 同僚のミス・失敗は追求せず、軽く注意をしている				
② 後輩のミスは、結果だけで判断しないようにしている				
③ 後輩のミス・失敗の理由・原因は十分に聞くようにしている				
④ 相手のプライバシーに関わることは極力話題にしない				
⑤ 病院の機密は絶対に外部に漏らさないようにしている				
⑥ 他病院の知り得た秘密事項は口外しないようにしている				
⑦ 病院内の文書の取り扱いには、細心の注意を払っている				
⑧ 上司の欠点はさりげなく補佐するようにしている				
⑨ 必要な支援・協力は全力を尽くして行っている				
⑩ 同僚・後輩の良い行為は積極的にほめている				
⑪ 伝えたいことがあるのに、なかなか言葉が出てこない後輩には、待つ努力をしている				
⑫ 常に患者さま第一の気持ちを忘れない				
⑬ 約束の時間、指定時間の5分前には到着するようにしている				
⑭ 明るい笑顔（明るいこと、温いこと、いきいきしていること）で挨拶をするようにしている				
⑮ 顔に不安や疲れた表情が出ないよう注意している				
⑯ 患者さまは人生の先輩。敬意を持って接するようにしている				
⑰ 患者さまに話しかける際は、手を握ったり、肩に手を回したりしている				

Your Self Test

10. 仕事ができても心の姿勢の悪い人はノーグッド

[スキル習得度] チェックリスト Yes⇒3点　まあまあ⇒2点　No⇒1点	Yes	まあまあ	No	優先順位
① 会話のときにはまず相手の話に耳を傾けるようにしている				
② 病院内を訪れる人には必ずあいさつをしている				
③ 報告、連絡、相談は相手の立場も考えて、できるだけこまめに実行している				
④ 冠婚葬祭のマナーには自信がある				
⑤ 敬語の3種類を知り、実践に努めている				
⑥ ビジネスレターの書き方について、その基本は心得ている				
⑦ 自分の長所と短所をわきまえている				
⑧ 人と会話をするときや説明をするときは言葉以外の表情、態度、雰囲気にも気を使っている				
⑨ 人に好感度を与えるために1日数回は鏡の前で顔や姿勢の点検をしている				
⑩ パソコンで作業しながら電話を受けないように注意をしている				
⑪ おしゃれと身だしなみの区別はしている				
⑫ あいさつの種類「会釈」、「普通礼」、「最敬礼」を知り、TPOに応じて使い分けている				
⑬ 魅力づくりについて意識的に行っていることがある				
⑭ 姿勢を正すことが品格への第一歩。「座る」、「立つ」、「拾う」の動作にも気を付けている				
⑮ 相手からの依頼や問い掛けはすぐに返すことをモットーにしている				

全項目とも Yes が当り前。
なぜなら仕事は人間関係から成り立っており、人の共感や支持を集めるマナー・エチケットは欠かせない要素といえるからです。

11. あなたの態度に品性、教養があらわれます

	チェック項目	A	B	C
①	仕事をするに当たっては態度的側面にも気を付けている			
②	敬語を無視した言葉は使わないようにしている			
③	他人を信用しない言葉は吐かないようにしている			
④	他人の自慢話しには関心を持って聞くことにしている			
⑤	自慢話しは控え目をモットーにしている			
⑥	言ったことは必ず行動に反映させている			
⑦	会議では反対意見には興味を示さない			
⑧	不気嫌な顔で患者さんに会わないようにしている			
⑨	患者さんの前で院内の不満や愚痴は言わないようにしている			
⑩	上司や先輩への反発をあらわにするような発言はしない			

★A＝はい、B＝いいえ、C＝どちらともいえない
★得点：A＝5点、B＝3点、C＝1点

各得点
総得点　／50点

⑦はいいえが基本。
他の項目については全て3点以上取ることが必須です。
仕事の実力というものにはこうした態度的側面も加味されているのです。昨今、「仕事ができれば問題はないだろう」式の人が多いですが、看護の現場では普通の出来栄えにプラスして、きめの細かな気遣いサービス、配慮等が求められており、それはその人自身の人間的側面—態度—からにじみ出るものだからです。

Your Self Test

12. 「患者満足」―接し方を見直す3つのポイント

　うれしい気分、楽しい気分にさせてくれる―患者さんに満足していただける人は貴重な存在です。そう言われても、カリスマ性とか独特のオーラがないから「私にはムリ」とあきらめないでください。あなたの今の態度、行動を少し変えるだけですぐできるのです。
　その秘訣は3つあります。
　第1に患者さんから「心根のよい人」と思われること。そのためにはキチンとした挨拶ができること、健康的な笑顔、生き生きとした立ち居振る舞いをすることです。
　第2には患者さんに「ざっくばらんな人」と思われること。敬語の基本ができていて、しかも気さくに何でも自由に話せる人という雰囲気を備えることです。
　第3は「かわいい人」だと思われること。見た目の姿や形ではなく、日ごろの言動がどこかユーモラスで愛嬌があることです。たとえ小さなミスをしても「次、頑張ります」と明るく言えるパーソナリティです。それぞれの病院で「患者満足度基準」を打ち出し、職員一人ひとりが日々の業務上でそれを実践していくことが大切です。

①24点以上の人は「患者満足度」および医療・看護サービスとは何かの基本が分かっている人です。
②10点未満の人は看護・医療という仕事が果たす役割と重要性について再確認する必要があります。

[満足習得度] チェックリスト はい→3点　　まあまあ→2点　　いいえ→1点	はい	まあまあ	いいえ	優先順位
① 患者さんの心の痛みはわが心の痛みであり、患者さんの心の満足はわが心の満足である、という精神に徹している				
② 患者さんに接する態度として、「約束の遵守」、「迅速」、「親切」、「気配り」、「感謝」、「楽しさ」などを心掛けている				
③ ②に関連して、接遇の4S「Smile」(笑顔)、「Speed」(迅速な動きでテキパキ)、「Smart」(的を射た仕事ぶり、要領の良い話し方)、「Sincerity」(誠意・真心を持った対応)などを日々実践している				
④ 患者さんには挨拶の徹底・気軽に声をかける等、非金銭的サービスをこまめに実践している				
⑤ サービスについては、マニュアルに沿った行動はもとより、自分自身の個性的ノウハウを身につけ、患者さんに喜ばれている				
⑥ 見返りを期待せずに、小さな親切の積み重ねに日々、最善を尽くす―をモットーに仕事をしている				
⑦ 仕事中、「患者さんはこれで満足だろうか」と自問する習慣がついている				
⑧ 「患者満足」の向上を意識して仕事に取り組んでいる				
⑨ 「患者満足」について、他の病院および他の団体からそのノウハウを学んでいる				
⑩ 患者さんの投書や苦情に対して、真剣に対処する姿勢ができている				
合　　計				点

13. いつも患者の心に寄り添っていますか？

医事・看護の仕事は相手の心に寄り添ってこそできるもの

	チェック項目	A	B	C
①	相手に役立つこと、ためになることはないかと常日頃考えている			
②	喜ぶこと、長所・特技などを知り、話題にしている			
③	気さくな人だと思われるよう、人によっては冗談等を会話に入れている			
④	患者さんが言葉がうまく回らないときには微笑を浮かべて待つことにしている			
⑤	患者さんの事情を理解しようと努めている			
⑥	患者さんのコンディションを理解しようと努めている			
⑦	患者さんのつらさ・痛みを理解しようと努めている			
⑧	患者さんのホンネとタテマエを見分けるようにしている			
⑨	患者さんから尊敬されるものを何か一つでもよいから持とうと努力している			
⑩	患者さんに安心感を持ってもらうように、約束した時間等はきちんと守っている			
	各得点			

★A＝はい、B＝いいえ、C＝どちらともいえない
★得点：A＝5点、B＝3点、C＝1点

1．医事・看護の仕事はイコール人間関係といってもよいくらいの常に親身になって患者さんの心と体に寄り添うことが求められています。
2．40〜50点の台の人は上記主旨を現場で実践されている方々です。全員この点数を目指してください。

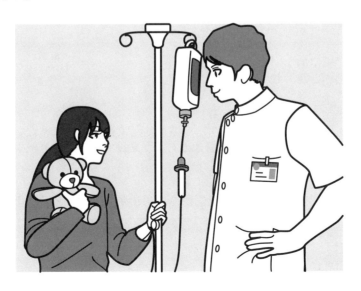

Your Self Test

14. 気づきを促す指導17のポイント

	チェック項目	低←自己評価→高
①	部下指導ではティーチングだけでなくコーチングも取り入れようと努めているか	1 2 3 4 5
②	部下をかけがえのない人材として尊重しているか	1 2 3 4 5
③	部下の能力を伸ばしてあげたいし、自分にはその支援ができると信じているか	1 2 3 4 5
④	部下の成長や成功を心から喜ぶことができるか	1 2 3 4 5
⑤	「人間は答えを見いだす能力を備えている」というコーチングの前提となる人間観を理解し、受け入れているか	1 2 3 4 5
⑥	部下に考えさせるような質問ができるか	1 2 3 4 5
⑦	新たな視点や切り口を提供するような質問ができるか	1 2 3 4 5
⑧	解釈・指示・非難・追及などの反応をせずに、部下の話に耳を傾けているか	1 2 3 4 5
⑨	アイ・コンタクトを交わし、タイミング良くうなずきながら、部下の話を聴いているか	1 2 3 4 5
⑩	部下の話を聴くときに、効果的な繰り返し（フィードバック）テクニックを使えるか	1 2 3 4 5
⑪	部下の仕事の成果を把握し、承認の言葉を伝えているか	1 2 3 4 5
⑫	成果として表れないプロセス（行動、態度、努力など）も承認しているか	1 2 3 4 5
⑬	部下の仕事ぶりや職場での行動については美点凝視を（良い点を積極的に見つけ出す）心掛けているか	1 2 3 4 5
⑭	部下の成長や進歩をつぶさに日頃から観察し、正しく把握しているか	1 2 3 4 5
⑮	部下自身が気付いていない事実などを、役に立つ形でフィードバックしているか	1 2 3 4 5
⑯	部下を一方的に責めたり、尋問することのないように、質問の表現に配慮しているか	1 2 3 4 5
⑰	前向き・肯定的・未来指向の質問を駆使できるか	1 2 3 4 5
	合計評価点	

・答えを押し付けてはいないか
・自分の望む答えへと誘導してはいないか
・部下の自由な思考・発想を制限してはいないか
・部下の成長のチャンスを奪ってはいないか

などをセルフチェックして、あらためて"引き出す"支援を試みてください。あくまでも主役は相手であり、その**力を最大限に引き出すよう支援する**ことがリーダーの役割であることを再確認しましょう。

1. 全質問（17問）中15項目が4〜5点台の人は、かなりコーチング的手法を理解され実践されている方です。
2. 全問2点〜3点の多い人は、話を引き出す傾聴のスキルを学んでください。例えば「そのまま操り返す」、「ポイントを操り返す」、「要約して操り返す」、「言い換えて操り返す」といった風に。

15. 平凡の凡を極めれば非凡になります

	チェック項目	Yes	No
①	初対面の人に自分の名前をはっきり、ゆっくりと言える	(Yes	No)
②	「はい」という返事は努めて明るく話すことにしている	(Yes	No)
③	自分のことは"わたくし"と呼んでいる	(Yes	No)
④	「ありがとうございます」は笑顔をもって話している	(Yes	No)
⑤	時間や約束は厳守している	(Yes	No)
⑥	整理整頓、身の回りをきれいにしている	(Yes	No)
⑦	毎日、目標を立て計画的に行動している	(Yes	No)
⑧	人の話しは最後までしっかりと聞くようにしている	(Yes	No)
⑨	きびきび迅速な行動をとっている	(Yes	No)
⑩	敬語の種類を知り、使い分けしている	(Yes	No)
⑪	病院内、病院外の言葉遣いを区別している	(Yes	No)
⑫	上司、先輩には役職名で呼び、同僚・女性には「さん」付けを基本にしている	(Yes	No)

1. あまりにも当たり前のこと―超常識―ですが、いつも実行となると難しいものです。チェックでは全部がYesにならないと成熟した大人とは言えません。
2. ⑫の、病院によっては役職の有無にかかわらず、全員「さん」付けのところもありますのでご注意ください。親しさとけじめのなさを混同した「ちゃん」付けで呼んでいる職場もありますが、なにかピーンとした緊張感が感じられません。

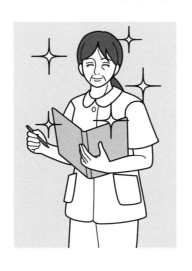

Your Self Test

16. 報告はすべての仕事の基本です

- ① 指示された仕事が完了したら、聞かれなくても完了報告をしているか
- ② 自分の職場のホウ・レン・ソウのルール・原則を知っているか
- ③ そのルール・原則に従っているか
- ④ ポイントを整理して、簡潔なホウ・レン・ソウをしているか
- ⑤ 「結論が先、経緯は後」という報告の原則を守っているか
- ⑥ 「○○の件で相談（報告）が……」などと、最初にテーマを示すようにしているか
- ⑦ 日頃から、分かりやすく伝えるための表現技術を工夫しているか
- ⑧ 「悪い報告ほど早く」の鉄則を守っているか
- ⑨ 連絡は、発信して終わりではなく、伝わったかどうかまで責任を引き受けているか
- ⑩ 相手から質問されそうなことを想定してホウ・レン・ソウしているか
- ⑪ 「事実情報」と「自分の見解（憶測）」を区別して報告、連絡しているか
- ⑫ 対面、電話、ファクス、Eメールなど、伝達手段のメリット・デメリットを知っているか
- ⑬ 指示を受けた時点と状況が変わったとき、すぐに中間報告しているか
- ⑭ 任された仕事でも、方向性を確かめるための中間報告をしているか
- ⑮ 仕事を終了するめどがついた段階で、中間報告しているか
- ⑯ 長期にわたる仕事の場合は、計画的に中間報告を入れているか
- ⑰ 連絡を頼まれたとき、不明なこと、曖昧なことなどは質問しているか
- ⑱ 手遅れにならないよう、早めの相談を心掛けているか
- ⑲ 相手の都合や時間というものに配慮して相談しているか
- ⑳ 相談に乗ってもらったことの結果や成り行きを相談相手に報告しているか

1. 各項目とも、よくやっている…3点
   まあ普通…………2点
   やっていない……1点
   で採点してください（□欄に記入してください）。
2. 54点以上であれば報告連絡相談は合格ラインです。
3. 「報告」は全ての仕事の基本、「連絡」はスピードが勝負、「相談」は雑談にならないようにそれぞれ注意が必要です。

17. 気配りのできる人は「慮る力」があります

	チェック項目	A	B	C
①	あいさつの際には、言葉ははっきりと相手の目を見て行うようにしている			
②	誰に対しても謙虚さを失わないようにしている			
③	接遇応対は機敏・好感を心掛けている			
④	常に正しい姿勢で歩くよう心掛けている			
⑤	身だしなみはもちろん、顔の表情や雰囲気にも疲れたところがないかを常にチェックしている			
⑥	服装は年齢・職位を考えておかしくないものにしている			
⑦	流行や奇抜さは抑え気味にしている			
⑧	患者さん、同僚などの誕生日には「おめでとう」の言葉をプレゼントしている			
⑨	言葉の贈物として「お疲れさま」、「大変だったね」と仲間をいたわる言葉を使っている			
⑩	贈物をもらったら、こちらの気持ちを早く伝えるようにしている			
	★ A＝はい　B＝いいえ　C＝どちらともいえない　　各得点			
	★得点：A＝5点　B＝3点　C＝1点　　総得点			点

1．45点以上の人は気配り力やエチケットを心得ている人です。
2．プレゼントには「言葉のプレゼント」（ほめ言葉とか激励や励ましの言葉等）、「関心のプレゼント」（相手の誕生日を覚えておく、とか興味、関心のあること、長所、強み、自慢にしたいことなど）、「良いうわさのプレゼント」などがあります。

Your Self Test

18. 正しい自己主張ができていますか？

	チェック項目	○	△	×
①	部内の業務の目標・方針を守らない部下には、一方的に怒りをぶちまける			
②	部内の業務の目標・方針を守らない部下にはどうして守れないのかじっくり理由を聞くことにしている			
③	②に関連して、その行為はリーダーの私にとって、とても不愉快であると素直に自分の感想を述べることにしている			
④	③に関連して事実を聞いた後、こうしてみたらという提案を出すことにしている			
⑤	相手の非を指摘するとき、厳しい言葉で責めずに相手の気付きに任せている			
⑥	部下を叱るとき、相手の人格まで叱ってしまう			
⑦	日頃から伝えたい相手にしっかり届く自己主張の訓練をしている			
⑧	手紙・文書・報告書をこまめに書いている			
⑨	コミュニケーション・マインド（コミュニケーションの大切さ）を十分認識している			

1．③、④、⑧は○印がほしいところです。
2．⑤についてはリーダーの弱腰で物分かりのいい姿勢が気になります。事実は事実として指摘しなくてはいけません。相手が気付く何らかのアプローチが必要です。気付かない人間には気付かせる、くらいの強引さも時には必要です。
性善説を鵜呑みにしていたらとんでもないことになります。人間そのものは信じるに値する存在ですが人間のやる行為には疑いを持つ、これがまっとうなリーダーの人間観です。

19. 相手に話が伝わっていますか？

	チェック項目	A	B	C
①	主題やテーマをはっきりさせて話すようにしている			
②	話したいことを前もってまとめるようにしている			
③	報告の際、結論の後にこれからの自分の取るべき態度についても話すことにしている			
④	声は明瞭にを心掛けている			
⑤	言葉遣いは文法上の間違えをしないよう気を付けている			
⑥	相手の年齢に合わせた表現方法を使っている			
⑦	説明は分かりやすく、簡潔に印象深くを心掛けている			
⑧	説明をするときは、その気にさせるようなその場かぎりの甘い言葉は使わないようにしている			
⑨	説明をするときは言葉以外の顔つき、表情、雰囲気にも気を使っている			
⑩	委員会などではその時の雰囲気に合わせた話し方をする			

★A＝はい、B＝いいえ、C＝どちらともいえない　　各得点

★得点：A＝5点、B＝3点、C＝1点　　総得点／50点

(1) 45～50点の人は自分の言語が人に与える影響をしっかりと自覚している人。
(2) 30点台の人はもう一度、言語が人に与える影響を考えてみてください。
(3) ⑥は相手の好む言い回しを活用すること。⑨は言葉より非言語的要素に話し手の本心が出てしまうことがあるので要注意です。

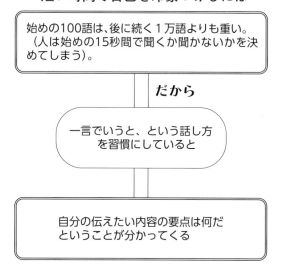

短い時間で自己を印象づけるには

始めの100語は、後に続く1万語よりも重い。（人は始めの15秒間で聞くか聞かないかを決めてしまう）。

だから

一言でいうと、という話し方を習慣にしていると

自分の伝えたい内容の要点は何だということが分かってくる

Your Self Test

20. 医事・看護職に必須です！4つのモラル

　組織人に必須であるモラルは、「正直」、「自制心」、「ルール尊重」、そして「守秘性」——この4つです。医事・看護職の人たちは他のどのような業種の人たちよりも、心や身体に重荷を背負った患者さんに寄り添っているのです。正直な対応で、常に自制心を持って、約束や守秘性をキチンと守ることは最低限の使命とも言えます。

　主張すべき点はハッキリと（自己責任を持って）主張しましょう。しかし、いったん決まったことについては、あれこれと言わずに潔く従いましょう。

① 40点以上の人は「責任意識」の強い人です。
② 30点の人はさらなる努力が必要です。
③ ⑬⑭⑮の各項目は、とくに「看護」という仕事の特性上でも、また働く大人の責任からも全て「はい」（3点）が欲しいところです。

[モラル力習得度] チェックリスト

はい→3点　　　まあまあ→2点　　　いいえ→1点

		はい	まあまあ	いいえ	優先順位
①	自らの生き方として、自分には厳しく他人には優しくをモットーにしている				
②	仕事が厳しくとも、上司からの助言、アドバイスを参考にして、自分なりに創意工夫をして、楽しい仕事にしている				
③	自分なりの価値判断をしっかり持ち、自分で意思決定したことは、責任を持って実行している				
④	組織の一員として尊ばれるために、自分の仕事を管理する責任（フォロアーシップ）、自分の責任を明らかにする責任（メンバーシップ）を果たしている				
⑤	仕事や人間関係に行き詰まったとき、その原因をまず自分に求めている				
⑥	看護のプロとしての専門能力をつけるための生涯学習に努めている				
⑦	仕事は何事も患者さま第一で、好感度を与える言葉遣いや話し方を心がけている				
⑧	病院の仕事に多少の制約はあるにしろ、いろいろな意味で患者さまのために役立つものと考え、そのための行動を粘り強く起こしている				
⑨	病院が目指しているものが、自分にとってどんな意味があるのかを常に考え、仕事をしている				
⑩	病院内の問題には、当事者意識を持って、自分だったらこうすると提案している				
⑪	他人に妥協せずに、自分の意見を勇気を持って、主張すべきことは主張することに努めている				
⑫	後輩で、「保護されたい」という思いが強い人には、成熟した大人になるとはどういうことなのか話してやっている				
⑬	組織人に求められる4つのモラル「正直」、「自制心」、「ルール尊重」、「守秘性」を守って業務を遂行している				
⑭	看護という仕事に伴う「責任」の内容、その範囲を具体的に知って、実践している				
⑮	自分は人間としての倫理観、職業観、責任感を持ち、仕事に対する意識も高いと胸を張って言える				
	合　　計				点

21. 輝く人には体力がある 看護スタッフはアスリートです！

　医事・看護業務は「体力・知力」が勝負です。弱竹（なよたけ）のかぐや男では勤まりませんよ。職場では良い人間関係をつくるために、患者さんや、そのご家族に良い雰囲気を与えるためにも、フットワークの良い「心身快適」が必須条件です。
　①合計が55点以上の人は、運動を取り入れ規則正しい生活を送っている人です。
　②20点前後あるいはそれ以下の人は、だらだらした生活習慣になっていないか、今のあなたの生活態度が患者さんに影響を与えるということをしっかり自覚してください。
　まずは今日から「ラジオ体操」で心身活性化の第一歩を踏み出しましょう。

[鍛練力習得度] チェックリスト はい→3点　　まあまあ→2点　　いいえ→1点	はい	まあまあ	いいえ	優先順位
① 日常生活の中で、寸時を惜しんで定期的に運動している				
② 1～2分というわずかな時間を使って手足を動かすことを心掛けている				
③ どんなに苦しい状況でも自分の感情や活力をコントロールするように努めている				
④ 自分を元気づける言葉なりスローガンを持ち、声に出している				
⑤ 体力・健康の維持増進のためのレジャーを身につけている				
⑥ 人間関係や仕事上のいざこざを生活に持ち込まないよう、その場で解決できるものは解決している				
⑦ 心や情緒の安定を調整する友人や趣味を持っている				
⑧ 塩分を控える、水分を補充する、偏食をしない等を実行している				
⑨ 節酒、禁煙、ストレス軽減等、自己管理を徹底している				
⑩ 医師や専門医の話にはよく耳を傾け、素直にその指示に従っている				
⑪ 有酸素運動、筋肉を使う運動、手指の運動等、バランス良く行っている				
⑫ 腹筋運動や腕立て伏せを休まず20回以上できる				
⑬ 休憩せず、無理なく40分以上歩ける				
⑭ 階段を手すりなしで昇り降りしている				
⑮ 前屈運動（立つ姿勢から膝を曲げずに前かがみ）をして手の指先が床につく				
⑯ 床に座った姿勢で状態を前かがみにしたとき、自分の足首に手の指が届く（ただし、きちんと膝を伸ばすこと）				
⑰ ラジオ体操（第一、第二のいずれでも）を毎日行っている				
⑱ 職場や家庭にユーモアを持ち込むようにしている				
⑲ 通勤途中や職場内では、エレベーターは使わずに疲労を感じない程度に歩くことにしている				
⑳ 新しいことに挑戦したり日記をつけたりして、努めて頭を働かせている				
合　　計				点

Your Self Test

22. 仕事は一に「忍耐」、二に「体力」です

　仕事を進める上での基本は情熱と覚悟―そして忍耐です。自分に甘えず身をもって実践すること。仕事はいつでも自分との闘いなのです。不器用でも一途に一本道、一途に一つのことを目指すことなのです。そして仕事上で輝いている人は、結局は体力があります。

　体力さえあれば、やる気を失うことなくちゃんと向き合えるし、嫌なことや困ったことが起きても前向きに対処できるのです。そんな人は声に張りがあり、姿勢も正しく凛(りん)としています。皆さんのお仕事は人に関わるもの。「牢働」(いやいやながら働く)ではダメ。「朗働」(楽しく生き生きと)になってこそ、人さまのお役に立てるのです。

①55点以上の人は「仕事の基本的な進め方」がキチンとできている人。
②30点前後でキャリア5年以上の人は「仕事の基礎力の完成」という点で一層の努力をしてください。

	[仕事力習得度] チェックリスト　　はい→3点　　まあまあ→2点　　いいえ→1点	はい	まあまあ	いいえ	優先順位
①	仕事の三種の神器、「PDCA」のサイクルを回す、「報告・連絡・相談」、「準備・段取り・確認」を知り、実践している				
②	自分の現在やっている仕事の規定、ルール、法令などをマスターしている				
③	現状の仕事の進め方について、もっと効率的な方法はないかと常に考えている				
④	報告では悪い報告ほど早くを実行している				
⑤	計画に沿って、上司や関係部門との調整を行っている				
⑥	自分の仕事に関連する動きや情報をつかんでいる				
⑦	他部門やセクションの自分に対する期待や要求、およびその変化を正確につかんでいる				
⑧	仕事の中から「ムダ」、「ムラ」、「ムリ」をなくすように心がけている				
⑨	仕事の中での工夫・改善を行っている				
⑩	現状の仕事のやり方に甘んずることなく、もっといい方法はないかと実験的な試みにトライし、レベルを高めている				
⑪	自らの仕事を遂行し達成するために、強い使命感と責任感を持っている				
⑫	ルールや規範に従い、正しく判断するとともに、率先垂範で後輩に良い影響を与えている				
⑬	自分だけの立場に固執せず、誠意を持って協力している				
⑭	会議では積極的に問題提起をしたり意見交換をしている				
⑮	組織の中では、上下・左右に注意を払うようにしている				
⑯	時間の使い方にはメリハリがあり、仕事の時間的密度は濃い				
⑰	約束の時間や仕事の工程はきちんと守っている				
⑱	自分の能力向上のために、具体的な自己啓発を行っている				
⑲	仕事遂行上の決め手、強み、資格、特技などを持っている				
⑳	上司の立場を理解し補佐を行っている				
	合　計				点

23. いつも強い責任意識を持っていますか

①	「個人でやるより組織を通じたほうが社会のお役に立てるから」というのが組織で仕事をする理由になっているか？	5	4	3	2	1
②	他人に甘えて生きるより、自分に厳しくても貸方に立って、周囲に自分を粗末にさせないように努めているか？	5	4	3	2	1
③	他人から動機付けられるのを待つのではなく、自分で自分を動機付けることに努めているか？	5	4	3	2	1
④	主体的に考え、自分で意思決定することに努めているか？	5	4	3	2	1
⑤	将来を見通し、結果責任を果たすための障害を予測し、その克服のための対策を立てて実行しているか？	5	4	3	2	1
⑥	仕事や人間関係に行き詰まったとき、その原因をまず自分に求めているか？	5	4	3	2	1
⑦	自分の強みを伸ばすために、あるいは、自分の強みを発見するために、与えられた仕事に全力投球しているか？	5	4	3	2	1
⑧	プロとしての専門能力を身に付けるための、生涯学習に努めているか？	5	4	3	2	1
⑨	病院全体に目を向け、患者さまの満足を重視し、自らのエネルギーを集中しているか？	5	4	3	2	1
⑩	多少の制約はあるにしろ、いろいろな意味で「組織は自分で変えられるもの」と考え、そのための行動を粘り強く起こしているか？	5	4	3	2	1
⑪	病院が目指しているものが、自分にとってどんな意味があるかを考え、自分にとっての意味づけに努めているか？	5	4	3	2	1
⑫	評論家的発想での意見具申や批判ではなく、当事者意識を持って、自分だったらこうすると提案しているか？	5	4	3	2	1
⑬	組織の一員として尊ばれるために、自分の仕事を管理する責任（フォロアーシップ）、自分の責任を明らかにする責任（メンバーシップ）を果たしているか？	5	4	3	2	1
⑭	他人に妥協せずに自分の意見を勇気を持って主張することに努めているか？	5	4	3	2	1
⑮	どうしても「保護されたい」という思いが払拭できない人は、自分は大人として未熟であると認識し、成熟した大人になるための努力をしているか？	5	4	3	2	1
⑯	組織人に求められる4つのモラル「正直」、「自制心」、「守秘性」、「ルール尊重」を守って業務遂行しているだろうか？	5	4	3	2	1
⑰	職務遂行に伴う「責任」の内容、その範囲を具体的に知って、実践しているだろうか？	5	4	3	2	1
⑱	自分は人間としての倫理観、職業観、責任感を持ち、仕事に対する意識も高いと胸を張って言えるだろうか？	5	4	3	2	1

80〜90点の人は自己責任意識の高い人、30点以下の人はたとえ仕事ができても評価されませんので要注意。	各得点	
	総得点	／90点

Your Self Test

24. 身だしなみのチェックをしてみましょう

項目		チェックポイント	男性	女性
髪	①	頭髪はいつも清潔にし、見た目の印象もすっきりしているか	☐	☐
	②	頭髪が長すぎたり、派手なカラーリングや髪形をしたりしていないか	☐	☐
	③	寝グセなどで、髪形が乱れていないか	☐	☐
顔	④	目やにがついていたり、鼻毛が見えていたりしないか	☐	☐
	⑤	ヒゲはきちんと剃ってあるか	☐	
	⑥	仕事にふさわしくない派手なメークやノーメークではないか		☐
	⑦	メガネが汚れていたり、目が充血したりしていないか	☐	☐
	⑧	歯はきれいか、口臭は気にならないか	☐	☐
服装	⑨	服装は、洗濯やクリーニングをして清潔にしているか	☐	☐
	⑩	縫い目がほつれたり、ボタンが取れたりしていないか	☐	☐
	⑪	ユニフォームなどを着崩したりしていないか	☐	☐
	⑫	服装の色や柄が派手すぎたり、周囲から浮いたりしていないか	☐	☐
	⑬	ネクタイをきちんと結んであるか。また汚れやほつれがないか	☐	
	⑭	高価な指輪など、場違いなアクセサリーをつけていないか	☐	☐
	⑮	香りのきつい香水をつけていないか	☐	☐
	⑯	清潔なハンカチを携帯しているか	☐	☐
爪	⑰	伸びすぎていたり、汚れていたりしないか	☐	☐
	⑱	奇抜なネイルアートやつけ爪をしていないか		☐
足元	⑲	靴は磨かれているか	☐	☐
	⑳	汚れや穴、かかとのすり減りなどがないか	☐	☐
	㉑	靴は規定通りのものを使用しているか		☐
	㉒	靴下は匂いのしない清潔なものを着用しているか	☐	
	㉓	ストッキングが伝線していたり、穴があいたりしていないか		☐
	㉔	ストッキングの柄や色が職場にふさわしいものであるか		☐

あなたをはじめ職場のチーム員を思い浮かべて、チェックしてみてください。結果を皆さんで話し合って新しいルールなどをつくってはどうでしょうか。
あなたがリーダー的な立場にいるなら、若い世代には服装や髪型は自分の世代だけに合わせたものにするのではなく、職場の雰囲気に自分の服装を合わせるほうが無難ということを教える必要があるでしょう。

25. いつも公私のケジメつけていますか？

人	☐	同僚と仕事中も友達言葉で話していないか
	☐	人の悪口やうわさ話を言ったり、広めたりしていないか
	☐	セクハラになるような発言や行動をしていないか
	☐	注意を受けると、ふてくされたり、感情的になったりしていないか
	☐	自分と気の合う人とだけ付き合ったりしていないか
物	☐	病院の備品を自宅に持ち帰っていないか
	☐	病院のサンプル商品や試作品を無断で自宅に持ち帰っていないか
	☐	デスクやキャビネット、ロッカーを私物化していないか
	☐	資料や設備機器などの共有物を一人で独占していないか
	☐	トイレなどの共有スペースをきれいに使用するように心掛けているか
金	☐	私用電話、私用メール、私用コピーをしていないか
	☐	経費で私的なものを買ったり、私的な飲食をしたりしていないか
	☐	高額の借金の申込みに、安易に応じたりしていないか
	☐	接待費や交通費などを水増し請求していないか
	☐	私物を病院から郵送したりしていないか
時間	☐	始業時間、終業時間、休憩時間などを自己都合で変更していないか
	☐	約束の時間に遅れたりしていないか
	☐	勤務時間中に仕事に関係のないことをしていないか
	☐	休憩所や給湯室などで、仕事に関係のない長話しをしていないか
	☐	外出時に個人的な用事をついでにすませていないか
仕事	☐	手を抜くなど、適当な仕事の進め方をしていないか
	☐	仕事を好き嫌いで選んだりしていないか
	☐	院内情報・データを許可なく持ち出していないか
	☐	通勤途中でも節度のある行動を心掛けているか
	☐	許可なく、アルバイトなど兼業をしていないか

1. はじめは個人がチェック、刻当するものには○印を、次にチーム員の結果を見て刻当する項目については×印をつけてみてください。
2. チームとしての結果が思わしくない項目が多い場合は、全員でその原因・対策について話し合ってみてください。

Your Self Test

26. がまんの修行が器をつくります

　心という字の上に一振りの刀をあてがわれ、切羽詰まった思いに直面しているのが「忍」です。さて、日ごろの自分を振り返ってみて、ここ一番の正念場に遭遇したとき、冷静に応えているか、逆にカッとなって取り乱すか—大人か幼児かの分かれ道です。

　いつも「堪えて、辛抱して、がまんして」いると精神衛生上良くありませんが、かといって、いちいち目くじらを立て攻撃的な言動はいかがか。言うべきことはキチンと言う。がまんすべきときは断乎としてがまんする。要はがまんの"ほど"を知ることです。

　「がまん」できる人が大人型職員、自己中心主義ですぐキレるのは子供型職員—人間関係はがまんの修行、それが人間の器をつくるのです。

　①30点以上の人は「がまん力」のある人として評価できます。
　②15点前後の人は、自分の行動にカッとするところがないか反省が必要です。

[がまん力習得度] チェックリスト		はい	まあまあ	いいえ	優先順位
はい→3点　　まあまあ→2点　　いいえ→1点					
①	職場は多様な価値観を持った人の集合体なので、自分にとって理不尽なことや都合の悪いことがあっても、極力がまんしている				
②	就業規則、服務規律などの定められたルールには理屈抜きで従う				
③	すぐキレるのは子ども、がまんすることができるのは成熟した大人のとるべき態度という信念を持っている				
④	人さまの自慢話は、笑顔で聞くように心掛けている				
⑤	気の合わない人がいても、チームワークをとって仕事をしていくのが職場だと割り切っている				
⑥	患者さんや上司に注意や叱責を受けているとき、相手が誤解している場合でも、とりあえずは最後まで聞く姿勢に徹している				
⑦	がまんにがまんを重ねているとストレスがかかるので、相手の言い分を聞いた後、自分の意見を言うことにしている				
⑧	会議などで集団の意思決定がされた事柄については、たとえ言い分があっても潔く従う、をモットーにしている				
⑨	自分を元気づける言葉なり、スローガンなどを持ち、声に出して気合いを入れている				
⑩	つらいことに出会ったら、「もう1回」「もういっぺんだ」と自分に言い聞かせて努力している				
⑪	愚痴を言う前に、できることから行動する、をモットーにしている				
⑫	失敗については反省はしても後悔はしない、という態度に徹している				
合　　計					点

27. どのような時も「もういっぺん」の勇気を

チェック項目	(Yes ・ No)
① こんな上司、こんな部下と決めつけてしまう前に、「もういっぺんの勇気」を奮い起こして、今日一日は上司や部下の"長所"だけを見るようにしていますか？	(Yes ・ No)
② 「なんで私だけに仕事が集中するの」と嘆く前に、「もういっぺんの勇気」を奮い起こして、自分の仕事の点検リストをつくっていますか？	(Yes ・ No)
③ 時間がないといらいらする前に「もういっぺんの勇気」を奮い起こして、一分一秒まで有効活用をしているかどうか、生活態度の反省をしていますか？	(Yes ・ No)
④ この仕事はやりがいがないと嘆く前に、「もういっぺんの勇気」を奮い起こして、仕事に創意工夫を取り入れているか、反省していますか？	(Yes ・ No)
⑤ みんなが私に協力的でない、と愚痴をこぼす前に「もういっぺんの勇気」を奮い起こして、自分が相手に何をしてあげたかについて反省していますか？	(Yes ・ No)
⑥ 患者さんとのコミュニケーションがうまくいかないと嘆く前に、「もういっぺんの勇気」を奮い起こして、もういっぺん患者さんに話をしてみる、もういっぺん病室に訪ねてみる、を実行していますか？	(Yes ・ No)
⑦ 私の言い分を相手が理解してくれないと嘆く前に「もういっぺんの勇気」を奮い起こして話の順序を替えてみる等の努力をしていますか？	(Yes ・ No)
⑧ どうして給料が安いのだろうと嘆く前に「もういっぺんの勇気」を奮い起こして、仕事の貢献内容、貢献対象、貢献実績がこれでよいのか、と上司に率直な意見を聞いていますか？	(Yes ・ No)

Yes が 8 個の人は発憤力の強い人。
Yes が 5 個以下の人は、さらなるもういっぺんの努力を要する人たちです。

Your Self Test

28. あなたの情熱力はどのくらい？

	チェック項目	A	B	C
①	何か始めようというとき、そのうちやればよいと思ってしまうことはない			
②	自分の都合ですぐに考えを変えたりしない			
③	日々自分をかりたてる動機付けができている			
④	苦労を嫌がり、事なかれ主義になっていない			
⑤	責任を恐れて、事なかれ主義になっていない			
⑥	マンネリを防ぐためにも、新しいことに情熱を持って取り組んでいる			
⑦	周囲からそこまでやらなくともといわれるぐらい、夢中に取り組んでいることがある			
⑧	情熱を持続するのも努力が必要だと実感している			
⑨	⑧に関連して、精神や体力の限界に挑戦するようにしている			
⑩	毎日反省する時間をとって、自己充実を図っている			

★ A＝はい、B＝いいえ、C＝どちらともいえない
★ 得点：A＝5点、B＝3点、C＝1点

各得点
総得点　／50点

30、40代の人であるならば35点以上は取りたいところです。
私の勝手な解釈ですが、この期の人は人生の黄金期（ゴールデンタイム）に該当するものと思われますので。
　・創造と前進をキーワードに知恵で勝負する時代
　・人生の生活目標を設定する時代
　・可能性の実現に挑む時代
　・自己を確立する時代
　・マンネリを脱皮する時代
　・人間的魅力を磨く時代
さて、あなたは情熱の焦点をどこに当てますか？

29. 自己成長に向けた努力をしていますか？

自己啓発には入学式だけあって卒業式はありません

	チェック項目	点数
①	その道のプロを目指して専門分野の書籍・雑誌に目を通し学習している	5・4・3・2・1
②	一つひとつの体験を大切にし、体験からもその都度新しいことを学ぶことにしている	5・4・3・2・1
③	疑問点があればすぐに調べるなり、人に聞くなどして解明するようにしている	5・4・3・2・1
④	講演会などには努めて参加し、新しい知識、情報を得るようにしている	5・4・3・2・1
⑤	他人の経験談を積極的に傾聴するようにしている	5・4・3・2・1
⑥	仕事をとおして仲間とともに能力を向上し合っている	5・4・3・2・1
⑦	今、自分の学習すべき点はこれだという明確なテーマを持っている	5・4・3・2・1
⑧	どんなに忙しいときでも、1日5〜10分は必ず勉強するという習慣をつけている	5・4・3・2・1
⑨	昨日の自分より、今日の自分といったふうに、ちょっとの成長を心掛け、実践している	5・4・3・2・1
⑩	朝起きてから病院に行くまでのわずかな時間を利用して、自己啓発を持続している	5・4・3・2・1

1. 40〜50点台の人は勉強すべき目標も決まっており、自己向上意欲も盛んで研究心のある人。
2. 20点未満の人は1日も早くチャレンジすべき目標を定めてください。

合計　50　点

Your Self Test

30. コミュニケーションは理屈ではありません

コミュニケーション能力がいかに重要であるか、リーダーならば日々実感しているはずです。知識を確認しながら、スキルアップに務めましょう。

> Q　コミュニケーションに関して正しいものに〇を、間違っているものには×をつけてください（正解は次ページ）。
>
> ☐ ❶　傾聴に必要な"カウンセリング・マインド"の3要素といえば、受容、共感、自己一致である
>
> ☐ ❷　会話がスムーズに流れるように、ペースをリードしてあげるスキルを"ペーシング"という
>
> ☐ ❸　「聞いてもらっている」と実感してもらうために、聞き手はなるべくアクションを抑え、身じろぎせずに聞き入るのがよい
>
> ☐ ❹　話しやすさを阻害するものとして、すぐに評価、解釈、指示、追及などで応じるということがあげられる
>
> ☐ ❺　相談を受けた場合に最も重要なことは、すぐに的確なアドバイスができるかどうかである
>
> ☐ ❻　非言語コミュニケーションには、アイコンタクト、表情、身振り手振り、声の大きさや抑揚などがある
>
> ☐ ❼　ダイアローグは、協力し合いながら解決策をつくり出していくコミュニケーションであり、相互理解を深めるプロセスを大切にする
>
> ☐ ❽　ディスカッションとダイアローグを比較すると、前者は仮説を正当化し防衛する姿勢、後者は仮説を検証し探究する姿勢が見られる
>
> ☐ ❾　職場で良い人間関係を築いて維持するという点では、ノン・アサーティブであることが最も望ましい
>
> ☐ ❿　Youメッセージは、相手の主体性や自律的行動を促す効果がある
>
> ☐ ⓫　「なぜ、私の期待を裏切ることばかりするんだ」と言うのは、Iメッセージといえる
>
> ☐ ⓬　話し方の手法の1つであるPREP法は、起承転結でストーリーを展開していくので、聞き手の興味を引きつけ、飽きさせない効果がある

<正解と解説>

❶○ ❷× ❸× ❹○ ❺× ❻○ ❼○ ❽○ ❾× ❿× ⓫× ⓬×

- ❶ カウンセリング・マインドの3要素といえばこの3つ。"**受容**"は相手をまるごと受け容れること、"**共感**"は相手の気持ちに寄り添い理解しようとすること、"**自己一致**"は聞き手として正直・誠実であることです。
- ❷ 聞き手が、相手のペースに合わせるのが"**ペーシング**"です。それによって話し手は、自分のペースで話せる安心感・心地よさ、自分が尊重されているという実感、聞き手との一体感を味わうことができます。
- ❸ 「聞いてもらっている」と実感してもらうには、"**うなずき**""**相づち**""**表情**"などのリアクションが有効です。
- ❹ 上位者がやりがちなリアクションに、相手の話にすぐ**評価**（例：甘いね）、**解釈**（例：要するに、やりたくないのね）、**指示**（例：それは断りなさい）、**追及**（例：誰のせいかな？）の言葉で応じてしまうということがあります。これらは話しやすさを阻害するので、まず相手を受け容れ、話に耳を傾けるようにしたいものです。
- ❺ 相談でまず心がけたいのは、来談者の**話をよく聞く**ことです。
- ❻ 言葉の意味・内容（バーバル要素）以上に、**非言語コミュニケーション**（ノン・バーバル要素）が強いインパクトを与えることがあります。
- ❼ **ダイアローグ**とは、自分の意見やそう考える背景をきちんと相手に伝え、同じように相手の意見やそう考える背景を理解する、というプロセスを通じて、相互理解と問題解決を図るコミュニケーションです。
- ❽ ダイアローグは、**相互理解、協力、探究、創造**などがキーになります。
- ❾ ノン・アサーティブな態度・自己表現は、自分の意思が届かず誤解されやすいといえます。また、抑え込んだ感情が突然爆発する危険もあります。
- ❿ たとえば「（あなたは）どうして協力してくれないの？」はYouメッセージであり、「あなたは非協力的だ／協力すべきだ」と相手を責めるニュアンスがあります。自発的に協力しようという思いは引き出せません。「力を貸してもらえると、私は助かる」とIメッセージで言えば、相手は気持ちよく協力してくれるでしょう。
- ⓫ このせりふは「なぜ、あなたは…」というYouが隠れたYouメッセージです。
- ⓬ Point（結論）→ Reason（理由）→ Example（具体例）→ Point（結論）の順で展開するのがPREP法です。

Your Self Test

31. 会話上手は話させ上手

　会話上手は話させ上手とも言われます。さりとて多弁が良いとは限りません。江戸時代の儒学者・佐藤一斎は「多言の人は浮躁なり」と教え、とかく多言の人は相手の気持ちにお構いなしでぺらぺら喋るので、時には人のつむじを曲げることもあると指摘しています。
　皆さんは「イデデの歌」というのをご存じですか。リーダー・先輩から注意や指示をされたとき「イヤぁ～それは……」と言い訳し、さらに「デモ～」が加わり、結果を求めると「デキマセン～」といったあんばい。このイデデの歌がまかりとおったら、言い訳と弁解人間ばかりになってしまいます。あなたは今、イデデの歌を口ずさんでいませんか。会話は「朗らかに」、「明るく」、「ハッキリ」を基本に、「相手を思いやる建設的な言葉で」がモットーです。
　①40点台の人は「相手中心の会話力のある人」です。②30点台の人はいま一歩「会話は相手の満足度にある」ことを理解してください。③20点台以下の人は自己中心の会話になっていないか反省が必要です。

[会話力習得度] チェックリスト はい→3点　　まあまあ→2点　　いいえ→1点	はい	まあまあ	いいえ	優先順位
① 会話では自分が2割、相手が8割。「話してもらう」をモットーにしている				
② 相手の一番聞いてもらいたいことは何かを考えながら会話をしている				
③ 会話中、相手の名前を呼ぶよう心掛けている				
④ 目上の人には「どうも」ではなく、きちんと挨拶をしている				
⑤ 会話中は、「できません」などの否定的な言葉は使わずに、「少し時間が掛かります」などの肯定する言葉に代えて使っている				
⑥ あいづちは、会話の潤滑油になると考えよく使っている				
⑦ ⑥に関して、「うそー」、「まさか」、「そんな！」など、疑うようなあいづちは相手の気分を害するので、極力使わないようにしている				
⑧ 語尾を上げたり、伸ばしたりしないよう気をつけている				
⑨ 「か」、「で」、「ので」、「けれども」などの接続詞は話が長くなるので、極力使わないようにしている				
⑩ 「語尾はハッキリと」を心掛けている				
⑪ 「これ、それ」、「あれ、こんな」などの助詞、代名詞や連体詞は意味のとりづらい言葉なので、使わないようにしている				
⑫ 「届く声」、「安定感のある声」、「表情のある声」の3つに気をつけている				
⑬ 「さようなら」は人によっては冷たい感じを受けるので、「またね」などの一言を付け加えるようにしている				
⑭ 別れ際は楽しい話で、笑顔で締めくくるよう気を遣っている				
合　　計				点

32. いつも質問・確認を心がけていますか？

知らないことは知らないといえる素直さを持ちたいものです

	チェック項目	Yes	No
①	仕事のことで疑問点や不明なことが生じたら、自分で考える前に、まずベテランの人に聞いてみる	(Yes・No)	
②	疑問点や不明な点が出てきたら、しばらく時間がたってから再度、考えてみることにしている	(Yes・No)	
③	疑問点や不明な点が出てきたら、とりあえず自分なりに考えた答えを持って、ベテランの人に聞くことにしている	(Yes・No)	
④	ある程度キャリアを積んでいるので（6〜8年）めったなことでは人に相談できない	(Yes・No)	
⑤	若い人の質問には、コミュニケーションを取る意味から、分かることは即答してやることにしている	(Yes・No)	
⑥	質問は、それをすることで相手の話したいことを引き出すことだと考えている	(Yes・No)	
⑦	仕事上質問してみたいことがあるのだが、人によっては依頼心の強い人間と決めつけてしまう人がいそうなので遠慮している	(Yes・No)	
⑧	質問をしに来ない若い社員は、失敗したとしても聞きにこない本人の責任として放っておく	(Yes・No)	

Yes は③⑥。ほかは全部 No です。
①は、まず自分の頭で考えてみて、あらかじめ自分の見解を持って相談に乗ってもらうのがエチケット。
②時間がたつにつれ、複雑化し、考えること自体、おっくうになります。
④知らないことは知らないといい切れることも大事、知ったかぶりで仕事をしていてミスをしたではナンセンス。
⑤内容によりけりですが、依頼を増長させるのみ。
⑦人に対して妙な憶測は危険です。
⑧質問に来る人をどう見ているかというリーダーの判断基準を、前もって告げておくことが大切です。

Your Self Test

33. 上司、リーダーとコミュニケートとれていますか

	質 問 事 項	Yes	No
①	リーダーの役割、メンバーの役割がはっきりしている	Yes	No
②	リーダーとともに達成すべき部門目標が明確になっている	Yes	No
③	リーダーの長所と短所をよくわきまえている	Yes	No
④	メンバーとしての目標や役割が明確になっている	Yes	No
⑤	リーダーに対して常に意見具申をしている	Yes	No
⑥	リーダーの間違った行動に対しては毅然とした態度で発言できる	Yes	No
⑦	リーダーに対してまめに報告している	Yes	No
⑧	リーダーとの対話の機会が多い	Yes	No
⑨	リーダーに相談することが多い	Yes	No
⑩	リーダーが困っていること、やりたいと思っていることなどを察して、進んで協力している	Yes	No
⑪	リーダーから仕事を任せられる能力レベルに達している	Yes	No
⑫	リーダーに企画やアイデアを進んで提言している	Yes	No
⑬	リーダーの役割の一部を進んで引き受けるように行動している	Yes	No
⑭	リーダーにとって都合の良いような問題の処理の仕方ができる	Yes	No
⑮	リーダーの弱みを補うような行動ができる	Yes	No
⑯	メンバー間のコミュニケーションがよくとれている	Yes	No
⑰	メンバーどうしで良い意味での競争がある	Yes	No
⑱	メンバーどうしで助け合って仕事を進めることが多い	Yes	No
⑲	（メンバーとしてのあなたの）仕事や行動が職場の中によい影響を与えている	Yes	No
⑳	リーダーと仕事だけでなく人間的な付き合いが深い	Yes	No

　メンバーがメンバーシップを持って行動する必要があります。リーダーにはリーダーの、メンバーにはメンバーの役割があります。リーダーシップとメンバーシップが相互に発揮され、強いチームが実現することになります。
　ここでは、メンバーシップのチェックリストを掲げておきます。メンバーとしてどのようにチームに貢献できるか、という視点でチェックしてみてください。

(1) Yesが15個以上であるならばリーダーとチーム員の相関関係にズレがなく、よくいっていると考えられます。
(2) 逆にYesが5個以下という場合、リーダーの思惑とメンバー員との間にズレがあったり片寄っている場合が考えられますので要注意です。

34. チームコミュニケーション心がけていますか

真のチームワークは、お互いがスキルを持って競い合うことです

	質問事項	Yes	No
①	自分の行動がチームのムードに大きく影響することを心得ている	Yes	No
②	共に苦しみ、共に楽しむという姿勢をとっている	Yes	No
③	組織内の秩序の乱れには小さな事項でも注意している	Yes	No
④	メンバーの意見や話を上手に根気よく聞くことにしている	Yes	No
⑤	チームによってなされる事柄、特に困難な問題や重要な事柄は、性急にならず、よく考えた上で処理している	Yes	No
⑥	チームワークを取る上でのリーダーの役割を知っている	Yes	No
⑦	自分に対する批判や忠告は率直に受け入れている	Yes	No
⑧	メンバーの考えを自由に述べさせる（メンバーの意見を求めるときは、初めから決定的な発言をしないようにしている）	Yes	No
⑨	メンバーに対する支援、協力を大切にしている	Yes	No
⑩	部内のチームワークを良くしようという、自分の気持ちがメンバー全員に十分伝わっている	Yes	No
⑪	チーム全体の問題は、個々のメンバーが扱わず、全メンバーで処理する（チームに関係ないことはチームの会合で扱わない。個々のメンバーの問題は個別的に扱うようにしている）	Yes	No
⑫	他のチームとのコミュニケーションを良くし、連絡を保つようにし、仕事以外でもメンバー全員と密接な関係を持とうとしている	Yes	No
⑬	チーム内のことは全て自分が責任を取るようにしている	Yes	No

① Yesが10以上のリーダーは、優秀なリーダー。
② Yesが7～9のリーダーは、もう一歩のリーダー。
③ 真のチームワークとは仲が良いこととは必ずしも一致しません。仲が良いのにチームワークがよくない、効率がさっぱりだというのは、チーム員が、チームとは業績アップが第一ということを忘れて言いたいこともがまんしての"信頼"ごっこを演じているからです。

Your Self Test

35. 工夫次第で時間はつくれます

　看護の仕事はとにかく忙しい。時間を上手に自己コントロールするためにも、今の仕事の仕方や行動に「ムリ・ムダ・ムラ」がないかどうかをチェックしてみる必要があります。そこで——。とても忙しいあなたに「守谷流７つの時間管理法」を伝授しましょう。
　①その場でできることはその場で処理をすること
　②何ごとも中途半端にしないこと
　③仕事のアクションストーリーをつくって全ての行動に時間をつくること
　④ぐず、先送り、だらだら、抱え込みは時間の無駄につながるので注意する
　⑤「あとで」という言葉を捨てて「いつから」をきっぱりと宣言すること
　⑥何ごとにも気を入れて仕事に集中すること
　⑦仕事上でストレスをためないこと
　下記のチェックシートで38点以上の人は時間の有効活用ができている人。35点以下の人はもう一歩の努力。⑨⑩などは時間を奪い取られる典型です。時には「ノー」と言って、できるだけ自分の時間を確保しましょう。

	[時間管理習得度] チェックリスト　　　はい→3点　　まあまあ→2点　　いいえ→1点	はい	まあまあ	いいえ	優先順位
①	緊急の仕事がいつ入っても対応できるように、時間は前倒しにして仕事を進めている				
②	きつい仕事、苦手な仕事を先延ばしにしないように、着手を早く心掛けている				
③	②に関して、仕事の「抱え込み」、「ぐずぐず病」、「完璧病」に陥らないように気をつけている				
④	書類等のペーパー類をためておくと時間を取られるので、必要なものは期限を決めて保存し、他は思い切って捨てることにしている				
⑤	自分の時間を確保する意味から、他人に協力してもらうなど一人で抱え込まないよう注意している				
⑥	後輩の相談事が、あらかじめ調べもせずに聞いてくるような態度であったら、自分の意見を持って相談に来るように注意を促している				
⑦	アポイントをとっておきながら遅れてくる来客には、厳しく注意している				
⑧	相手の長電話に巻き込まれないように注意している				
⑨	不意の来訪者に対しては、「今○○なので」と場合によっては日時を決めて再訪問していただくように話している				
⑩	後輩の相談事が雑談にならないよう十分に気をつけている				
⑪	周囲とのコミュニケーションを十分にとり、情報交換が遅れたり、人間関係を損なうことがないよう心配りしている				
⑫	自分の仕事のペースをあらかじめ周囲の人に説明しておき、不用意な仕事が舞い込まないようにしている				
⑬	謝罪には「申し訳ありません」、「すみません」など、同じような言葉を繰り返さず、これからどうするかの対応策に重点を置いて話している				
	合　計				点

36. 有効に時間確保していますか？

時間泥棒の犯人は自分だった…なんてことがないように

チェック項目	答え				
	A ほとんどいつも	B よくある	C ときどき	D めったにない	
① たびたびかかってくる電話で仕事が中断される。断ったら悪いのでつい出てしまう					電話
② 院内あるいは院外の不意の訪問にも冷たくせず応対しているので、来客で仕事が思うように進まない					来客
④ 短時間で集中的にやるので、休む暇がないため、最後までやり遂げる自信もない					グズグズ病
⑤ 仕事の優先順位が決まっておらず、たくさんのことを同時にこなそうとし過ぎる。ささいな問題に必要以上に時間をかけているため、最重要課題に精力を集中できない					優先順位を決めない
⑥ 自分の能力以上に仕事を抱えていたり、いつも途中で予想外のトラブルが起きたりするため、期限の厳しい仕事はスケジュールを守るだけで精一杯になってしまう					厳しい期限
⑦ ペーパーワークが多すぎる。書類を読んだり作成することに時間を取られてしまう。デスクの上は、整理されているとはとてもいいがたい					ペーパーワーク
⑧ 周囲とのコミュニケーションが足りない。情報交換が遅れたり、誤解が生じたり、人間関係を損なうこともままある					コミュニケーションと情報
⑨ 仕事の分担がどうもうまくできない。他人に任せられる仕事でも、断られたら面倒なので自分でやってしまうことが多い					分担
⑩ 自分の仕事をすべきときでも、他人から仕事を頼まれるとなかなか断れない					断われない

1．時間の有無はご本人の意志の強弱が大きく影響してきます。②などは典型的なケースです。断る、あるいは後にしてもらうなど、いくらでも口実はつくはず。
2．また、取り越し苦労もしないことです。⑨などは実際に頼んでみないと分かりません。
3．そのほか①にも関連しますが、NOと言えることが自分の時間を確保する上で有効なことを知ってください。

Your Self Test

37. 経費節減でムダ排除をしていますか

- ☐ 定期的にファイルを廃棄する仕組みがあるか
- ☐ 書類・ファイルなどが「探す」ことなく取り出せるように整頓されているか
- ☐ データは、印刷物と電子記録（CD-ROMなど）で二重に保管されていないか
- ☐ 提出書類や申請書類のフォーマットを簡潔に記入しやすくできないか
- ☐ 「念のため」のコピーはとらないようにしているか
- ☐ 複数の書類を1枚にまとめられないか
- ☐ 通達・告知などは、電子メールや院内掲示板で済ますことができないか
- ☐ 院内報を凝縮し、ムダを省けないか
- ☐ 企画・判断などの思考業務に携わる要員を少数化しているか
- ☐ 企画・判断などの思考業務のプロセスを明確にできているか
- ☐ 通信機器（電話、FAX、電子メール）の利用の最適化を図っているか
- ☐ その電話・ファックス・面談は本当に必要か、メールで済ませられないか
- ☐ 事務消耗品の在庫を最小限にしているか
- ☐ 使用頻度の低い備品や用具は共有化を進めているか
- ☐ ミスを防ぐための「仕組み」をつくれないか
- ☐ その仕事は、標準化・マニュアル化できないか
- ☐ 過剰品質を避けているか
- ☐ 同時にできる作業を並行して進めているか
- ☐ もっと節電、省エネができないか
- ☐ 100円ショップの品で十分ではないか
- ☐ 自ら意欲的に業務革新に取り組んでいるか
- ☐ 個人に蓄積されているノウハウの共有化を図っているか
- ☐ パソコン活用能力を高め、情報リテラシー向上を進めているか
- ☐ よく使うものが取り出しづらくなっていないか
- ☐ 物がじゃまで通りづらく、掃除などがしにくくないか
- ☐ 院内のレイアウトを変え、歩行のムダを減らせないか
- ☐ クレーム対策に問題はないか
- ☐ 個人の能力を高めるための教育・訓練などは効果的に実施されているか
- ☐ どうしたらもっとストレスを軽くできるか
- ☐ どうしたらもっとコミュニケーションをうまくとれるか

38. 段取り良ければすべてよし

(それぞれの項目について，⑤〜①点で自己評価し，□の中に数字を記入してください)．
◆仕事の目的がはっきりしているだろうか
① 「何のためにこの仕事をするのか」という質問に明確に答えられる □
② 求められる成果がどれくらいのレベルかについて具体的に理解している □
③ 1つの仕事が病院全体の中でどういう位置を占め，どういう役割を持っているか把握している □
④ 1つの仕事に対して，関わる誰もが共通の目的を持つように確認している □
⑤ 「できない」という発言はしない，させないように，「こうすればできる」と考えている □
⑥ 「大体こんなふうに」といったイメージやニュアンスだけで話をしないようにしている □
⑦ 「こうしてください」，「私はこうします」と手順をはっきりと告げている □
⑧ 仕事の目的が病院方針や戦略と合致しているかどうか確認した □

◆仕事の内容を十分に把握しているだろうか
⑨ 自分の仕事の分担範囲はどこまでかがはっきりしている □
⑩ どういう権限や責任を与えたり，与えられているか明確になっている □
⑪ 自分の仕事と関係の深い部・課・係はどこかを確認した □
⑫ 新たな仕事に取り組む前に，体験談を話したり耳を傾けたりしている □
⑬ 類似業務を過去に行ったことがある場合，資料を収集すると同時に院内の経験者に相談したり，失敗談などを聞いている □
⑭ 大きな仕事は分割して考え，一つひとつに手順やウエイトづけをしている □
⑮ 作業を分割したら，項目ごとに必要なデータや資料をそろえたり，協力が必要な部署に依頼している □
⑯ 仕事を分析し，まとめてできる同種類の仕事や同じ場所でできるものかどうか，というように常に効率を考えている □
⑰ あらかじめ作業マニュアルや，規定マニュアル等のポイントを読んでから取り掛かっている □

◆報告体制は整っているだろうか
⑱ 誰から命令を受けるか，あるいは誰に指示をして仕事をするのか責任者と担当者がはっきりしていること □
⑲ 報告は結論を先に述べ，次いで詳細を述べるなどの手順を徹底している □
⑳ 他部署との連絡はどのようにして取るか打ち合わせ済みだ □
㉑ 共同で作業する仕事は，互いに定期的に報告するような仕組みをつくっている □
㉒ 事前，事後，中間報告の必要性を打ち合わせている □

◆仕事の優先順位を検討しているだろうか
㉓ 新たな仕事が重なるときは，抱えている仕事との優先順位を考慮している □
㉔ 急ぎの仕事が重なるときは，仕上げの時間を調整し合い，締め切り時間の早い順に取り掛かっている □
㉕ 同じような仕事を，重複して行っているようなことはないか．同じ目的の仕事を他部署の人間がやっているようなことがないか，日頃からチェックしている □
㉖ 文書や資料作成など，ルーチンワーク化している作業が単なる習慣のみに終始し，惰性で行っていないか検討した □
㉗ 毎朝，「1日の行動計画の確認時間」を設けている □

(合計135点満点です．キャリア5年以上の経験者は，全員が100点以上の点を取ってください．100点未満ですと，基本力不足という評価になります．なお優先順位については，個人の優先順位も大事ですが，上司のそれとの食い違いをなくすためにも日頃からのコミュニケーションが大切になってきます)．

Your Self Test

39. スケジューリングはできていますか？

仕事の4大管理とは「計画の管理」、「行動の仕方の管理」（判断力・決断力も入る）、「納期の管理」、「ワークストレスの管理」です

【計画立案編】作成したプランで最大の成果を引き出せるだろうか

やるべきことが明確になっており、スケジュール作成がなされていれば、その仕事は概ね計画どおりに運びます。"段取り八分"といわれるゆえんはそこにあります。仕事を進める上での段取り自体にモレがないように、それぞれの項目について⑤〜①点で自己評価し、数字を記入してください。

◆アクションプランは過不足なく書かれているだろうか 採点（5〜1点）

1	目的が明確に表現されている	
2	最小の費用で最大の成果を得ることを意識した手順、方法を示している	
3	完成までに要する経費や時間配分がなされている	
4	時間、人数、費用などの表記が客観的な数値で評価されやすい目標になっている	
5	チームで進める場合、メンバーのスキルを考慮して作業分担している	
6	過去の業務と類似した取り組みの場合は、体験を活かした改善策になっている	
7	たとえ「任せる」といわれたプランでも、リーダー、関係者の了承を得ている	
8	他部署に依頼する部分のチェック体制は整っている	
9	権限委譲する場合は明確に通達している	
10	必要な事前訓練（勉強）の時間は取っている	
11	"すき間時間"に読むべき書籍、新聞、メモ帳、キリヌキ帳などが整理されている	
12	手順がそう変わらない仕事ほど、手順をキッチリと追ったマニュアルをつくっている	
13	途中変更や計画が進まなかった場合、どうするかを考える時間的余裕とその対策が含まれている	
14	不測の事態に備えて予備プランも準備してある	

◆短期スケジュールは優先順位に基づいているだろうか

15	短期スケジュールは、その日その週の重要な事項を中心にして立てている	
16	やりやすい順ではなく、優先度の高い順に項目をスケジュール表に割りつけている	
17	それぞれの仕事にかけるトータル時間の目安をつけ、かつ、1日当たりの時間配分も記入している	
18	不測の事態に対応できるだけのゆとりがあり、緊急仕事への対応を考えた日程スケジュール管理をしている	
19	最初から表を埋め尽くさず、スポットの仕事を割り込ませられる書式にしている	
20	予備的に確保している以外の、意味のない空き時間はない	
21	人と会う場所や時間の約束は事前に済んでいる	
22	同僚や直属の上司はもちろん、必要に応じて他職種部門のスケジュールも把握している	
23	1日の始まりにその日の段取りを確認する時間を設けている	
24	スケジュールにモレがないか確認している	

◆長期スケジュールは仕事の流れが描かれているだろうか

25	大きな仕事も分割して整理されている	
26	「いつまでに、どの段階まで」という中間時点での目標と、最終的な完了日が記載されている	
27	病院の行事スケジュールとの整合性はとれている	
28	他の仕事との整合性はとれている	
29	主要な会議の日程や年間計画、年間・月間の仕事のピーク時などもできる限り探り出している	
30	必要に応じて院内的には根回しが済んでいる	
31	途中で経過を見直す日程を設けている	

（合計155点満点です。キャリア5年以上の経験者は130点以上を取ってください。120点ですと、基本力不足という評価になります）

40. スケジュールの見直しはOK？

> 【実行段階編】気付いたことは活かされているだろうか
>
> 毎日の業務を通して気付く改善ポイントはたくさんあるはずだ。計画自体のムリ、従来のやり方のムダ、スケジュールの曖昧さによるムラをなくすために、何を改善すべきか明確にしておくチェックも忘れないでほしい。
> (それぞれの項目について、⑤〜①点で自己評価し、数字を記入してください)

◆ロスを生まないように見直しをしているだろうか

採点(5〜1点)

1	途中経過を見直し、計画どおりに進んでいるか絶えずチェックをしている	
2	新たに発生した仕事と従来の仕事との優先順位を比べてスケジュールを見直している	
3	形式主義に陥らないよう、その仕事の目的に沿った仕事をしている	
4	従来からの方法が本当に効果的かを考えた上で仕事をしている	
5	常に効率を意識して手順を見直している	
6	廃止、削減の着眼点を発見したら、すぐ実行に移している	
7	簡素化、標準化できる作業を発見したら、すぐ実行に移している	
8	スケジュールの進捗を毎日確認している	
9	連絡や報告の流れが適正かを関係者でチェックしている	
10	仕事の段取りを変更する場合は必要に応じて関係部署に連絡をしている	

◆問題解決にも段取りを踏んでいるだろうか

11	問題の真の原因解明に努めている	
12	問題発生時にも単独で処理せず、病院として最善の策を講じるようにしている	
13	対策は、どのように動けばよいか具体的に表している	
14	問題解決に当たっても優先順位を考え、他の仕事とのバランスを考慮している	
15	あらかじめ考えられる問題については助言をもらっている	

(合計75点満点です。キャリア5年以上の経験者は50点以上を取ってください。それ以下ですと、基本力不足という評価になります)

Your Self Test

41. どんなときメモをとっていますか？

	チェック項目	Yes	No
①	人の話や頭に思い浮かんだことはすぐにメモるようにしている	(Yes ・ No)	
②	人の話を聞いたら言葉だけでなく、図にまとめるようにしている	(Yes ・ No)	
③	メモをとると時間がかかる、それよりネットを使ったほうが効率が上がる	(Yes ・ No)	
④	普段からメモをとっていると、患者さまとの会話でも困らない	(Yes ・ No)	
⑤	会議中は全部メモをとらずに、主たる発言、話の流れ、名詞・数字などと決めている	(Yes ・ No)	
⑥	会話中は話の大小に関係なく全てメモしている	(Yes ・ No)	
⑦	漢字でメモするときは申送りなどは、"申"とだけメモし、後の文字は省略している	(Yes ・ No)	
⑧	相手の話しに出てくる「数字」に気を付けて間違いないようにメモしている	(Yes ・ No)	
⑨	本を読んだら、その感想を直接本に書き込むことにしている	(Yes ・ No)	
⑩	新聞の医療に関する記事は、メモすることにしている	(Yes ・ No)	

③と⑥以外はすべてYesが妥当です（⑥は相手の許可をとること。全部メモもいいですが、場合によってはポイントのみメモするで十分です）。また、インターネットに頼り過ぎますと、あれもこれも検索ということで時間のムダ使いにもなりますので要注意。

情報にもコスト（金）がかかっていることを忘れてはなりません。情報のスリム化こそ必要です。またネット至上主義は人間の五感が錆びつくという危険性もあるので要注意です。

42. チャレンジする人の心構え

百の理論より一つの実践です

	チェック項目	Yes	No
①	今の仕事をより良くするための資格取得などのチャレンジ目標を持ち少しずつ実行している	(Yes ・ No)	
②	今の仕事以外にも自分の人生に夢や志を持っている	(Yes ・ No)	
③	目標を家のカベに貼り、毎日見ては声に出すようにしている	(Yes ・ No)	
④	時間さえとれれば、人並みにいろいろなことにチャレンジしてみたいという気持ちを持っている	(Yes ・ No)	
⑤	目標が達成できたらご褒美を、怠けたらペナルティーを課すことにしている	(Yes ・ No)	
⑥	視野の広さ、関心の広さを持つために新聞、雑誌等にはできる限り目をとおすようにしている	(Yes ・ No)	
⑦	職場内の休み時間などを利用して、仲間との雑談には積極的に入っていくようにしている	(Yes ・ No)	
⑧	生活の中に座禅や瞑想を取り入れ、情緒の安定性をはかっている	(Yes ・ No)	
⑨	深く考え込まずに、目先きのやりたいことからスタートし、行動に移すことにしている	(Yes ・ No)	
⑩	人との出会いの中で、人から学ぶことが多いことを実感している	(Yes ・ No)	

④の項目を除いては、チャレンジする人の基本的な心構えですので、全て Yes です。
④の項目について、この言葉は何か始めようとする人には禁句とすべきでしょう。
とりあえず、できることからできるところまでやる、これでいいのです。

Your Self Test

43. ベテラン職員の心構え

①ベテラン職員は、病院や組織の活性化のために「何を変えるか」、「どうすれば変われるか」、「成功させる条件は何か」を常に考え、代替案を持って積極的に問題提起をしていく	
②ベテラン職員は、病院方針の生き字引きになり、組織目標達成を第一義に考え、目標数値を常に頭にたたき込み、利益創出のために全力で取り組んでいく（数値目標を周囲に言いふらし、自分を追い込め）	
③ベテラン職員は、普通の部下やヤル気のない部下を、強制力と報酬力のバランスを取って、根気強く指導し、まともな部下・ヤル気のある部下に変えていく	
④ベテラン職員は、部下にとってやりたくない仕事でも、組織にとって価値ある仕事であると判断したら、その有用性を説き、理解・納得させ、仕事に取り組ませていく	
⑤ベテラン職員は、かくあるべきの一般論で話すのではなく、自分の言葉を持ち、自分の言葉で話し、言行一致を貫き通し、言葉と心中する覚悟を持っている	
⑥ベテラン職員は、自分の人生観や使命感、日々の生活や行動上の基準を持ち、その実現のために真摯に生きる	
⑦ベテラン職員は、組織内の不正や不道徳の行為を見て取ったら、病院愛、組織愛を基調にして、本音で「それはよくない」と意見具申をし、それによって身分的に不利な立場に置かれることがあっても、正義を貫いていく覚悟を持っている	
⑧ベテラン職員は、「意識の高さ」と「情熱」は若い部下に絶対に負けないという自身を持っている	
⑨ベテラン職員は、リーダーシップを発揮するに当たって、部下の顔色をうかがって迎合するのではなく、初めにビジョンありきをキーワードに首尾一貫、自分流儀の信念を貫き通し、納得させていくコミュニケーション能力を身に付けている	
⑩ベテラン職員は、人を率いる者として、日々、スキル面や人間性の開発・向上に努め、「私のここは真似してよい」と、堂々と言いきれる自信を持っている	
⑪ベテラン職員は、人生、一に体力、二に体力、己に勝つために、俳優並みの努力で外見マネジメントをやってのける意志の強さを持っている	
⑫ベテラン職員は、プロには常にクビがつきまとっていると腹をくくる覚悟ができている	
⑬ベテラン職員は、「首尾一貫した判断基準」、「言行一致」、「礼儀作法」の徹底で部下に安心感を与える	
⑭ベテラン職員は、叱ったときほど最後は明るくフィナーレ、期待の言葉で切り上げる	
⑮ベテラン職員は、ほめる上で大切なことは「結果」を「部下の成長に応じて」、「みんなの前で」、「具体的に」の4つを知り、実践している	
⑯ベテラン職員は、事に当たっては「ブレない」、「逃げない」、「迷わない」、「後悔しない」の4ない主義を実践し続ける	

1. 全項目を○△×で自己評価してください。○印が13以上の人は仕事力、人間力共に万全なベテラン職員として堂々と胸を張れる人（とくに⑥、⑧、⑪、⑬は○印が必須です）。
2. ベテラン職員があえて気を付けること、それは「仕事はプロで心はアマチュア」（謙虚ということ）での精神を忘れずに、ということです。

44. チームワークとは、相互にスキルを競い合うこと

　真のチームワークというのは仲が良いこととは限りません。仲が良くても効率が悪くては、ただ信頼ごっこをしているだけです。

　チームワークはリーダー如何です。リーダーはチームの中でいつも輝いていなければなりません。病院の夢を語り、人を引きつけ、行動を起こし、理想を実現してみせることです。

　病院は今、医療ニーズの多様化、人材の定着と育成など新たな軌道を模索すべき時期にきています。リーダーの使命もチーム統率や価値創造、メンバーの志気高揚、そして与えられたスタッフ構成の変容など、ますます厳しくなりますが、その答えは何よりもリーダー自身が変わること。それによってスタッフの信頼が得られるのです。

① 「はい」が39点以上の人は優秀なリーダーです。
② 「はい」が36点前後の人はもう一歩のリーダーです。

[チームワークスキル習得度] チェックリスト はい→3点　まあまあ→2点　いいえ→1点	はい	まあまあ	いいえ	優先順位
① 自分の行動がチームのムードに大きく影響することを自覚している				
② 共に苦しみ、共に楽しむという姿勢をとっている				
③ 組織内の秩序の乱れには、小さな事項でも注意している。場合によってはペナルティを科すこともある				
④ メンバーの意見や話を、上手に根気よく聞くことにしている				
⑤ チームの決まり事、約束事は、できるだけチーム全員が参加して決めるようにしている				
⑥ チームによってなされる事柄、特に困難な問題や重要な事柄は、性急にならず、よく考えた上で処理している				
⑦ チームワークをとる上でのリーダーの役割を知り、実践している				
⑧ 自分に対する批判や忠告は、率直に受け入れている				
⑨ メンバーの考えを自由に述べさせる（メンバーの意見を求めるときは、初めから決定的な発言をしないようにしている）雰囲気をつくっている				
⑩ チーム員に目標を達成することの大切さや楽しさ、喜びを伝えている				
⑪ メンバーに対する支援、協力を惜しまない				
⑫ 部門間のチームワークを良くしようという自分の気持ちをマメに伝え、メンバー全員に伝わるよう配慮している				
⑬ チーム全体の問題は、個々のメンバーが扱わず、全メンバーで処理する（チームに関係ないことはチームの会合で扱わない。個々のメンバーの問題は、個別に扱うようにしている）				
⑭ 他のチームとのコミュニケーションを良くし、連絡を保つようにし、仕事以外でメンバー全員と密接な関係を持とうとしている				
⑮ チーム員が親和機能（仲良くすること）のみに走り、業績志向を忘れないように注意している				
⑯ チームの結果については、全てリーダーである自分が責任をとるようにしている				
合　　計				点

Your Self Test

45. リーダーシップ、取れていますか？

リーダーシップとは成果に向けて集団を効果的に動かすことです！

内　容		チェック項目	はい	いいえ	分からない
P（パフォーマンス）課題・目標を達成する機能	①要望すること　部下など、人や個人に何事かを指示し、業績を上げようとハッパをかける働き掛けである。そこで仕事の進行度合を厳しくチェックし、プッシュするような行動が特徴になる	①部下に目標とは必達であると、最後まで諦めないよう求めているか？			
		②部下と議論しても最終的にはリーダーの指示に従うよう要求しているか？			
		③部下の仕事ぶりについて、結果だけでなく、ステップを重視しているか？			
		④部下に、目標を達成するために改善や工夫を求めているか？			
		⑤部下の仕事のPDCAを厳しくチェックしているか？			
		⑥部下に無駄やロスをなくすよう、コスト意識を求めているか？			
		⑦部下の無責任からくる失敗はきちんと叱っているか？			
		⑧部下に、悪い報告ほど早くを徹底しているか？			
		⑨仕事の手順と急所をきちんと教えているか？			
		⑩仕事の評価基準をきちんと伝えているか？			
	②知らせること　仕事を進めていく上で必要な機能や情報、スキルなどを人に伝えて、各人、各集団の仕事上の役割や位置付けをハッキリさせ動機付けていく行動である	①部下に病院の経営方針を知らせているか？			
		②部下に仕事の方針を知らせているか？			
		③部下に患者さんの病状変化について知らせているか？			
		④部下に、今何をやるべきかについて知らせているか？			
		⑤部下に、各々の仕事の役割や貢献度のポイントについて理解させているか？			
		⑥状況が変わったとき、部下に直ちに知らせているか？			
		⑦部下に、自分の方針なり目標を素直に伝えているか？			
		⑧部下の質問や意見に対して、納得のいくよう答えているか？			
		⑨部下への伝達や説明を分かりやすく話す自信はあるか？			
		⑩方針や計画の変更を、部下に納得のいくように説明しているか？			
M（メンテナンス）より良い人間関係を維持する機能	③共感すること　部下など、人や集団の気持ちを察し、彼らの気持ちや行動に、思いやりや支持を与える働き掛けである。協調と競争の人間関係集団をつくり上げ、維持向上させようとする行動を特徴とする	①チーム員の団結、規律、士気、基本動作の徹底に気を配っているか？			
		②部下とのきめ細かいコミュニケーションを取っているか？			
		③仕事に対する部下の意見を偏りなく聴いているか？			
		④部下の悩みや不満をきちんと聴いているか？			
		⑤部下の気持ちや立場を大切にしているか？			
		⑥部下の体の具合や気分がすぐれないとき、相談に乗っているか？			
		⑦部下が失敗やミスをしたとき、気持ちをくんで処理しているか？			
		⑧部下の報告、連絡、相談にきちんと応じているか？			
		⑨部下の考え方や人柄を理解しているか？			
		⑩部下が仕事上で問題にぶつかったとき、一緒に考えているか？			
	④信頼させること　リーダーの仕事上のスキルや、人間的側面に部下が関心と興味を抱き、このリーダーのためなら！という魅力を感じているリーダーの諸行動が特徴となる	①自分なりの意見・方針を積極的に打ち出しているか？			
		②部下と議論しても最終的には部下はついてくるという自信はあるか？			
		③仕事上のスキルでは、部下に負けないものを持っているか？			
		④上司に対して、発言力、影響力を持っているか？			
		⑤他職種部門を動かす折衝力を持っているか？			
		⑥言行一致の態度を貫いているか？			
		⑦礼儀作法では部下に対して範たるものを身に付けているか？			
		⑧「教え上手」という自信はあるか？			
		⑨部下の仕事に対して、適切な評価基準を持っているか？			
		⑩部下から見て、これはかなわない、という誇れるもの、強みを持っているか？			

46. 育てる時間と鍛える時間

　医療現場で「働く」ということは、患者さんとの信頼関係を築くことであり、心穏やかに過ごしてもらうことです。あなたの気働きの結果が、患者さん一人おひとりに役立っている、貢献していると思うと、楽しくやりがいのある仕事です。このことを後輩にしっかりと教えてやってほしいのです。

　そのためには医事・看護のプロとしてのマナーと段取りが重要です。仕事のプロセス上に業務改善のヒントや創造力が生まれ、それを成し遂げたときの満足感はなにものにも代え難い喜びとなるのです。そうすると不思議なことに、日常の言動にも自信が出てくるし、仕事の中にこそ鍛え伸ばしていくテーマや課題があるわけで、今以上の業務レベルにチャレンジしてみようかという意欲も湧いてくるのです。この時期、後輩職員には「育てる時間」から「鍛える時間」に軸足を代え、改めて鍛え直し、活力ある職場づくりを目指してください。

　①40点以上の人は後輩指導の「凡事徹底」という点で合格です。
　②20点前後の人は、後輩に細かく注意することを戸惑っている人かもしれません。マナーや躾の徹底（⑫～⑭）には初期段階で注意喚起することが必要です。

　　注意したり叱責することを恐れては、良いリーダーになれないことを肝に銘じてください。

[凡事徹底（マナー）習得度] チェックリスト はい→3点　　まあまあ→2点　　いいえ→1点	はい	まあまあ	いいえ	優先順位
① 先輩、上司から指示・命令を受けたら、4する主義（返事する、メモする、復唱する、質問する）を励行している				
② 「挨拶」1つでどんな病院か分かるので、その大切さを徹底させ、自らも率先垂範している（礼儀格差は満足度格差につながる）				
③ 簡単な仕事ほどきっちりと仕上げるよう指示している				
④ 「段取り」で仕事の出来映えは決まると指導している				
⑤ 「報・連・相」はタイミングよく、かつ、こまめに。特に悪い報告は早くを徹底している				
⑥ 言葉遣いとマナー、ルールはきっちり守るように徹底させている				
⑦ 「清掃」が行き届いている職場は、"実力"のある職場だと指導している				
⑧ 「お願いします」と「ありがとうございます」を日常語にするよう徹底させている				
⑨ 和気あいあいより、議論で競い合うチームワークづくりを徹底している				
⑩ 他人の声から学ぶ素直な態度を身につけるよう指導している				
⑪ 患者さんとの話し合いの際、自分の髪やアクセサリー、マニキュアを施した爪を触るなどの小さなマナー・エチケット違反は注意している				
⑫ 腕組み、足組みは生意気なイメージがあるので、しないように注意している				
⑬ 返事はすれど体は動かさずは、横着人間というイメージがあるので注意している				
⑭ 過剰反応は落ち着きのない人間というイメージにつながるので注意している				

Your Self Test

47. 自力本願こそプロの条件です

	チェック項目	A	B	C
1	どのような生き方をすべきかはっきりさせている			
2	自分は将来どうありたいかはっきりさせている			
3	人に頼らずに人の意見はアドバイスとして受けとめ、最後は自分の力で生きていく覚悟ができている			
4	仕事、人間関係、能力開発等をより良いものしていくための判断基準を持っている			
5	なすべきことについて十分にわきまえている			
6	してはならないことについて十分にわきまえている			
7	社会の価値観の変化を把握している			
8	長所、特技に気付き、自信を持つようにしている			
9	頑張れば成功すると自分にいい聞かせている			
10	達成、成功の場面を思い描き、かつ定期的に自己分析を行うようにしている			
★A＝はい、B＝いいえ、C＝どちらともいえない		各得点		
★得点：A＝5点、B＝3点、C＝1点		総得点	／50点	

1．40〜50点の人はプロ、それも自立した大人の自覚度、成熟度がうかがえる人です。
2．25〜30点の人はプロとしての自己基準の確立に今一歩の人。
3．キョロキョロよそ見をしたり、他人の人生、価値観と比較して、自分はだめだ、などと思うことはナンセンスの極みです。一日も早く自分のオンリーワンに気付き、自分の人生はこれでいくという自力本願の姿勢を持ちたいものです。

48. あなたのサバイバルスキルは？

サバイバルスキルを備えていれば怖いものなしで生きられます

	[スキル習得度] チェックリスト	イエス	まあまあ	ノー	優先順位
	イエス⇒3点　　まあまあ⇒2点　　ノー⇒1点				
①	現状の自分の地位や収入をもっと上げたい				
②	根回しは必要に応じて積極的に行っている				
③	人脈と思っている人には相手にとってプラスなものを与えている				
④	時には屈辱に耐える割り切り方ができる				
⑤	仕事をとおして適度に自分を売り込むことができる				
⑥	本当に困ったとき、わが事として相談に乗ってくれる人がいる				
⑦	健康管理のために、定期的に運動を行っている				
⑧	自己啓発について、今、目的を持って継続している				
⑨	自分を元気づける言葉なり、スローガンなりを持って実践している				
⑩	生活態度では常に肯定的、プラス発想を心掛けている				
⑪	情報収集し、話題豊かな人間になることを心掛けている				
⑫	愚痴を言う前に、できることから行動する、をモットーにしている				
⑬	組織の中で自分は必要不可欠な"人材"だと言える自信がある				
⑭	いつでも、今の病院を辞められるだけのスキル・強みを蓄積している				
⑮	失敗については、反省はしても後悔はしないという態度に徹している				
		各得点			
		総得点		／45点	

1．35～45点台の人は、自力本願で生きる心構えのできてる人。
2．⑫は、愚痴や不満は吐いたりこぼしたりするものではなく、呑み込むべきものと理解してください。

Your Self Test

49. 好奇心の芽を育てていますか？

創造人間になるには、何でも当たり前と考えないクセづくりこそ大事

	Yes→5点　まあまあ→3点　No→1点	Yes	まあまあ	No	優先順位
①	毎日の生活で「なぜ？」、「おかしいな？」と思ったことは即メモを取るようにしている				
②	仕事や人間関係上、嫌なことであってもその現実から目をそむけず、その原因の追究に努めている				
③	仕事上の問題を発見するために関係者の意見や提案・苦言には素直に耳を傾けている				
④	仕事の改善は楽しいし、脳の活性化にも役立つという気持ちで行っている				
⑤	問題意識を高めるように日頃から自分なりの工夫をしている				
⑥	好奇心が強くなれない仕事にも仮説を立て実験するなどしている				
⑦	1つの考え方に固執せず、必要な場合には考え方を変える				
⑧	問題点を分析、整理し、レポートにまとめることが得意である				
⑨	報告・提案書をリーダーに出すときは2～3案を用意し、それぞれのメリット・デメリットをハッキリさせてからリーダーに提言している				
⑩	難しい問題は歓迎の精神で取り組んでいる				
⑪	現状には満足せず常に「もっと良くならないか」を考えるようにしている				
⑫	できるだけ異業種の人たちとの付き合いを心掛け、頭が固くならないよう刺激を受けるようにしている				
⑬	周りの状況のわずかの変化も気になり、観察するほうだ				

1. 10個以上 Yes の方は日頃から好奇心の芽を育てている方で、これが創造性の原点になるものです。
2. ⑫については同業同職の人とのお付き合いでは、同質同能の域を出ず、異質異業の人とのお付き合いをしてこそ、異質異能が芽生えるチャンスがある、ということなのです。

50. 活力を生み出す野次馬精神

	チェック項目	Yes	まあまあ	No
①	用もないのに、一人で街をブラブラ歩き回るのが好きか？			
②	展示会や○○ショーがあると、たとえ日曜・祭日であっても、外出を惜しまず見に行くか？			
③	どこかでお祭りがあると、喜んで見に行くか？			
④	街頭で人だかりを見かけたら、自分もかけ寄ってのぞいてみるか？			
⑤	少なくとも週1回は、通勤の行き帰りのコースを変えてみるか？			
⑥	少なくとも週2回は、会社の帰りに寄り道をしてみたくなるか？			
⑦	うまい食べ物屋があると聞いたら、すぐに食べに行ってみるか？			
⑧	新しい服が流行したら、自分もすぐに着てみたくなるか？			
⑨	新しい歌や曲が流行したら、自分もすぐに歌ってみるか？			
⑩	真夜中に家の近くでサイレンの音が聞こえたら、ネマキのままで外へ飛び出してみるか？			
⑪	列車の中で隣の席に座った見知らぬ人にも、気軽に話し掛けてみるか？			
⑫	旅先や出張先で、土地の老人や子どもたちと、すぐに友達になりたくなるか？			
⑬	パーティーの席では、初対面の人にも気軽に話し掛けてみるか？			
⑭	列車の中やレストランなどで席が同じなら、外国人にも話し掛けてみるか？			
⑮	街頭で配っているチラシを見かけたら、必ずもらってくるか？			
⑯	ホテルや銀行、旅行案内所などに置いてあるパンフレットは、必ずもらってくるか？			
⑰	電車や列車の網棚や座席に置いていった新聞や雑誌を点検してみることはあるか？			
⑱	子どもの雑誌や異性の読む雑誌などを、ときどき買って読むか？			
⑲	宝クジのおばさんや靴みがきのおじさんたちに、ときどき話しかけるか？			
⑳	タクシーに乗ったら、運転手さんに話し掛けているか？			

　職場の人を見ていても、自分の仕事だけに固執している人には、新しい良い考えは浮かびません。他人の仕事に食い込み、他職種の仕事に接触し、仕事外のことにも興味を持つ人は、アイデアに富み創造力に富んでいるものです。「不思議だなあ」、「どうなっているのか」と疑問を持つ心、「あれもこれも面白いなあ」、と興味を持つ心、これらの好奇心が創造力の源泉といってよいでしょう。

　好奇心の原点ともいうべき「野次馬精神チェックリスト」を掲げてみましたので、ぜひ、あなたの野次馬精神をチェックしてみてください。Yesが14項目以上あれば、野次馬精神旺盛です。

Your Self Test

51. 心身の健康に気をつけていますか？

以下の項目について、1～5のいずれかに○印をしてください。

①	日常生活の中で、寸時を惜しんで定期的に運動している	5・4・3・2・1
②	職場の中で、寸時を惜しんで手足を動かすことを心掛けている	5・4・3・2・1
③	体と心の両面の健康管理はできている	5・4・3・2・1
④	自分を元気付ける言葉なり、スローガンなりを持っている	5・4・3・2・1
⑤	体力・健康の維持増進のためのレジャーを身に付けている	5・4・3・2・1
⑥	人間関係のいざこざを生活に持ち込まいようにしている	5・4・3・2・1
⑦	心の安定や情緒の不安定を調整するレジャーを身に付けている	5・4・3・2・1
⑧	仕事上のストレスを翌日に持ち越さないように心掛けている	5・4・3・2・1
⑨	暴飲暴食を慎み、自己管理の徹底を心掛けている	5・4・3・2・1
⑩	医師や専門医の話にはよく耳を傾け、素直にその指示に従っている	5・4・3・2・1

1．45点以上の人は自己管理の徹底している人。
2．20点台の人は早い時期、身近にできる運動を一つでも実行してみてください。
3．20点以下の人は1日のうち3分、5分という時間が生じたらその都度ちょこちょこ体をこまめに動かす習慣をつくってください。

あなたの体力度チェック

①	腕立て伏せが続けて50回以上できる	(YES・NO)
②	腹筋運動を休まず50回以上できる	(YES・NO)
③	休憩せず、無理なく1時間以上歩ける	(YES・NO)
④	階段を手すりなしで昇り降りする	(YES・NO)
⑤	前屈運動（立つ姿勢から膝を曲げずに前かがみ）をして手の指先が床につく	(YES・NO)
⑥	床に座った姿勢で、上体を前かがみにしたとき、自分の足首に手の指が届く（ただしきちんと膝を伸ばすこと）	(YES・NO)
⑦	ラジオ体操（第一、第二のいずれでも）を毎日行っている	(YES・NO)
⑧	家庭にあっては、こまめに動き、こまめに体を動かことにしている	(YES・NO)
⑨	通勤途上でのエスカレーター・院内ではエレベーターは使わずに疲労を感じない程度に歩くことにしている	(YES・NO)
⑩	毎日、起床時体重を測るなど、こまめにその増減を把握している	(YES・NO)

1．YESが7個以上の人は健康に気を付けているし、それなりに実践されている人。
2．私が健康管理を意識し、本格的トレーニングを開始したのは50歳を過ぎてから。途中、脳梗塞という不慮の出来事に襲われましたが、なんとか克服、再びトレーニングを継続しています。

52. 人生の悩みは全て取り返しがつきます

	スキルチェック	現状評価 （〇印：5点 △印：3点 ×印：1点）	合計得点
物事は明るく・楽しく・肯定的に考える性格でいよう	(1) 反省はしても後悔はしない、をモットーにしている・・・・・・・・・・・・・・・⇒		
	(2) 自分を元気づけ、意欲づける言葉を持ち、日頃から口に出すようにしている・・・・・・⇒		
	(3) 周囲から元気で明るい人ね！　と言われることが多い・・・・・・・・・・・・・・・・⇒		
	(4) 自分なりにストレスに打ち勝つ健康管理を実践している・・・・・・・・・・・・・・・⇒		
	(5) 気分転換がうまく頭の切り替えができている・・・・・・・・・・・・・・・・・・・⇒		
	(6) 普段から足早に歩いたり、大きめな声を出すようにしている・・・・・・・・・・・・⇒		
	(7) 考え過ぎることがないように、不安は行動によってのみ解決されると割り切り、考える力3、行動力7の精神を実践している・・・・⇒		
	(8) 1人で悩まず、同僚や先輩に相談するようにしている・・・・・・・・・・・・・・・・⇒		
	(9) スランプ解消法などの本を読んで、精神的な強さ（タフマインド）を持つよう心掛け、実践している		
	(10) 悩んだときは、そのときの心境をノートに書き出して、自分を客観的に見つめるようにしている・・・・・・・・・・・・・・・・⇒		
		総得点	／50点

1．40～50点台の人は感情・情緒安定で取り乱したりすることの少ない人です。
2．20点台の人は何か心がもやもやしている状態が続いている人、ちょっと視点を変えてみるとか、行動を変えることをお勧めします。悩みや不安、恐れの9割は実体のないものといわれています。今の悩みも悩みのための悩みになっていないか、ちょっと冷静になって考えてみてください。

Your Self Test

53. サバイバル時代を生き残る5つのキーワード

●あなたに問う！ 4つの基本●
1．あなた自身が築き上げる知的財産は？
2．あなた自身の実力を人に納得させる自己宣伝能力は？
3．あなたがこれまで培い、これから広げていく人脈は？
4．自分の能力を自分で開発し、それを商品化していく自己開発能力は？

キーワード	内　容	現状評価 （5－1）	今後の対策	期間（1年間）	その他
① 伝	自分の価値観や立場、やりたいことを明確に表現し、多くの人の協力を取り付ける能力 ⇒主張する自我を持て！				
② 挑	一つの組織、一つの仕事に安住するな。枠を越えて常に新しい機会を見つけ、新しい分野にチャレンジしていく能力 ⇒機会を見つけ挑戦せよ！				
③ 究	結果が評価される時代。物事を最後まで粘り強くやりとおし、継続的に成果を生み出していく能力 ⇒最後までやり遂げよ！				
④ 人	仕事のスキル、人間的成長の両面で、自分のモデルとなる人を見つける能力 ⇒ネットワークを広げよ！				
⑤ 見	課題は与えられるものではなく、自ら発見し、創り出していくもの。問題点や取り組むべき方向などを見出せる能力 ⇒問題は自分で発見せよ！				

54. 自立に向けた7つのポイント

7つの自立	現状の評価（5－1）	優先順位	何をどうすればいいのか？	達成のための手段・方法	期間
① 「知の自立力」＝ネットワーク社会がもたらす、情報過多の時代にあって自分の必要とする情報を収集し、必要としない情報を捨て去る力					
② 「情の自立力」＝世間は疎ましいばかりとは限りません。この世の中は自分一人の力では生きられません。そのために、お互いに必要とする仲間と、お互いに助け合う力					
③ 「気の自立力」＝年齢や環境に縛られず、常に新しいことに挑戦する力。これを失わない限り、私たちには新しい力がみなぎってきます					
④ 「体の自立力」＝健康こそ、青春の源です。全ての生命力につながっている体を養う力					
⑤ 「頭の自立力」＝新しい発想を生み、常に若々しい頭脳を保つ力。発想を転換し、若者は高齢者に、高齢者は若者に負けない自立力を保つためにも、毎日「頭の体操」をしましょう					
⑥ 「愛の自立力」＝世の中が中性化したからといって、異性を愛する心を失っては人生は終わりでしょう。人を愛する力、愛の表現は人さまざまですが、失恋したり、愛する人を失ったとしても、その心だけは失いたくないものです					
⑦ 「金の自立力」＝お金は貯めるためにあるのではなく、使うためにあるのです。そのバランスシートをうまくつくった人生の達人が持っている力					

※あなたはどの自立が十分ですか？
これらの⑦つの自立ができてこそ真の成熟した大人といえるでしょう。

第2部

実践 事例研究

- ●菊川市立総合病院
- ●東京衛生病院
- ●鳥取大学医学部附属病院救命救急センター

　いま病院マネジメントは、「医療の質向上」という旗印のもとで、病院のミッション、ビジョンの再構築と中期経営計画の策定、さらに組織・風土改革の取り組みに拍車がかかっていますが、なかでも「患者満足度向上」は、職能専門職集団としての働きがいの向上、勤務環境の改善と共に最重要テーマとなっています。

　本書で紹介させて頂いた3病院は、患者満足度（患者、ご家族、院内コミュニケーを含めた）を高めるため、病院一丸となって、接遇・マナーの定着に向けたアイデアと工夫など、ユニークな活動を展開している実践事例です。いずれも、日総研グループ・一般社団法人看護＆介護ひとづくり協会（本部：名古屋市、理事長高橋啓子氏）が主催した「日総研第1回接遇大賞」（平成15年10月開催）で、その努力が高く評価され、見事、接遇大賞を受賞されています。

■接遇実践事例集

事例1

風土改革の決め手
笑顔、あいさつ、きづき
サンキューカードで「褒める文化」の定着へ

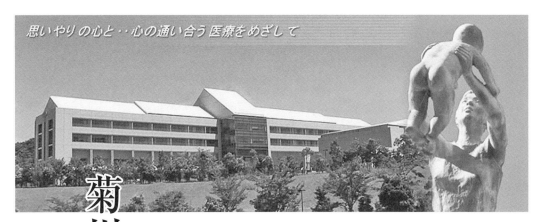
思いやりの心と‥心の通い合う医療をめざして

菊川市立総合病院
(静岡県・菊川市)

経営改善に向けた中期経営計画の策定

　当病院は、菊川市が運営する自治体病院であり、その立地は、東に日本一の大茶園・牧之原台地が広がり、遠くには霊峰富士を望み、病院の丘陵地から眺める西方は、豊かな田園風景という環境下にある。

　設立は1949年、1町4村による「国民健康保健菊水病院組合」からスタートして、その後、近隣町村の合併などに伴い、当院の特色でもある精神科などの診療科目を併設しながら、2005年に現在の「菊川市立総合病院」となった。

診療科目は現在、15科・健診センターを持ち、病床数260床（一般科202床、精神科58床）である。県下の公的総合病院で精神科を持っているのは当病院のみで、近年、患者数が増加している「うつ病」の治療に力を入れていることが特徴である。

そのため、数年前に精神科の病棟を改築して個室化を進め、静かな環境で入院生活が送れるように配慮すると共に、治療法も県内では実施例が少ない、電気けいれん療法なども積極的に導入している。

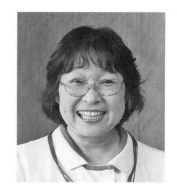

副院長兼看護部長　市川幸子氏

■

周知のように、公立病院は地域における基幹的な医療機関として、地域医療の確保のために重要な役割を担っている。しかし近年、多くの公立病院で、医師不足によって、診療体制の縮小を余儀なくされるケースが多くなってきていることから、経営環境や、医療提供体制の維持が課題となるなど、この数年来、総務省等による公立病院の経営改革に向けた、ガイドラインの提示や、経営指導が示されている。

当病院でも平成20年に、「菊川病院中期経営計画」（第一次）策定に着手。医療制度の改革、診療報酬の改定、医師・看護師不足などの、病院を取り巻く環境変化に対応していくための経営改善を進めてきた。

さらに平成26年からは、新たな医療ニーズへの対応や、少子高齢化社会を見据え、地域の医療水準の向上、医療と保健・介護・福祉の連携体制の整備、人事制度の見直しなどを盛り込んだ、「第二次中期経営計画」を策定して、平成28年度が最終年度

●菊川市立総合病院の概要

名　　称：菊川市立総合病院
病院長：村田英之氏
病床数：260床（一般急性期162床、精神科58床、回復期リハビリテーション病棟40床）
診療科数：15科・健診センター（内科、小児科、外科、整形外科、脳神経外科、産婦人科、眼科、耳鼻咽喉科、皮膚科、泌尿器科、精神科、麻酔科、形成外科、リウマチ科、リハビリテーション科）
１日平均外来患者数：535.3人（2015年）
病床稼働率（一般急性期）：82.1％（2015年）
平均在院日数：14.9日（2015年）
ＯＰ件数（年）：1663件（2015年）
職員数：（臨時職員含む）：370名（2016年4月時点）
所在地：静岡県菊川市東横地1632　電話0537-35-2135（代表）

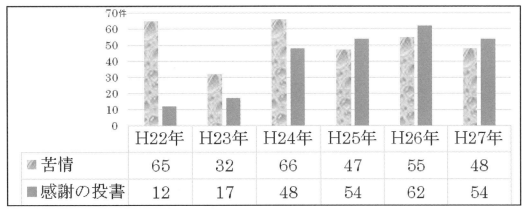

(数字は件数)

となっている。

もはや、公的医療機関といえども、安穏としては生き残れない時代。「経営・採算」を意識した経営基盤が求められと同時に、質の高いサービス提供が求められる時代になったきた。

そのための重要なテーマとして俎上にあがったのが、「風土改革」と、「顧客満足」の向上を促進させる接遇応対である。

苦情投書は年間65件 感謝の投書は12件

平成22年当時、患者さんからの「苦情・クレーム」と「感謝や御礼」の投書数を比較すると、年間の苦情投書65件、それに対して、感謝の投書はわずかに12件という実情であった。これを月当たりで換算すると苦情数5.4件に対して、感謝・御礼数はたったの1件である。

各病棟の第一線で、日々、患者さんと接している看護師にとって、この数値はあまりにもショックである。一所懸命に対応しているつもりでも、その評価は苦情が圧倒的に多いという実態は、仕事に向かうモチベーションを、一気に下げる大きな要因となっていた。「患者満足度を高めるには、まず、職員の満足度を高めること」だと言われるが、新しい時代の公的病院の在り方や、風土改革を含めて、何とかこの実態から脱却していく手立てが必要であった。

そのきっかけとなったのが、当病院の行動指針の策定である。

「当病院はしっかりとした理念はあるがそれを具現化する行動指針がない」という副病院長の指摘が契機となった。当病院の理念は「思いやりの心を持ち、地域の皆さまに信頼される明るい病院をめざします」である。

しかしこれをどのように現場に落とし込み、日々の業務上で実践していくべきか―その行動指針がなかった。戦略は立派でも、肝心の戦術がなかったのである。

ほめる文化の構築にサンキューカードを導入

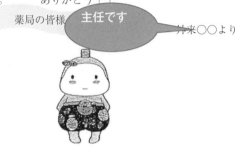

　策定された行動指針は　①笑顔、②あいさつ、③気づき―この３つを大事にしていくことで、風土改革・改善を図る原動力にしていこうということになった。

　これによって、必ずや職員のモチベーションの向上、接遇意識に反映され、結果として患者さんの苦情を減らしていくことができると考えた。

■

　これまで職員の接遇意識の啓蒙を促進する中心的な役割は、各職場から編成された接遇サービス委員会が担ってきた。

　ここでは「あいさつ運動」を筆頭に、接遇チェックリスト、接遇標語ポスターの作成と唱和の励行、新入職員向け接遇研修など幅広い活動を展開してきた。

　しかし、病院の風土改革・改善、その仕組みづくりは、接遇委員会の活動範囲を超え過重であることから、平成24年に、接遇サービス委員会とは別途に副院長、看護部長、診療技術部長、総務課長、医事課長等、当病院の幹部職員によって「サンキュープログラム」と銘打ったプロジェクトを立ち上げた。

　職員に向けたサンキュープログラムの趣意書では「笑顔、あいさつ、気づきの行動

患者さんからのサンキューカード

感謝のメッセージ

医療・福祉・介護に携わる皆さんに感謝の気持ちを伝えよう!!

3東病棟○○　さんへ

気遣いに感謝です！！
5月12日手術で　孫が書いてくれた絵手紙をビニール袋に入れて下さってあり、朝病室に行ってびっくり！感激！！
（孫のパワーを知って下さっているんですね）
大事にしてくれてありがとうです！！
また、手術室に行くときに「持ちましたか？」って声を書けて下さり忘れている事に気付かせてくれたりと　本当にうれしかったです。
今、手術の最中…きっとお守りになって　無事終わってくるかと思います。

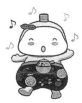

入院中N様ご家族 より

©菊川市　　菊川市地域医療を守る会

をすることにより、職員一人ひとりの気持ちに変化を起こしたいのです。誰かが変えてくれるのを待つのではなく、変えるのは、職員の皆さまの気持や行動です。皆で団結し、地域のみなさまに信頼される明るいオンリーワンの病院・職員になりましょう」であった。

風土改革を目的にサンキューカードを導入

サンキュープロジェクト活動に際して、その目的を5つに集約した。

①職場内・外のコミュニケーションの活性化
②職員の気づきの習慣の定着
③医療サービスの質向上
④職員のモチベーションの向上
⑤褒める文化の構築

風土改革という大きなテーマに挑んでいく上で、行動指針である―笑顔、あいさつ、気づき―を具現化していくため、仕掛けづくりのツールの検討に多くの時間を掛けたが、なかでも「褒める文化の構築」

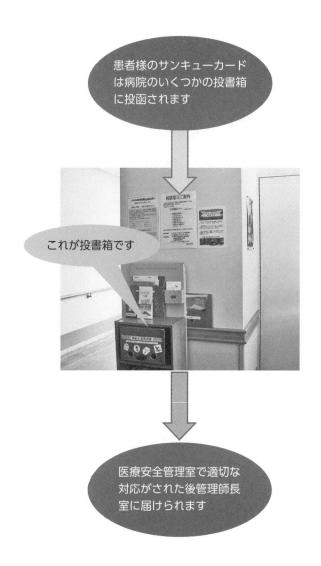

は、実にユニークな目標であった。それが最終的にサンキューカードの導入につながるヒントになったが、要は、これまで「当たり前でしょ」と思っていた行動や考え方を、抜本的に見直して変えていくことであった。

そのためどのようなツールが相応しいかの議論を重ね共有化したのは、

「職員も患者も参画できるものに」

「風土改革は一部の上層部が旗を振っても変わらない。職員一人ひとりの意識の変革・自覚を促すことができるものに」

「できるだけ負担のかからないものにしていこう」

といった意見を経て、最終的に意見の一致を見たのが、「サンキューカード」の導入である。ヒントになったのは「たった1枚のメモでチームが変わるすごいしかけ」（柴田陽子著・日本能率協会マネジメントセンター刊）であった。具体的には、職員同士（患者さん、家族含む）で、感謝することやよい気づきなどを、カードに手書き

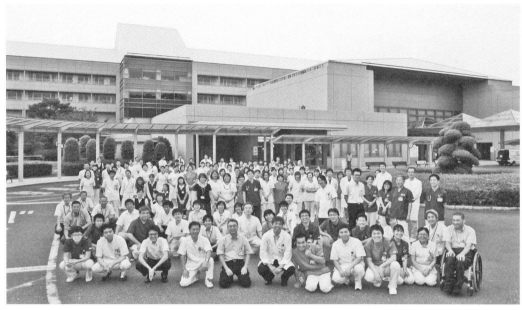

今日も1日笑顔で全員集合!!

で書いて、それを実名で相手に伝える一種の「感謝カード」である。

患者の皆さんをはじめ、職員間でも素直に褒め合える風土をつくる、ほんの小さな出来事1つでも「ありがとう」の感謝の言葉が増えていくこと。これによってこの数年来、苦情件数の増加傾向にブレーキを掛けることができる、と。

■

サンキューカードの導入効果として、特に職員間での効果を以下のように位置づけた。キャッチフレーズは「オンリーワンの職員・病院をつくろう」、これを推進するキーワードは「褒める文化」である。

①サンキューカードを通じて職員同士がよい行動を認識して共有化できる。
②よい行動を真似ることで、仕事のスキルが上がり、褒められる機会が増える。
③他人のことを褒めるようになり「褒める文化」が生まれること。
④お互いに「いいところ」を探すことが習慣になる。
⑤褒める機会がさらに増えどんどん仕事が楽しくなる。
⑥一人ひとりが自立していき率先して動く人になる
⑦周りのことを考えるようになり協調性が育つ
⑧その結果「チームワーク」が強くなる。
⑨コミュニケーションが活発になりよいアイデアが生まれやすくなる。
⑩各人の行動変化、接遇も改善し顧客満足が生まれる。
⑪医療の質向上にもつながり、働くことに生き甲斐を感じるようになる。

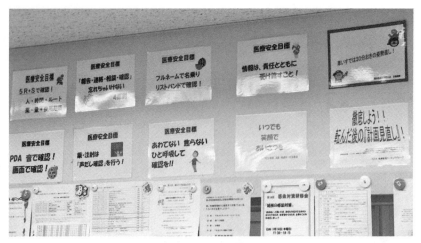

接遇委員会の手による接遇標語スローガン

記入に際して
6つのルールをつくる

　職員向けのサンキューカード様式はいたってシンプルである。仕事の合間でも素早く記入しやすいよう、A4判4分の1サイズ。記入形式も制約はない。何気ない気配りに気づいたとき、配慮、人知れず努力していることに改めて感心したこと、驕りなく対応してくれた事柄等々、「ありがとう」の感謝の気持を書き込み、部署名・実名を記入した上で、投書箱に投函して貰うというものだ。

　サンキューカードを記載するに際しては「6つのルール」を決めた。

①ネガティブなことは書かない
②手書きで書く
③筆記用具は「読みやすさで選ぶ」
④必ず名前を入れる
⑤置き場所を統一する
⑥頂いたカードは朝礼を利用して職員に伝える

　実施するにあたって、職員に向けたメッセージとして掲げたのは行動指針である「笑顔」「あいさつ」「気づき」を推進していくことで「オンリーワンの病院になろう、オンリーワンの職員になろう」ということである。感謝の投書は何よりも、職員のモチベーションを高めること。ほめる文化は、周囲を明るくする原動力であることを強く訴えた。

　患者さんと、そのご家族向けのサンキューカードは「感謝のメッセージ」と題して、A4の2分1サイズの用紙に「医療、福祉、介護に関わる皆さんに感謝の気持ちを伝えよう」との呼びかけ、サンキュープログラムのお知らせとして、以下のようなメッセージを記載した。

　「私たちは、病院理念に基づいて、思いやりのある心を持つ職員になるための1つ

の方法として、サンキュープログラムを企画しました。皆さまの言葉がビタミン剤になって、職員一人ひとりが今以上に頑張っていけることを目的にしています。

この企画に賛同していただける方は、このカードにメッセージを記入して投書箱に入れて下さい。あなたの優しい気持ちに感謝しています」。

この趣旨文を投書箱傍に添付、いつでも誰でも気軽に投函できるように、投書箱は各フロアーごとに設置した。

何気ない行動への感謝メッセージ

サンキューカードの提出状況を平成27年と平成26年（いずれも1月から9月まで）で比較すると、平成26年の49件に対して、平成27年は116件に増大。提出状況推移データは、1ヶ月ごとに職員に公開しているが、この期間中、提出件数が最も多かった部門はリハビリ科であった。

職員から職員への感謝の投書では、例えば「ユアーズ○○さんへ　ユアーズ△△より　シュレッダー周りのお掃除ありがとうございます。袋のみ交換する人が多いなかいつも箒（ほうき）を出して、きれいに拭いてくれるのはなかなかできないことだと思います。みんなのお手本となる行動—すばらしいです」といったような、何気ない行動に対して、気づきを促してくれたことを高く評価している。

看護部から医師へ感謝メッセージも珍しくない。「看護部○○より　診療部△△先生へ　今年も採血検査（職員健診）に新人さんの採血実験台となっていただいたようで……ありがとうございます。新人さんも嬉しそうに話していました。どの新人さんが病棟でお世話になるかわかりませんが、宜しく！！です」。

こうした何気ない感謝の言葉がとても大事な接遇の一歩であり、「感謝」や「その人の行動を認める」ことが、部署全体に波及して、それが看護部門であれば看護それ自体のスキル向上につながっていく。

■

患者さんおよびそのご家族からの「苦情」「感謝の投書」は、医療安全管理室が集計しているが、感謝の投書は3年〜4年前に比べると急増、これに反比例するかのように苦情・クレームも減少している。

サンキューカードを導入した平成24年の患者さんからの「苦情」「感謝の投書」数をみると、苦情66件に対して「感謝の投書」は48件、「苦情」数に関しては、2年前の65件とほとんど変わらなかったが、一方の感謝の投書数は4倍に増えた。

平成25年には、感謝件数が苦情件数を上回るなど、それまでの「苦情が感謝を上回る」傾向に終止符が打たれ、それ以降、この傾向が堅持されていることからも、明らかに、サンキューカード導入による効果が功を奏したとみている。

サンキューカード導入以前にも、患者さんおよびご家族からの率直なご意見を頂く

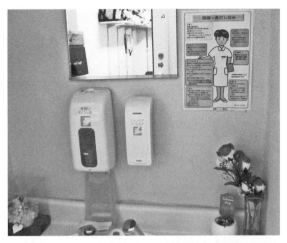

身だしなみチェック表を張ってある場所（職員洗面所）

ため、各フロアーに投書箱を設置してナマの声を聴いてきたが、当時、投書に対する捉え方が、「投書イコール苦情・提案を書くもの」との誤解があったように思える。

しかし、サンキューカード導入以降、医師、看護師、医事課等のちょっとした対応に対する感謝の言葉、職員の何気ない思いやりへの気持ちを投書という形で記入することができることに気づかれた。これが患者さんからの、感謝の投書が増えた大きな要因であると分析している。

その一部を紹介すると「第二外来○○さんへ　○○より　胃カメラの受付で優しく対応されて、安心してできました。ずっと背中をさすって下さり楽にできました。さすって貰っていることがこんなによいことかと実感。とても安心して検査を受けられました。○○さんに御礼を伝えて下さい」。

その他、小児科病棟での子供目線での優しい対応や、手術前の不安を払拭させてくれた細やかな気配りと、手術前に勇気を頂いた事への感謝のメッセージなどもある。

褒める文化を風土として持続させていく

本人に向かって、直接的な感謝の言葉は照れくさく、感謝の言葉がなかなか表せないことも、サンキューカードという1枚の用紙を介して、素直な気持ちを伝える。この効果は職員には何よりのプレゼントであり、「患者さんが私達を応援してくれている」という思いが病棟全体に波及することにつながっていき、いま確実に、職員のモチベーションを高める起爆剤になっている。

これを見ると、人は、他者から「認められ評価される」ことで成長していくものだと痛切に感じる。自己実現とは他者から認められること。これが不可欠な要素である。

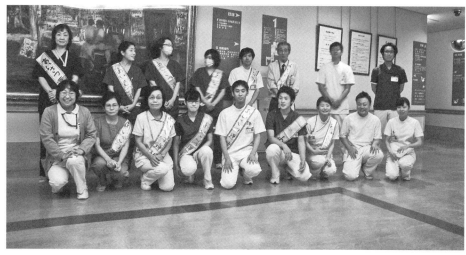

接遇委員会メンバーによるあいさつ運動

　いま各職場での毎朝の朝礼時には、たとえ些細なことであっても、とてもよい気づきをしてくれたスタッフの行動を、全員に伝え、そして讃える行動が定着している。

　褒める文化を創っていく—これはとても大事なことである。褒める、評価する、認められることで、さらに切磋琢磨していこうと努力する。まして、医療現場はいずれも「命を預かる現場」であって、日々の業務では注意力が欠如していれば、大きな事故になりかねず、そうした場合は、容赦なくきつい叱咤が飛び交う、そういった厳しい現場ではあるが、一方で、他者を「認めること」「ほめる心」も大事である。

　看護現場のトップである看護部長と言えども、ときには奈落の底かと思えるほど落ち込むことがしばしばある。自己矯正しようとしても、気持が萎え下降気味のときに、思いもかけずに他部署からサンキューカードが届いたときなど、それまでの暗雲が去り、一気に上昇気流に乗ることができる。サンキューカードは、受け取る人にとって、心を癒してくれる恵みのビッグプレゼントなのである。

■

　こうして「感謝し合える、褒め合える風土をつくっていく」環境が、徐々に浸透していくと同時に、これを持続させていくために、提出件数に対する表彰制度をつくることにした。

　表彰対象は、サンキユカードの提出枚数が多かった部署に。本来、その目的からみると、サンキューカードを多く受領した部署を表彰すべきであるが（事実、プロジェク内でも表彰対象については提出した部署」「受領した部署」どちらが適当かで大いに議論を重ねた）、最終的には、プロジェクトチームが掲げた旗印である「風土改革」の狙いからも、一人ひとりの「気づき」に対する問題意識を高めること、それが波及効果になっていけば、院内全体の活性化につながるとの思いから、どのような

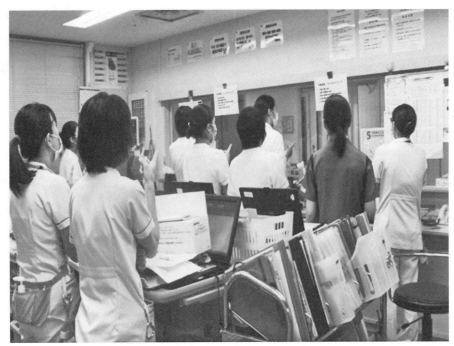

毎日、朝礼で、接遇に関するスローガンを唱和をしている

小さな事柄であっても、感謝の気持として数多くメッセージを提出した部署を表彰の対象にした。

接遇サービス委員会の活動とも密接に連動

サンキュープロジェクトの活動と併行して、接遇に対して多様な活動を展開している接遇サービス委員会の活動にも触れておきたい。新入職員の接遇を中心にした研修開催を筆頭に、接遇チェックリストの見直し、そして「各部署接遇スローガン」の作成とその推進がある。

すでのこの接遇スローガンの活動は5年前からスタートしているが、スローガンを単なるアドバルーンで終わらせないためにさまざまな工夫を凝らしている。全病院の部署が、接遇に対するスローガンを独自に決めているが、定着するまでスローガンの文言を変えることなく現在に至っている。

看護部のスローガンは「誰にでも 気にかけ 声かけ 心かけて」と、接遇最前線の職場らしいスローガンであるが、毎週月曜日の朝礼時、これを全員で唱和することになっている。

注目すべきは診療部のスローガンである。「ホッとする主治医の笑顔その言葉」。このスローガンでもわかるように、医師も、笑顔、あいさつ、気づきという行動指針には協力的で、サンキューカードへの記入も含め、毎朝のあいさつの励行など、接遇応対にはとても積極的である。

当病院のあいさつ励行には歴史がある。接遇サービス委員会の活動の1つで10年前から「あいさつ運動」を実施してきた。

　年度ごとにあいさつ運動実施予定表を作成して、接遇サービス委員会の当番部署委員が、たすきを掛けて、始業時間の30分前、午前7時45分から、職員通用門2個所に立ち、「おはようございます」を連呼する。運動を始めた当時に比べると、現在は職員同士はもとより、医師の皆さんも積極的にあいさつを交わす―そのような雰囲気が出来上がっている。

　接遇サービス委員会のもう1つの役割である「接遇チェックリスト」は、年2回実施しているが、当病院は目標管理制度を導入していることもあり、その取り組みテーマとしても、接遇のレベル向上に対して、チェックリストの項目に沿った行動ができているかどうかを自己評価した上で、評価結果を師長に提出、個人面談時の目標の振り返りや、師長からのアドバイスのツールとして活用する。

さらなる風土改革に向けて

　当病院も、地域医療システムの強化を筆頭に、認知症対応、ストレス・鬱病患者の増大等に対して、どのように迅速・的確に対応していくべきかなど、優先すべき課題は山積している。

　しかし一方で、「接遇」もまた、地道な取り組みであるが、患者満足度を高める上で大事である。

　風土改革という大きな旗印のもと、全病院規模でこれに取り組み、一定の成果を上げることができた。

　そういう意味では極めて特徴的かも知れないが、特に最前線である看護職は、基本的にとても真面目で、何ごとにも一所懸命に取り組む。それだけに成果が出ないとモチベーションが急激に下がり、単なる形だけの「接遇」となる危険性もある。

　そのためにも、以下の2つを重点的な取り組みとして推進していく方針である。

　第一に、定期的な接遇研修をはじめ、標語やチェックリストの作成、サンキューカード、あいさつ運動など、それぞれのレベルアップを図っていくこと。

　第二に、接遇に関して素晴らしい取り組みをしている他病院の実践例を参考にしながら、これに当病院らしい知見を加味して、わが病院の風土としての接遇を模索していきたいと考えている。

服装・身だしなみ

【 髪 】
- 長い髪は束ねる
- お辞儀した時に髪が前に垂れない
- 前髪は目にかからない
- 髪は派手な色に染めない
  （染める場合はヘアカラーレベル5～6）

【 爪 】
- 色のついたマニュキアは塗らない
- 爪の長さは手のひらから見えないように切る

【 ユニフォーム 】
- 原則として病院で定めたものを着用する
- ユニフォームは清潔で、汚れやシミがついていないものにする
- シワになったり、ボタンがとれていないようにする
- ボタンは全部とめ、ファスナーは上まで上げる
- 名札は見える場所に付ける
- カーディガンの色は自由だが、華美にならないようにする（使用については感染対策に準ずる）

【 靴 】
- 色は自由だが華美にならないものとし、音の静かな物とする（看護部は白）
- クロックスは使用禁（巻き爪など仕事上不具合がある場合は上司の許可を得て、委員会に報告する）事務職も院内を歩く時は靴とする
- 靴は踵を踏まない
- 靴は汚れていない

【 化粧 】
- 薄化粧をし、濃すぎないようにする
- 男性は不精髭を剃る
- 香水を使用する場合は刺激の少ないものとする

【 装飾品 】
- ピアス・ネックレス結婚指輪など装飾品は原則つけない

★職場の特殊性により異なる事があります

【 靴下 】
- ストッキングは白または肌色とする
- ハイソックスの色は白または肌色とする（看護師以外は黒又は紺色でも可）
- ソックスのみでも良いが、色は白とする（看護師以外は黒又は紺色でも可）

平成24年12月改訂

各部署接遇（スローガン）

医事課	笑顔でつなぐ人と人
総務課	笑顔であいさつ
ユアーズ静岡	「笑顔で、自ら進んで挨拶しましょう」
医療安全管理室	心を込め暖かい挨拶・声かけをしよう！
地域連携・看護療養室	笑顔で　すすんで　あいさつをしよう！
第1外来	接します礼儀正しく親切に！
第2外来	笑顔で挨拶まごころ込めて！
3西病棟	笑顔であいさつを！
3東病棟	笑顔であいさつ私語禁止！
4西病棟	私たちは　いつでも　どこでも　明るい笑顔で　挨拶します！
4東病棟	あいさつは笑顔で明るく自分から！
手術室・中材	誰でも笑顔であいさつします
1西病棟	「相手を思いやる　態度・言葉づかいを心がけよう」
看護部・管理師長室	誰にでも「気にかけ・声かけ」心かけて！
診療放射線科	目を見て挨拶、聴かせて挨拶　心に響く挨拶をしよう！
薬剤科	感謝の気持ちを言葉で伝えよう！
検査科	1日の始まりは気持ちのよい挨拶から！
リハビリテーション科	自分から進んで笑顔で大きな挨拶！
よろず相談	笑顔で対応　口角をあげてね！
栄養管理科	相手の気持ちに耳を澄ませ！心を込めて　安全な食事提供を
予防診療部健康管理科	笑顔で　挨拶
診療部	ほっとする　主治医の笑顔　その言葉

Q. 患者満足度調査～あなたの満足度～職員の接遇（言葉や態度など）はいかがですか

評価ランク	5	4	3	2	1	0	無回答	4・5の比率	昨年比率
①総合案内での応対	75	44	26	1	0	4	8	81.5%	85.9%
②受付・会計の応対	82	40	26	2	1	0	7	80.8%	86.1%
③医師の応対	95	32	19	2	0	0	10	85.8%	89.4%
④看護師の応対	88	33	22	3	0	2	10	81.8%	90.4%
⑤薬剤科の応対	35	16	19	1	0	76	11	71.8%	80.5%
⑥検査科の応対	49	32	22	0	0	42	12	77.9%	81.1%
⑦放射線科の応対	34	21	27	2	1	60	13	64.7%	77.3%
⑧リハ科の応対	22	15	8	1	0	99	13	80.4%	81.3%

※4・5の比率については、5と4の合計数を全体の数から0と無回答の数を引いた数で割ったものです。

Q. サービス面などの全般についてはいかがですか？

評価ランク	5	4	3	2	1	0	無回答	4・5の比率	昨年比率
⑨医師の診察時間	63	29	43	5	2	0	16	64.8%	78.8%
⑩医師の病状や検査結果説明	73	41	27	2	0	0	15	79.7%	86.0%
⑪看護師のわかりやすい説明	61	39	31	1	2	10	14	74.6%	85.0%
⑫職員の身だしなみ	68	40	36	0	0	0	14	75.0%	83.9%
⑬安心して医療が受けられる	78	40	28	0	0	0	12	80.8%	87.6%

（5：大変満足　4：やや満足　3：普通　2：やや不満　1：不満　0：該当なし）

病院への意見・要望・感想

- 待合室の椅子の座り心地が良くない長時間（1時間以上）だと体が痛くなる。通路側だと寒いが椅子が空かないため仕方ない→受診番号が見えない。
- トイレットペーパーが使いにくい事がいつも感じている。
- 内科の中待合の椅子が大部古く、お尻が痛いです。職員の方、一度座ってみてください。
- リハビリ前の診察までに1時間以上待つので改善していただくとありがたい。
- 駐車場が狭く何回も回る。空いているところがあると逆走する車があり危険。
- 予約制なのに待ち時間が長い。
- 全ての職員の方が写真入れ名札を付けているのは他の医療機関で見たことはない。私は、他の人に菊川病院は良い病院と言っている。
- 明るく親切な対応で感謝しています。高年齢の父も安心して過ごせて嬉しいです。
- 緊急時の皮膚科の対応がもう少しやってもらえたらと思ったときがあります。
- 入院をして大変よくなりました。感謝しています。
- 現状で満足しておりますので、このまま継続して頂ければと思っております。
- 科によって常勤医がいないのが残念です。内科に紹介状がないとかかれないのが困ると思います。（どこの病院も）［特に若い人は急病で短期間で治療したいのに］家庭医療センターも利用していますが、開業医は結果が出るまでに時間も日数もかかるから。
- 入院していましたが大変親切でした。
- 予約時間の待ち時間が、いつも1時間位長すぎる。
- 職員の皆さん親切でありハキハキして気持ちが大変良い。
- きれいに掃除がしてありますね。
- 血圧計のところに測定の上下する背もたれ付きの椅子が欲しい。
- 「予約検査時間が早いけど」と言ってやってくださり、朝食抜きできた私はうれしかったです。今日はとても満足です。
- 掛川から来ていますが、とても良い。駐車場が多くあると良い。
- 初めての胃カメラと結果診断で来院しましたが、とても親切で良かったです。これからもよろしくお願いします。
- マスクをしているので表情がわからないので困る。

接遇チェックリスト

接遇サービス委員会

次の設問の該当する番号に○をつけてください。

- 5. 常にできている（90～100%）　4. ときどきできている（71～90%）
- 3. あまりできていない（51～70%）　2. ほとんどできていない（20～50%）
- 1. まったくできていない（0～20%）

部署：　　　　　
氏名：　　　　　
実施日：　　　　　

＊設問によって性別・職種により回答できない場合は抜かして下さい。合計点は記入して下さい。

	1. 言葉づかい		評点			
1	笑顔でこちらからあいさつしている。	5	4	3	2	1
2	なれなれしすぎる言葉づかいはしていない。（～するね・～しようか？　など）	5	4	3	2	1
3	感じのよい敬意を表す言葉づかいをしている。	5	4	3	2	1
4	ハキハキと明るく、語尾をはっきりと発音している。	5	4	3	2	1
5	専門用語やわかりにくい言葉を使っていない。	5	4	3	2	1
6	早口になっていない。	5	4	3	2	1
7	あいまいな言葉を使っていない。（～の方・～のあたり・～の辺など）	5	4	3	2	1
8	返事は「はい」「いいえ」と、はっきりと答えている。	5	4	3	2	1
9	病室に入るときはノックをし、あいさつをしている。「失礼いたします」「おはようございます」など。（「失礼いたします」は1回のみ）	5	4	3	2	1
10	退出時にはあいさつしている。「失礼いたしました」など。（1回のみ）	5	4	3	2	1
11	「規則になっています」という言葉を使っていない。	5	4	3	2	1
12	会話はゆっくりはっきりと、相手に合わせた言葉づかいにしている。（年齢・理解度）	5	4	3	2	1
13	会話の中に相手の名前を入れるようにしている。「○○さま、おはようございます」「お待たせいたしました、○○さま」など。	5	4	3	2	1
	言葉づかい合計					点
	2. 身だしなみ		評点			
14	髪は整っている。（長い髪は束ねる、肩にかかっていない、お辞儀をした時に垂れない）	5	4	3	2	1
15	髪留めやゴムは派手すぎない。	5	4	3	2	1
16	髪は派手な色に染めない。強い匂いの整髪料は使用しない。	5	4	3	2	1
17	前髪は目にかかっていない。	5	4	3	2	1
18	薄化粧をし、濃すぎないようにする。	5	4	3	2	1
19	男性は無精ひげを剃る。	5	4	3	2	1
20	爪の長さは手のひらから見えないように切る。	5	4	3	2	1
21	色のついたマニキュアは塗らない。	5	4	3	2	1
22	指輪はしていない。	5	4	3	2	1
23	ネックレス・ピアスは身につけない。	5	4	3	2	1
24	たばこの匂いがしない。	5	4	3	2	1
25	香水はつけていない。	5	4	3	2	1
26	ユニホームは原則として病院が指定したものを着用する。	5	4	3	2	1
27	ユニホームは清潔で、汚れやシミがついていないものを着用する。	5	4	3	2	1
28	ユニホームはシワになったり、ボタンがとれていない。	5	4	3	2	1
29	ユニホームのボタンは全てとめ、ファスナーは上まで上げる。	5	4	3	2	1
30	名札は正しい位置（左胸）についている。	5	4	3	2	1
31	胸ポケットに過度に物をいれない。	5	4	3	2	1
32	スカートの丈は短すぎない・下着が透けて見えない。	5	4	3	2	1
33	カーディガンの色は華美にならないものを着用している。（パステルカラー可）	5	4	3	2	1

34	ストッキングは白また肌色とする。	5	4	3	2	1
35	ハイソックスの色は白または肌色とする。(看護師以外は黒または紺色でも可)	5	4	3	2	1
36	ソックスのみでも良いが、色は白とする。(看護師以外は黒または紺色でも可)	5	4	3	2	1
37	靴は自由だが(サンダル禁止)華美なものでなく、音の静かなもの。(看護部は白)	5	4	3	2	1
38	靴は汚れていない。踵を踏んでいない。	5	4	3	2	1
	身だしなみ合計					点

3. 態度　評点

39	謙虚な礼儀正しい態度で応対している。	5	4	3	2	1
40	患者さまの目を見て話している。上から目線で話していない。	5	4	3	2	1
41	「忙しい」という気持ちを表情に出していない。	5	4	3	2	1
42	応対中に急用ができた場合、患者さまに一言断ってから席を外している。	5	4	3	2	1
43	応対中に電話がかかってきた場合、「失礼いたします」と断ってから受話器を取っている。	5	4	3	2	1
44	再び患者さまのところへ戻った時に「失礼いたしました」とおわびをしている。	5	4	3	2	1
45	すれ違う時、目があった時、前を通るときは会釈やあいさつをしている。	5	4	3	2	1
46	患者さまに関心を持ち、できるだけ早く名前を覚えるようにしている。	5	4	3	2	1
47	親しさや、身分、肩書きにより態度を変えていない。	5	4	3	2	1
48	患者さまの体に触れるときは最初に「失礼します」といっている。	5	4	3	2	1
49	いろいろな事情で理解できない患者さまに冷たい態度や皮肉な態度を取っていない。(命令口調、威圧的口調にならない)	5	4	3	2	1
50	患者さまとの約束は守っている。	5	4	3	2	1
51	病室で患者さまの引き出しやキャビネットを開ける時に一言断っている。「開けさせていただきます」「よろしいでしょうか」「失礼いたします」など	5	4	3	2	1
52	病室の掃除をするときは「お掃除をさせていただきます」「窓を開けてよろしいでしょうか」などと言葉をかけている。	5	4	3	2	1
53	ナースコールには素早く対応している。	5	4	3	2	1
54	家族や面会のお客様にの明るくあいさつをし親切にしている。	5	4	3	2	1
55	仕事中に私語をしていない。	5	4	3	2	1
56	職員同士でなれなれしい話し方をしていない。相手を呼ぶときはさんづけで呼んでいる。	5	4	3	2	1
57	方向を指すときは、手のひらを上にした基本動作で行っている。	5	4	3	2	1
58	お呼びするときは「お待たせいたしました」といっている。	5	4	3	2	1
59	患者さまはフルネームで呼称し確認している。	5	4	3	2	1
60	患者さまが質問できるように、適当な間を置いて話すよう心掛け、ときどき「お分かりにならないことはありませんか」などと問いかけをしている。	5	4	3	2	1
61	説明をするときは相手の表情等に注意している。	5	4	3	2	1
	態度合計					点

4. 配慮　病棟環境について　評点

62	室温や採光の調整をしている。	5	4	3	2	1
63	お膳を下げるときには「お下げしてもよろしいでしょうか」と確認している。	5	4	3	2	1
64	掲示物を見る習慣があり、破れていたり古い物がそのままになっていない。	5	4	3	2	1
	配慮合計					点
	総合計					点

菊川市立総合病院の接遇マニュアル（抜粋）

制作：接遇サービス委員会

1. **患者様への配慮と思いやりを態度で表現するために**
   - 話を聞くときにはいったん手を止めて、きちんと向き合いましょう
   - 声をかけられたら、目だけでなく体を向けて、相手の話を聞く姿勢を取りましょう
   - 患者さんを誘導するときには、患者さんのペースに合わせて、様子を気にしながら、時には声をかけながら、ご案内しましょう
   - 患者さんとの距離感は、あまり近すぎると、威圧感を与えますので、ゆっくり近寄って目線を合わせて落ち着いて話しましょう
   - 患者さんの横をすれちがうときには軽く会釈しましょう
   - エレベーターに出入りするときには、「失礼します」と軽く会釈しましょう
   - 歩き方一つでその人の印象が決まります。（だらだら・パタパタ・靴を引きずらない）
   - 院内では、常に誰かに見られていることを意識して話しましょう
   - 私語・ひそひそ話・笑い声・驚きの声・友達感覚の対応はすべて注意！

2. **否定的表現を肯定的表現に変える**
   - 否定的な表現を使うと、拒否されたように感じてしまいます。否定的で、マイナスに感じられる表現を、肯定的な表現に言い換えることで、受ける印象ががらりと変わります
   - 否定→お願い

   「ここは会計ではありません」

   「会計窓口は隣にございますので、そちらでお願いできますか」

   「うるさいと他の患者様の迷惑になります」

   「他の患者様が休んでおられますので、ご協力をお願いできますか」

3. **マイナスの言葉をプラスに変換**
   - 後よし言葉（後から言われたことのほうが耳に残ります）

   「苦いお薬ですが、我慢して飲まないとよくなりません」

   「ちょっと苦いですが、このお薬を飲むと、早く効果があらわれます」

4. **患者さんに対して、否定的な表現はしない**
   - 否定的な表現をすると相手は、拒否されたと感じてしまいますので、言い換えて表現しましょう

   「今日の外出はダメですね」

   「いつ頃外出ができるか先生に聞いてみましょうね」

   「この日の予約は無理ですね」

   「○日なら予約可能です」

   「すぐには分かりません」

「お調べしますので、お時間をいただけますか」

5　聞き方のポイント

・話の聴き方が、相手に与える影響は大きいものです。たとえば、無表情でうなずいてくれない看護師に話を聞いてもらっても、満足感は得られず、最後まで、話せずに終わってしまうこともあるでしょう。患者さんの話をよく聞き、上手にコミュニケーションをとるためには、いくつかのポイントがあります

1、相手の話を受け止める

たとえ相手の話が間違っていたとしても、いったん話を受け止めようとする姿勢が大切です

2、聞いていることを表現する

うなずきや、相づちは、相手の話を聞いていることを示しているだけでなく、話しやすくさせる効果もあります

3、相手の言葉を正確に理解する

時々、相手の言っていることを確認すると、理解してもらえたと感じます

6　話題・会話で気を付けること

・積極的に触れないほうが良い話題

1、宗教・信仰の話題

2、症状などの専門的内容

3、ニュースなどの訃報

4、死に直結するような話題

5、期待を持たせるような言葉

6、マイナスイメージを連想させる言葉

　　（下げる・臭い・重い・面倒・お迎え・あちら……）

7　クレーム対応のスキル

1、あやまる

「申し訳ございません」「大変ご迷惑おかけいたしました」＊言葉だけでなく態度・表情・声の調子などを含めて、「申し訳ない」というメッセージを伝えること

2、反論しない

自己コントロールをして、サポート役の態度に徹する事

3、共感を示す

「○○さまのおっしゃる通りです」などの言葉を添え、傾聴する

4、クレームの原因を取り除く

複雑なクレーム也、大声で騒いでいる場合は、個室などの場所に誘導し、責任者対応とする。また、クレームの奥にある「本音」を聴く

5、感謝する

伝えてくれたことに感謝する

■接遇実践事例集

事例2

基本は人に仕える笑顔
月刊、号外接遇ポスターの効力

「接遇アカデミー」開催で接遇向上をねらう

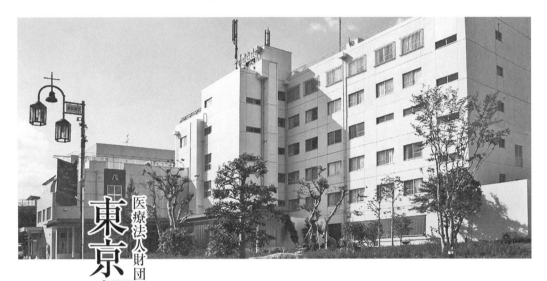

医療法人財団アドベンチスト会
東京衛生病院
（東京・杉並区）

産科の衛生病院——
その実績と信頼

　同病院は、全世界444に広がる「セブンスデー・アドベンチスト教会」の医療伝道事業の一環として、1929年（昭和4年）、東京・杉並の地に、わずか20床という規模でスタート。キリスト教を母体に、開設以来「こころとからだのいやしのために、キリストの心でひとりひとりに仕えます。」との理念を大切にしている。

　設立87年という長い歴史を重ねて、1996年（平成8年）には、新たに産科棟、緩和

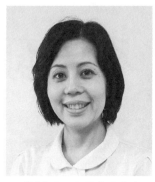
看護部長　平野美理香氏

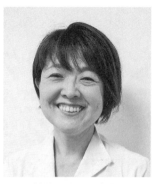
健診センター師長
藤江直子氏

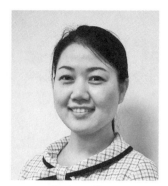
医事課・健診センター
課長補佐　宍戸美恵氏

ケア病棟（ホスピス）を開設、さらに2002年（平成14年）には、日本医療機能評価機構の認定病院にもなるなど、いま、地域の中核病院として欠かせない存在に成長を遂げてきた。

同医院の診療科の特色の１つは、無痛分娩を中心とした産科である。昭和40年代、日本でいち早く硬膜外麻酔による無痛分娩を導入。365日、24時間体制で対応。2015年度の出産件数1800件のうち約９割が無痛分娩という実績を誇っている。

出産に関するサポート体制——とくに、産前・産後のフォローアップにも力を入れ、産前には妊娠・分娩に向けた「心の準備」として、全４回にわたる両親学級を開催。

産後には小児科と連携して、授乳相談に即応する母乳外来や医師、保健師による育児指導、産科保健指導や健診などのプログラムが用意されている。

通院環境面でも、産科外来は一般外来入口とは別の専用入口を設ける配慮をしていることもあって、地域内外の数多くの女性たちに支持され、実際、同病院へ通院した

●東京衛生病院の概要

名　称：医療法人財団　アドベンチスト会　東京衛生病院
理事長：早坂徹氏
病院長：西野俊宏氏
病床数：186床（一般病床154床、緩和ケア内科病床20床、地域包括ケア病床12床）
診療科数：12科（内科、外科、整形外科、小児科、産婦人科、緩和ケア内科、泌尿器科、麻酔科、リハビリテーション科、歯科、矯正歯科、小児歯科）
平均在院日数：9.7日
職員総数：500名（非正規職員含む）看護単位７対１
関連施設：神戸アドベンチスト病院、アドベンチストメディカルセンター（沖縄）
　　　　　ローマリンダ大学メディカルセンター（アメリカ）
所在地：東京都杉並区天沼３-17-３　電話03-3392-6151（代表）

患者さんからの口コミ投稿を見ても「ここにいるお医者さんは、みんな説明をしっかりしてくれることと、ニコニコと人当たりがいい人が多く、昔の言葉で、医は仁術という言葉がありますが、そういうイメージに沿ってやっているように思います」といった評価を頂いている。

産科以外での特色は、緩和ケア病棟（20床）と健診センターである。

緩和ケア病棟は開設以来、今年で20年を迎えるが、東京23区内では同病院が初めて開設したもので、病室では小型犬や猫などペットの同伴も可能、他にも絵画や書道といった趣味など、心ゆくまで楽しめるような環境づくりをしている。

健診センターも、女性医師を中心に、女性向けのプログラムとして、乳ガン・子宮ガン健診、骨粗しょう症のリスクを調べる骨密度検査など充実している。その他、健康教育にも力を入れ、予防医学面では、禁煙講座、糖尿病講座、減量講座等の開講をすることで、地域の皆さんの健康維持のためのサービス・サポート役を果たしている。

接遇対応は病院評価のバロメータ

同病院には、接遇対応の基本原則として「清潔」「上品」「控えめ」という三原則がある。

通院されている患者さん、入院されている患者さん、そしてそのご家族、職員同士の接し方が、顧客満足度＝リピーターの増減を測る正確なバロメーターであり、またコミュニケーションの円滑化につながるもので、清潔、上品、控え目の考え方はカタチではない、心を砕き、相手を慮る限りない優しさである。

それだけに、職員一人ひとりの、接遇対応の良し悪しが、病院全体の評価や選択する際の要因に大きな影響を与えるものとなる。患者さんが病院を選ぶ際の理由についての調査によれば、通院していた病院に戻らない理由の70％が「職員の対応」にあるという結果がある。

その理由の上位4項目をみると以下のようであった。

① 「言葉遣い」
② 「態度に暖かみがない」
③ 「挨拶や笑顔がない」
④ 「気配り、こころ配りがない」

■

こうした調査結果データを参考にしながら、3年前、はたして他病院に比べて接遇が秀でているか、または劣っているか、その客観的な接遇の現状を把握するために、外部の教育コンサルタントに依頼をして、その実態を点検して頂いたことがある。

接遇は自然にできてこそホンモノであるということから、より客観的に実情を把握してもらうために「覆面調査」という形式をとった。少数の関係者以外に一切公表をせず、ある日の午前中、教育コンサルタントが、患者さん、あるいは面会者風を装っ

東京衛生病院の接遇三原則

東京衛生病院　身だしなみ＋笑顔

3原則（清潔・上品・控えめ）

接遇号外

- □ 医療人として清潔感のある頭髪、髪型にしていますか
- □ マスクの着用は正しいですか
- □ 職員、患者様に笑顔であいさつをしていますか
- □ 手は見られています。爪、汚れはありませんか
- □ 襟元、袖口は汚れていませんか
- □ アンダーウェアは透けていませんか
- □ ユニフォーム・靴は清潔ですか

接遇マニュアル　6、東京衛生病院身だしなみ規程に沿った身だしなみをしましょう！！

2016年　接遇委員会

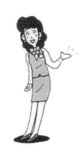

て、院内各所で職員の接遇行動をつぶさに点検。その結果を午後の研修会に発表してもらったが、予想以上に厳しいコメントがあった。

①院内の全体的な雰囲気は良い。

②接遇の基本である「挨拶」を取り上げると、総体的に他の医療機関に比べて「挨拶」が非常に少ない。

③朝の外来窓口で、職員が患者さんに積極的に挨拶をしている光景がほとんど見られない。

④職員間でも、朝、廊下ですれ違っても相互の挨拶が非常に少ない。

接遇最前線―医事課と看護部に求めていること

　これを契機にして、今一度、接遇のもつ重み、大切さを訴えると共に、そのための多様な取り組みを加速させることになった。

　その1つが覆面調査による指摘にあった「あいさつ」を履行させるための人事施策の徹底である。前年まで人事考課の評価項目に「あいさつ」を加えて評価することも実施してきた。あいさつの評価を3段階に分け、Aランクは、「きちんと相手の目を見てあいさつをしている」、Bランクは、

「あいさつはしているが声が聞こえない、目を見ていない」、Cランクは「普段からあまりあいさつをしない」に区分して評価するというもので、これを部課長が人事考課の評価基準の1つとしてきた。

しかし「あいさつ」の評価は、考課する側と考課される側、それぞれあいさつに対する見方が異なることもあって、ABCという3ランク区分では評価しきれないことから、現在は、接遇について内部監査の項目の1つとしている。

■

このように「あいさつ」を徹底させるために、人事管理面からの「接遇向上」の取り組みを試みるなどの一方で、2003年にスタートした、接遇委員会の地道な取り組みと活動が、その後の接遇向上に大きな役割を果たしてきた。

接遇委員会の基本的な活動スタンスは「患者さんが、医療機関にもとめるのは、第一によりよい治療、第二に快適にサービスが受けられること─の2つである。なかでも快適に受けて頂くためには、患者さんの治療意欲を引き出すコミュニケーション術が不可欠であり、その基本はお互いに心を開く関係になること、その相手の心を開く機能が接遇である」と位置づけた。

接遇委員会の構成メンバーは、医事課を筆頭に全部署の職員代表8名で構成されている。委員長は医事課スタッフ、副委員長は看護部スタッフである。いずれの部署も他部署に比べると、患者さんとの接触度合いが高く、接遇の最前線であり、接遇を牽引していく要（かなめ）ともいえる部署である。

多様な対応とコミュニケーション

医事課は、患者さんが来院されて、最初に応対する窓口である。そこでの対応が病院全体の評価につながる重要な部署である。来院される患者さんの来院目的も千差万別で、あいさつ1つをとってもそれぞれの患者さんの来院目的や病状に合わせて、臨機応変なあいさつが不可欠である。

例えば、健診センターに来院される方は、比較的元気な方が多いことから、「来院して頂いたことへの感謝のあいさつ」を中心に。一方、救急外来患者さんの場合は、人命第一、一刻を争う状況では、慌ただしいだけに、患者さんのご家族には、「安心して下さい。お任せ下さい」の励ましの言葉となる。

医事課には、質問や電話での問い合わせも頻繁にかかってくるが、この対応も、迅速かつ的確でしかも安心・丁寧・気配りをもった受け応えと関係部署への正確な伝達とコミュニケーションが求められる。

看護部も、医事課同様に「接遇の最前線」にある。そのために周知徹底していることは、患者さんが「自分は大切にされている」と、心から感じてもらえるような、心を込めた看護に徹することである。

定期的に看護部独自で作成した「心遣い

あいさつに関するオリエンテーション時の指導

内　　訳	その基本動作と留意点
あいさつの3原則	①声に出してあいさつをしましょう ②すべての人にあいさつしましょう 　（患者さん、家族、来訪者、職員同士） ③どの場所においてもあいさつしましょう 　（院内、駐車場、駐輪場、食堂、敷地内）
あいさつの5ポイント	①すべての人に心を込めてあいさつする ②相手が聞き取れる声で笑顔であいさつする ③基本のあいさつを徹底する ④職場の仲間にも必ずあいさつをする ⑤「あいさつは先手必勝」を忘れない
ことばの使い分け	①「おはようございます」午前10時頃まで ②「こんにちは」午前10時頃から ③「こんばんは」暗くなったら
あいさつのパターン	①出勤時 　「おはようございます。今日もよろしくお願いします」 ②職員同士すれ違った場面 　「おはようございます。おつかれさまです」※この言葉の意味は相手を認識し仲間を大切に思う。目上の人に「ご苦労様」とは言わない ③他部署でのあいさつ 　「おつかれさまです」「医事課の○○です」「いま、よろしいですか」 ④帰宅時 　「おつかれさまです」「おつかれさまでした」「お先に失礼します」 ⑤職員以外とすれ違うとき 　「おはようございます」「こんにちは」「こんばんは」

の自己チェックリスト」を活用して、接遇意識の醸成と向上に努めているが、チェックリストの項目はいたってシンプル。例えば「患者さんの履いたスリッパをキチンと揃えることを意識していますか」「部屋の空調に気をつけていますか」「患者さんの生活全般を見ていますか」など20項目。

これを全看護師に自己チェックをさせ気付きを促している。患者さんの生活を見ていく上で、できるだけ快適な空間を創り出すこと、「大事にされている」と思ってもらえること。日頃から看護業務を介して、患者さんとのよりよい人間関係を構築することを大切にしている。

月刊の接遇目標ポスターと接遇アカデミーの開催

入院患者さんだけではない。

外来患者さんもまた、入院患者さん以上に、緊張感をもって対応をしていかなければならない。特に初めて来院された患者さんは、いわばスポーツの世界で言えばトーナメント戦での一発勝負である。

その対応によっては再来院いただけない、あるいは取り返しがつかない事態も起こり得る。そのときどきの接遇・対応で、リピートや評判に大きく影響する。それだけに「気遣いのあるいい病院」との印象をもってもらえるよう、緊張感ときめ細やかな看護マナーが重要である。

この2つの部署を軸に、月1回、接遇委員会を開催。会議の主たる議題は、前月の委員会議事録の振り返りである。この間、接遇について気付いた事柄等の報告や検討がなされる。

その他、年1回の接遇マニュアルの見直しと加筆や、新入職員の接遇研修、全職員対象の接遇研修会、患者サービスの分析・検討、職員対象の接遇アンケートなど、その活動範囲は多岐にわたる。

平成27年の場合は、日総研主催の「第1

望ましい応対用語

【望ましくない用語】	【望ましい用語】
うちの病院	私どもの病院
何の用ですか	いかがなさいましたか
どなたですか	失礼ですが、どちら様でいらっしゃいますか
いません	席を外しております
帰ったら言っておきます	戻りましたら申し伝えます
電話ください	お電話いただけますか
知っています	存じております
すみません	申し訳ございません

敬語の使い方

敬語が不要な間柄	丁寧にいう間柄	さらに丁寧にいう間柄
ある	あります	ございます
知らない	知りません	存じません
する	します	いたします
わかった	わかりました	承知いたしました
行く？	行きますか？	いらっしゃいますか？
来る？	来ますか？	おいでになりますか？
見た？	見ましたか？	ご覧になりましたか？

改まり語

【普段の言葉】	【改まり語】
後で	後ほど
この間	先日
この前	前回
この次	次回
さっき	先ほど
すぐに	ただいま・至急
あっち・こっち・どっち	あちら・こちら・どちら
少し	少々
いま	ただいま
これから	今後

回接遇大賞コンテスト」にエントリーし、院内の接遇取り組み活動を紹介した。経営陣、部課長への働きかけ、院内各部署への理解と周知、さらに発表に向けた諸準備—接遇に関する各部署の実践活動のDVD制作など、多様な活動であったが、これまでの年間を通した活動のメインである「接遇ポスター」の制作と啓蒙等が評価され、見事「接遇大賞」をいただくことができた。

今年度も各月ごとに力を入れたい接遇テーマを、ポスターにして各職場に展示している。メインテーマは接遇委員会で1年間12テーマを決め、キャッチフレーズは接遇委員会のメンバーが持ち回りで担当する。「笑顔」「あいさつ」を筆頭に「身だしなみ」「感度のよい医療人をめざして」など、目標とするテーマは、できるだけシンプルに。職員にとって共感・即応できるテーマであることを基本に掲げている。例えば2016年4月の接遇目標テーマは「姿勢」である。キャッチコピーも「新年度が始まります　職員の皆さで姿勢を正しましょう」といったように、職員一人ひとり、改めて日頃の自分のあれこれを見直し

2016年 7月目標

「笑顔」

第1、2週
「アイコンタクト」はあなたの"心"が伝わります。

第3、4、5
「一声添えて」一言添えることであなたの気持ちが伝わります。「お大事にどうぞ」「お気をつけて」

接遇委員会

電話　美人 2016.6月

そっと置く　受話器の向こうに　笑顔が見える

第1.2週目　「少々お待ち下さいませ」
　　　　　笑顔で対応しましょう。

第3.4.5週目　部署名.氏名をはっきり伝えていますか？
　　　　　番号を確かめてかけましょう！

接遇委員会

> **2016年5月目標**
> ### 感度の良い医療人を目指して
> 患者様、外部の方、職員に良い印象を与えていますか？
>
> 第1、2週　アイコンタクト　　私は相手を受け入れています。
> 　　　　　患者様が遠くからでも、あなたを見ています。
> 　　　　　相手の気持ちを表情や態度で汲み取り、適切な対応をしましょう。
>
> 第3、4、5週　気持ちの良い会話を心がけましょう。
> 　　　　　忙しがらず、面倒がらず、好意的に話を聞き、おなじ目の高さで
> 　　　　　話しましょう。
>
> 　　　　　　　　　　　　　　　　　　　　　　　接遇委員会

> **2016年4月目標**
> ### 姿　勢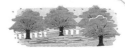
> 新年度が始まります！！職員のみなさんで姿勢を正しましょう！！
>
> 第1、2週　立ち居振る舞いはその人の心を表します
> 　　　　　心に余裕があると丁寧で、きびきびとした動きになります。
>
> 第3、4、5週　仕事に対する姿勢は前向きですか？
> 　　　　　出来ないことを考えるよりも、出来ると信じて目標を作りましょう。
>
> 　　　　　　　　　　　　　　　　　　　　　　　接遇委員会

> 【最新版】　今年度も後半に入りました！！
> ### 身だしなみ を各自で！職員同士で！
> 　　　　　　　　　　　チェックしましょう！！
>
> ♪ユニフォーム
> - □ 汚れていませんか　□ ほころびていませんか　□ しわがよっていませんか
> - □ 名札は正しい位置についていますか（各部署の規程の場所につける）、汚れていませんか
> - □ ポケットにペンやハサミなどが詰まりすぎていませんか　□ スカートの丈が短すぎませんか
>
> ♪足元
> - □ 靴下、ストッキングは規程の色ですか（靴下は黒か紺か白、ストッキングはベージュか黒）
>   柄が入ったものは不可です
> - □ 靴は汚れていませんか　□ 靴のかかとがすり減っていませんか
>
> 　　　　　　　　　　　　　　　　　　2015年　接遇委員会

てもらうことが狙いである。

　この接遇ポスターにはちょっとした工夫がある。目標テーマを嚙み砕き、週ごとに具体的な気付きのテーマとして落とし込んでいるところだ。4月の月間テーマ「姿勢」について、第1週、第2週は「立ち居

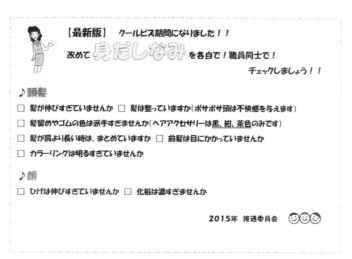

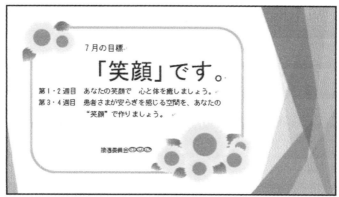

振る舞いはその人の心を表します。心に余裕があると丁寧で、きびきびとした動きになります」。

第3週、第4週、第5週は「仕事に対する姿勢は前向きですか。できないことを考えるよりも、できると信じて目標を作りましょう」など、接遇という目標を介して、仕事に向かう姿勢にまで踏み込んでいる。

2015年7月の接遇目標テーマは「笑顔です」。第1週～第2週のキャッチフレーズは「あなたの笑顔で心と体を癒しましょう」、第3週～第4週は「患者さまが安らぎを感じる空間をあなたの笑顔でつくりましょう」など、わかりやすい呼びかけである。

また年に数回、月々のポスター以外に号外ポスターも発行する。最近では「電話美人」といった目標テーマを掲げ、ふだん何気なく応対している電話応対マナーについて、「これでいいのかな」を改めて再確認点検する機会にしている。

委員会制作のポスター以外に、それぞれの部署特性に沿った、独自のポスターを制作して職場に掲げるなど、同病院にとってポスターは、啓蒙情報として欠かせないツールとなっている。

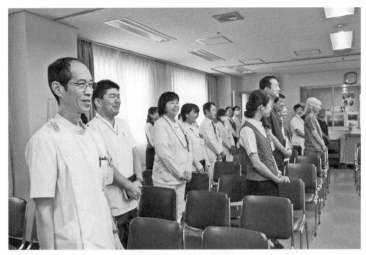
毎朝の職員礼拝時に全員で笑顔づくり5秒間

職員礼拝時の笑顔5秒間と接遇アカデミー開催

　接遇委員会活動のもう1つの注力点は「笑顔とあいさつ」の定着化である。コンサルタントによる覆面調査の結果で「あいさつの励行が少ない」という厳しい評価を受けたこともあり、「笑顔とあいさつ」の定着化に向けて、「笑顔は人と人を繋ぐ、笑顔は緊張を解いて距離を縮める、共に笑うと一体感が生まれる」─笑顔美人になろうを呼びかけている。

　その1つが「笑顔とあいさつの励行」に向けた同病院ならではの推進策である。毎日、院内のホールで礼拝が行われるが、その最後に、職員同士が起立して向き合い「おはようございます」のあいさつを交わすことが決まりである。さらに挨拶の後は、職員全員で「笑顔5秒間キープ」を行う。起立した姿勢で、「1，2，3，4，5」の5秒間、お互いに笑顔を向け合うことに。笑顔と優しさの溢れる空間から、今日、1日の業務をはじめようというものだ。当初はさすがに、「向き合っての笑顔5秒間」は、気恥ずかしさやテレもあったようだが、それも時間と共に慣れてきて、いまはごく自然に相互に笑顔のキャッチボールができるようになった。

■

　接遇委員会の啓蒙活動だけでは、真の「接遇」は定着しない。接遇行動は与えられるものではなく与えていくもの─。接遇委員会からの指示・啓蒙、マニュアルの徹底を黙々と実行するといった、受け身であってはならない。物品販売のような一過性のそれではなく、患者さんの気持ちを十分に思いやる、細やかな心である。

　テイクからギブへ─。個々の部署の特性を踏まえた自発的な接遇活動を実践、それを全職員に発表する場を設けた。

■接遇実践事例集

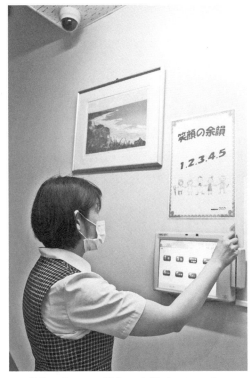

職員の入口には笑顔の余韻ポスターが…。

名付けて「接遇アカデミー」である。

接遇アカデミーは2014年に、院内教育の一環として全職員対象に開催された。この年は、担当者に接遇の工夫をインタビュー、それをビデオに録り、接遇アカデミーの開催時に放映後、全職員に好評部署を投票、投票結果の上位部署４位までに「接遇アカデミー賞」の表彰状を授与した。

普段、なかなか関わることの少ない部署同士が相互に触れあうことで、院内の連携につながり、いまそれが刺激となって、病院全体の接遇向上の一助になっている。

接遇３原則を基本にマニュアルを整備

接遇マニュアルについて触れておきたい。接遇マニュアルを作成したのは2010年である。とくに新卒・中途入職者向けの接遇オリエンテーションでは、接遇委員会が、最も重要で大事にしている「笑顔」「あいさつ」を筆頭に、同病院の接遇三原則を細かに説明する場になっている。

接遇マニュアルは、基本的に年１回のペースで見直しおよび追加の作業を行うことにしているが、2012年には「身だしなみ」「敬語」、2015年は「基本的な心構え」

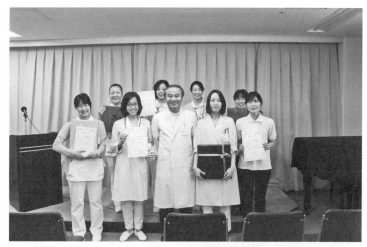

接遇アカデミー優秀部門の表彰

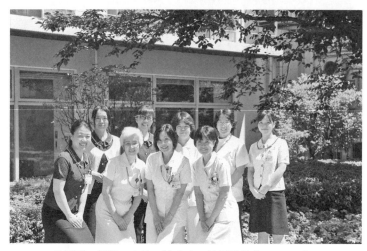

三原則―清潔・上品・控えめ―接遇委員会のメンバー

について各項目の追加をした。

　追加項目の多くは、職員が現場での応対時に感じた疑問・質問等を、新たな項目として追加するなど、現場の実態に即して一目瞭然で対応できる「使えるマニュアル」づくりを目指してきた。

　例えば、昨年の追加項目では、新入職員の素朴な質問から派生して追加したものがある。それが「あいさつの時間区分」である。院内で、患者さんやご家族、面会者とすれ違った際の言葉の使い分けというものだが、何時までが「おはようございます」で、何時以降が「こんにちは」なのかというものだ。

　こうした何気ない質問・疑問点に対応して「常識で考えなさい」とか「当たり前でしょ」と処理することなく、上司が丁寧に説明すると共に、マニュアルの項目として追加していく。

　身だしなみについても同様である。

　同病院の接遇三原則は、前述のように「清潔」、「上品」、「控えめ」である。最低

限度、勤務中はマニュアルに沿った身だしなみをする。それは「髪」を筆頭に「顔」、「手」、さらに「アクセサリー」「ユニフォーム」、「靴」、「靴下」に至るまで細かにマニュアルに盛り込んいるが、ときおり、流行っている長めのつけ睫毛や、誰が見ても不自然なカラーヘアーのスタッフを見かける。来院される患者さんや、そのご家族、面会者からみて、不快感を与える身だしなみは、清潔感、上品さからほど遠く、こうした場合には現場で厳しく指導すると共に「身だしなみとおしゃれの違い」を説明、接遇マニュアルでもキチンと規定化して厳守させている。

基本原則の維持推進とさらなる医の奉仕を

医療現場は、毅然とした対応としなやかさの二面性が必要であるように、接遇もまたマニュアルどおり、額面どおりの対処によって温かさに欠けることもある。ときには、フレンドリーな対応も必要である。肝心なのは、その場、そのときの空気を読みとる気配りである。

職員に求めているのはたった1つ。患者さんが入院期間中を通して「この病院に入院して本当によかった」と、心から思ってもらえるような対応をすること。聖書のなかで「キリストは一人ひとりに対して丁寧に対応された」ことが書かれており、病院の理念を実践するために、忙しい業務をこなしていても、患者さん一人ひとりに丁寧に向き合っていくことである。

この姿勢は、患者さんやご家族への対応だけではなく、看護部長が看護師長に対する対応、看護師長が主任やスタッフに対する対応でも同じこと。このきめ細かな対応の積み重ねが、結果として患者サービスに波及していくものと考えている。

■

今後とも「あいさつ」「笑顔」の励行はグレードアップを図っていく方針であるが、それにしても接遇に関して取り組むべき課題は、幅広く、そして深い。

特に取り組むべき課題は、この数年来の20歳代新卒職員の意識の変化が著しいこと—若い職員の会話を聞いていると簡潔で実にビビットではある。

それはそれで聞き心地のよい会話ではあるが、しかし患者さんに寄り添う「接遇の在り方」「言葉遣い」「身だしなみ」といった基本動作の面でア然とする事も多く、この世代をどのように指導していくか。

また、いずれの医療機関にも共通していることとして、接遇活動の継続・発展策に向け、新しい推進策をどのように創り出すか。そのための担当スタッフの日々の努力は並大抵ではないが、同病院らしい接遇の在り方—接遇三原則を基本に、これまでの活動をさらに進化させながら、新しい風を導入すべく、他病院の成功事例等をヒントに積極的に試みていく方針である。

同病院が目指すべきは、誠実で思いやりのある医療と看護である。「こころとから

だのいやしのために、キリストの心でひとりひとりに仕えます」を背景に、患者さんのために仕える笑顔が、祝福の証として、必ずや心の健康、元気の素となって返ってくる―そう信じて、「今以上に、質の高い医療と、奉仕の風土定着に邁進していきたい」との思いを新たにしている。

接遇アカデミー賞候補部門のインタビューから（ビデオから抜粋）

部署名	接遇あるいは仕事に向かうための取り組み
3F病棟 仕事への切り替えカード	この病棟は外科、整形外科、婦人科などがあり、その仕事は多岐にわたり、とても忙しい職場ですが、仕事に入る前に必ずやっていることがあります。出勤するとまず、個々人が自分のロッカーに行き仕事用具を取り出しますが、ロッカーのドアーの裏面に貼ってある1枚のカード。これは病棟スタッフが作った仕事への切り替えカードです。「今日も頑張るぞ～」の気持にリセットするもので、このカードを見て、元気に職場に向かいます。
産科病棟 笑顔1，2，3秒	産科は年間出産件数が多い病棟です。朝の時間帯はとにかく超多忙ですが、それでも申し送りと祈りは忘れません。そしてお互いに笑顔1、2、3と3秒間。ちょっと短すぎるかも知れませんが、忙しい部署なのでとにかく3秒で済ませます。でも産科はリピーターを増やしていく最前線です。患者さんにたとえ理不尽なことを言われたとしても、いつも笑顔で対応できるようにと皆で話し合っています。
クリニック看護部 独自のポスターを作成	毎日多くの患者様がやってくる教会通りクリニック。ここではそれに合わせた取り組みをしています。毎月発行される接遇委員会からのポスターに加えて、独自の接遇ポスターを作成しています。タイトルは「美しいことば」。毎日、沢山の患者さんがいらっしゃいますがその方々にお会いする前に、朝、礼拝に行きそこで今日1日、どのようなことに気をつけるかを申し合わせる1つとして、私たちが使う言葉―美しいことばを使うことを確認してから仕事に入ります。
師長室 鏡に向かって笑顔チェック	病院で最も人数の多い看護部のまとめ役である師長室。毎朝の礼拝後は、鏡に向かって「身だしなみ」と「笑顔」の確認です。自分の顔を見るのは決して嬉しくはないのですが、それでも口角がキュッと上がっているかの確認をして、全員で「おはようございます」を唱和します。自分では笑っているつもりでも、相手からみると笑顔になっていないことが多いので、ここでチェックしてから職場に向かいます。

■接遇実践事例集

部　署　名	接遇あるいは仕事に向かうための取り組み
5F病棟 トイレに接遇ポスター貼附	高齢化による認知症の患者様など多くの病気を抱える人が集まる病棟で接遇にも気配りが欠かせません。病棟有志による工夫を凝らした接遇ポスターの展示場所として選んだのがトイレです。それにしてもなぜトイレに？　患者満足度調査の結果から、当病棟で接遇面で低い個所をピックアップしてポスターにして改善を期しました。さてどこに貼ると効果的かを検討した結果、一番落ち着くのはトイレであり、座って見えるところに貼ろうということに。いま黙って座ると接遇ポスターが飛び込んできます。
クリニック医事課 金曜日午後に接遇チェック	病院内の受付、コールセンター、カルテ整理などを一手に担う縁の下の力持ちの職場。職場は病院受付、クリニック受付など配置もバラバラで、一同に集まることができる金曜日の午後が接遇確認のチャンス。ここでこの1週間接遇に対して意識的にできたかどうか、来週に向けてやるべきことを伝え気持ちを1つにしていくことに努めています。
検査科 検査の前に自己紹介を	病院、クリニックなどのすべての検査に関わる検査科。ここでは接遇の取り組みのための特別チームがつくられています。いまチームで取り組んでいるのは、スタッフの提案から出たものですが、検査時には患者さんに対して、まず自ら「おはようございます。私は検査科の○○です。検査を始めますので……」と名乗ってから始めることに。検査科は患者さんとコミュニケーションが取りにくい部署であり、当初はちょっと恥ずかしい気持ちもありましたが、いまはマニュアルにも組み込まれて実際に取り組んでいます。
救急外来 独自ポスターを全員で唱和	昼夜を問わずに患者さんがやってくる救急外来。そのような緊迫した部署での朝の励行は、まず申し送り前のお祈りからはじめて心を落ち着かせます。その後は毎日の日課として接遇オリジナルポスター「小さな心づかい」を全員で唱和します。以前、接遇について看護部アンケートを取った際、救急外来は平均値より低いデータであったことから、接遇中心に意識付けを図っています。
訪問介護ステーション まずは準備体操から	夏の暑さにも、冬の寒風吹きすさぶなかでも負けずに日々、自転車で各家庭を回る訪問介護ステーション。何よりも体力が基本の訪問介護の朝は、まずラジオ体操からスタート。ラジオ体操と接遇の関係？　訪問する前の準備体操で怪我が減ったこと、それによって寄り添える優しい介護ができるようになりました。

東京衛生病院の接遇マニュアル（抜粋）

1. 接遇の必要性

　今日、医療機関は患者さまから選ばれる時代となり、患者さまから敬遠される病院は、存続自体が困難となる可能性も多くなっている。患者さまとの適切な人間関係、また、地域の方々との良好な人間関係を構築していくことは、病院の医療現場をソフト面からサポートするための、大切な要素になっている。

　医療現場での接遇は、基本的には、私たち誰もが既に知っていることを行うことである。しかし、多くの場合、接遇の良し悪しは、自分が決めることではなく、相手が決めることであり、その結果、相手の声を聞こうとしなければ、あるいは、聞こえなければ、その病院の接遇の評価は、下がってしまうことになる。

　このように、職員一人一人の接遇マナーの良し悪しによって、病院全体が評価され、また、業績にも影響することをお互いに認識し、責任を持って業務に励むよう努力する必要がある。

2. 接遇の基本（ホスピタリティ・マインド）

- ホスピタル、ホテルと同じ語源をもつ、ホスピタリティとは相手の立場からものを考え、相手を温かく迎えて、もてなす心
「喜ぶものと共に喜び、泣くものと共に泣きなさい」（ローマ人への手紙12章15節）
- 対応する相手の立場に立ち、その心を理解し行動を起こす
- 患者さまの不安や心の苦痛を和らげ、精神的なストレスを軽減し、心の癒しの場を提供する
- 患者さまが医療機関を選択し、受診し、入院するという過程で、患者さまの快適性・利便性に配慮したサービスを提供する
- 相手をもてなす「心」の表現方法である「形」を体得し、奉仕の精神を自分の中に植えつける

3. 患者さまサービス提供に当たっての基本的心構え

（1）良好な人間関係をつくる基本

①「あいさつ」について
　すべての人に心をこめてあいさつする
　相手が聞き取れる声で笑顔であいさつする
　基本のあいさつを徹底する
　職場の仲間にも必ずあいさつをする
　あいさつは先手必勝を忘れない

　「あいさつ」の３原則
　声に出してあいさつしましょう
　すべての人にあいさつしましょう（患者さま、ご家族、来訪者、職員同士）
　どの場所においてもあいさつしましょう（院内、駐輪・駐車場、食堂、敷地内）

　「あいさつ」言葉の使い分け

「おはようございます」	午前10：00頃まで	帰宅時のあいさつ
「こんにちは」	午前10：00頃から	「おつかれさまです」
「こんばんは」	暗くなったら	「おつかれさまでした」
		「お先に失礼します」

東京衛生病院　身だしなみ規定

☆看護部は看護部規定に準ずる

	女　性	男　性
髪	・清潔感があること ・前髪は目にかからない ・肩より長い場合はまとめる・または前に落ちてこない ・不自然な染め毛はしない ・ヘアアクセサリーは地味で目立たないもの（色は黒、紺、茶）	・清潔感があること ・丸刈りは禁止 ・もみ上げや襟足が長すぎない ・不自然な染め毛はしない
顔	・健康的な薄化粧 ・口紅の色は適切である	・髭はよく手入れする
手	・いつも清潔である ・爪は丸く切りそろえる・汚れていない ・爪は汚れていない ・透明マニキュアは可（事務職）	・いつも清潔である ・爪は丸く切りそろえる ・爪は汚れていない
アクセサリー	・ピアス、ブレスレット、ネックレスは不可 ・香水、コロンはつけない	・ピアス、ブレスレット、ネックレスは不可 ・香水、コロンはつけない
ユニフォーム	・各職場で定められたものを着用 ・常に清潔である ・スカート丈はひざが見えない長さ ・下着に気をつける ・シワ、シミ、ほころびが無い ・カーデガンはひかえめな色を選ぶ ・名札は原則として左胸に水平に着ける（部署により着用できない場合は除く） ・ブルージーンズ等は不可	・各職場で定められたものを着用 ・常に清潔である ・ズボンのプレスはきいている ・ポケットに詰めすぎない ・ほころび、ボタンのとれはない ・名札は原則として左胸に水平に着ける。（部署により着用できない場合は除く） ・ブルージーンズ等は不可
靴	・ユニフォームに合わせた色（白、黒、茶） ・サンダル、つま先の開いた靴は禁止 ・飾りのないプレーンなもの ・靴底は音のしにくいもの ・靴の手入れをする	・ズボンに合わせた色 ・サンダル禁止 ・良く磨いてあること ・靴の手入れをする
靴下	・ストッキングはベージュか黒 ・ハイソックス可（黒、紺） ・ズボン着用時の靴下は、ズボンに合わせた色	・ズボンに合わせた色

2012年4月　接遇委員会

■接遇実践事例集

事例3

［神対応］の接遇を
救命救急現場だからこその対応
DVD制作から神ナース総選挙までユニークな活動

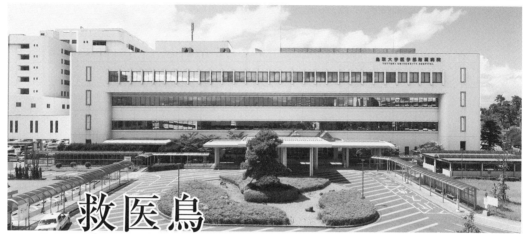

鳥取大学医学部附属病院救命救急センター（鳥取・米子市）

目指すは人づくり、働きやすさのトップクラス

　当病院は、明治26年に鳥取県立病院米子支部病院として設立され、その後、昭和26年、現在の鳥取大学医学部附属病院となったもので、山陰地方では病床数では最大の697の病床数、診療科39診療科、1日平均外来患者数は（243日）1486人、入院620名という規模である。

　病院理念は「健康の喜びの共有」。

　その目指すべきキーワードは「地域とともに歩む鳥大病院」である。地域に信頼される大学病院の使命を担い、特定機能病院

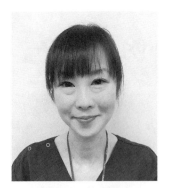
看護師長　森輝美氏

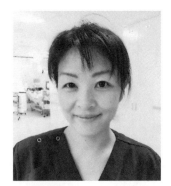
副看護師長　足立好美氏

として、いま、安全、安心の標準医療と先端医療を推進、高度な臨床研究の開発に向けて、優秀な医療人の育成に取り組んでいる。

平成26年には、ヘリポート棟を完成させ、平成29年にはドクターヘリを導入する予定であり、その体制づくりのため、救命救急センターでは、医師と共にドクヘリに乗り込む「フライトナース」の養成など、ますます「地域の救急医療の機能強化」の期待が高まっている。

先端医療だけではない。看護面でも誇るべき実績がある。

平成26年度の褥瘡（床ずれ）発生率が、全国42の国立大学病院のなかで最も低かったこと。全国国立大学病院の発生率平均0.51に対して、当大学病院は0.19という実績を残した。

●鳥取大学医学部附属病院の概要

名　　称：鳥取大学医学部附属病院
病院長：清水英治氏
病床数：697床
診療科数：39科（循環器内科、内分泌代謝内科、消化器内科、腎臓内科、呼吸器内科、膠原病内科、精神科、小児科、消化器外科、小児外科、心臓血管外科、胸部外科、乳腺内分泌外科、整形外科、皮膚科、泌尿器科、眼科、耳鼻咽喉科、頭頸部外科、放射線科、放射線治療科、女性診療科、婦人科腫瘍科、麻酔科、ペインクリニック外科、歯科口腔外科、薬物療法内科、形成外科、救急科、血液内科、神経内科、脳神経外科、脳神経小児科、遺伝子診療科、病理診断科、神経病理診断科、感染症内科、リハビリテーション科、緩和ケア科）
１日平均外来患者数：外来1486人（243日）入院620人
病床稼働率：88.99％
平均在院日数：14.15日
職員数：（非正規職員含む）：1782名
所在地：鳥取県米子市西町36-1　電話0859-33-1111（代表）

褥瘡の発生率軽減のために、各部署に褥瘡専任看護師を配置。さらには、外科医師、理学療法士、栄養管理士といった、多職種からなる褥瘡対策チームを中心に、栄養サポートチーム等の医療チームとも連携し、組織横断的にきめ細やかで適切なケアをしてきたことが、全国国立大学病院中で、褥瘡発生率が最も低いという輝かしい結果を生み出した。

■

　現在、当病院では本学の中期目標に基づき「人の和で創る明日への一歩」というスローガンのもと、病院運営を行っている。すでに第2期（平成22年4月から平成28年3月まで）が終了、そのときの中期目標のマスタープランは、第一に「人づくりトップクラスの大学病院」、第二に「働きやすさトップクラスの大学病院」、第三に、「経営トップクラスの大学病院」を目指すことを掲げた。

　その具体的な成果として、第一の人づくりトップクラスという側面では、訪問看護師育成支援事業の開講、あるいは第二に掲げた、働きやすさトップクラスの大学病院という目標では、子育て支援、シングルマザー支援、夕食持ち帰りサービス、学童の夜間お泊まり保育などの、ワークライフバランスへの取り組みは、他病院の参考事例となっているほど先行している。

　平成28年4月から、第3期中期目標がスタートしているが、看護部の運営方針は、例年、院内教育計画全般、新人看護師育成ガイドライン、看護実践能力評価に至るまで、骨太の運営方針をまとめ上げ全看護師に配布している。

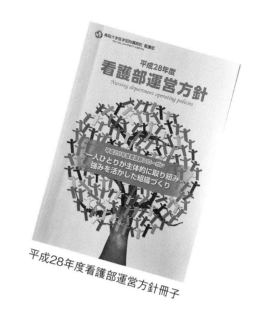

平成28年度看護部運営方針冊子

　今年度は「一人ひとりが主体的に取り組み、強味を活かした組織づくりをしていくこと」と位置づけた。さらには「看護部理念の再検討を機会として、専門職として組織のなかで働く意味を考え、自分が組織にできることは何か、何が組織の発展につながっていくか、改めて自分自身に問いかけて欲しい」と呼びかけている。つまり「看護師たる者、事にあたっては、何ごとにもポジティブに対応するように」との考え方である。

救命救急センターだからこそ気配りが欠かせない

　いま、救命救急センターは、緊急搬送の受け入れ体制の整備、さらには平成29年からのドクヘリ導入に向けたフライトナース

の育成、緊急入院受け入れ体制の整備など、次々と新しい課題に向けた取り組みが浮上してきているが、これらに確実に対処していく、看護スキルのレベルアップと同時に重視したのが「接遇の改善」であった。

　救命救急センターという名称からくるイメージだけを考えると、急患として搬送された患者さんの「救命」を第一義とすることが最大のミッションであり、24時間待機で受け入れる、タッチ・アンド・ゴーの体制であり緊張した環境下にある。したがって、一般外来・病棟の看護師に比べると、救命救急センタースタッフの接遇は、「それどころではない」あるいは「きめ細かさに欠ける」との評価になりがちである。

　事実、受け入れる現場では、救急隊によって、次々に搬送されてくる患者さんのベット確保だけでも目まぐるしく、接遇の基本動作もつい忘れがちになる。まして、ベットサイドで落ち着いて患者さんと会話を交わす時間的ゆとりなど皆無に近い。

　そうした現場環境下における対応の見直しと改善—それは一見、場違いなイメージに映るかも知れないが、決してそうではない。こうした緊張した現場だからこそ周囲に対する「気配り」が欠かせないのである。患者さんの大半は、突発的な事故に遭遇したとか、子供の様子がいつもと違う、自宅で突然意識を失ったなど、患者本人はもとより、ご家族にとって、救命救急センターに搬送されるまでの時間、その心細さ、不安は計り知れない。

　そうしたとき「大変だったですね、もう大丈夫ですよ、あとは私たちにお任せ下さい。安心して下さい」等の言葉かけと不安を払拭する笑顔が、どれほど患者家族に安堵感を呼び起こす一滴になることか。

　このプラス・ワンの言葉かけが自然にできる看護スキルと、病状に応じて的確に対応していける看護スキル—。この2つのスキルを兼ね備えて、はじめて救命救急センターの看護職としてパーフェクトといえるのであるが、問題は一般外来・病棟の看護師に比べて、接遇スキルのレベルが低いことであった。

「神対応」で接遇改善にチャレンジしていこう

　救命救急センターとして、本格的に「接遇」の改善に取り組んだのは、平成26年である。救命救急入院料が加算され、その入院料に見合った看護の提供といったこともひとつの契機にはなったが、それ以上に、改めて接遇対応を振り返ってみると、他職種・救急隊からの対応に対する苦情の多さを筆頭に、さらには、言葉遣いや身だしなみ—そのどれをとっても、満足のいくものではなかった。

　接遇マナーの向上は、ホスピタリティおよびチーム医療の向上にもつながる重要な案件であり、「早急に改善を図っていかなければ」との問題意識が浮上。救命救急センター責任者である師長自らが「接遇改善」の旗振り役となって、接遇改善の道筋

を模索していくことになった。

平成27年度、接遇改善に向けその戦略目標を以下の3つに集約して掲げた。

> ① TTPNを組み込んだクリティカルパスの展開による上質な看護の展開
> ② 看護師のナラティブを共有するためにワールドカフェディスカッション形式による看護マインドの育成
> ③ 「すべての人に神対応」をキャッチフレーズとした看護のおもてなし実現

この3つの目標を、スタッフ総勢52名を3つのグループに分け、それぞれ目標に向けた活動がスタートした。

そのうちの1チームが「接遇改善チーム」として取り組むことになった。メンバー編成にあたっては、敢えて接遇チームに入れて、もう少し接遇の改善意識を醸成させたいスタッフ、笑顔のモデルとなるスタッフ、さらに他職種の職員から得た的確な評価などを踏まえて構成。目指すべき到達点は「近頃、救命救急センターの対応が変わったね」である。

接遇改善に向けたスローガンは「全ての人に神対応を」とした。「神対応」というインパクトのあるキーワードは、チームの若いスタッフからの提案で決まった。

もともと「神対応」と言う言葉は、主に一般企業のクレーム対応などで、驚き感心するほどの行き届いた対応について、最大級の好評価を表す言葉として用いられることが多かった（因みにその逆が「塩対応」という）。これを人気グループAKB48が、ファンサービスの一環である握手会の会場などで集まったファンに「今日は神対応でいきます！」の挨拶が、若い人達に伝播して広がったようである。

こうして「神対応」チーム活動がスタートしたものの、実際、救急現場での接遇は机上で考える以上に多様である。救急車から搬送され、ピリピリとした空気のなかで、ニコリと笑って「いらっしゃいませ」の対応はあり得ない。

時間がすべてを左右するなかでは、迅速性、機敏性が優先され、その結果、周囲から見ると、どうしても厳しい口調や雑な立ち居振る舞いに映る。しかも患者ご家族、消防署、救急隊、警察、地域の関係者、他職種の職員など、多様な人達と連携する機会が多く、それぞれ対応の幅広さが求められる。一般外来・病棟のように入院患者さんや、そのご家族と人間関係を重ね築いていくという機会が極端に少なく、したがって、救命救急センターの場合、接遇の評価は「第一印象」で決まるのである。

患者、関連部門職員へ接遇満足度調査の実施

神対応チームはこれらの課題にぶつかりながらも「わが救命救急センターの接遇の在り方」を模索した。

一般外来・病棟の接遇とは違う、救命救急だからこそできる接遇があるはず。現場

特性だからと言って「決して能面のような、無表情な対応であってはならない」ということ。辿り着いたチームの総意は、「ハートをもった救急看護」を追究すること。看護スキルを備えるのは当たり前のこと、それに神対応のハートを加味することがホンモノの接遇であるとした。

その前提として、言葉遣い、身だしなみ、態度を中心にして、接遇イコール第一印象を強く意識すること。特に初対面の人に、どのような好感を与えることができるかにポイントを絞った。

神対応チームの活動は、チームでの接遇の学習から始まり、多様な取り組みをスタートさせたが、肝心なことは看護スタッフ一人ひとりの、接遇対応に対する「意識変革」である。まず自分たちの、日頃の立ち居振る舞いが、客観的にどのように評価されているか、これを把握することによって気付きとなり見直しとなるはずであり、接遇改善に最も有効な手段であると位置づけた。

そのためチームが着手したのが「接遇満足度調査」である。調査は2つに分けて実施した。1つは患者・ご家族向けの満足度調査、もう1つは、日頃、救命救急センターとの関わりが強い他部門（救急隊含む）の職員向けに、身だしなみ、言葉遣い、態度に関する満足度調査（上半期、下半期の2回）である。

患者・ご家族向けの満足度調査は、自由意志によるものとして、記入に負担をかけずに協力いただくために、「患者」「家族」「性別」「身だしなみ—5段階評価」「言葉遣い5段階評価」「態度や接し方の満足度（理由記入）」といった簡単なアンケート票とした。

一方の職員向けの接遇満足度調査は、自己評価をすると同時に、救命救急センターと関連が深い部署—医師、薬剤師、放射線技師、リハビリスタッフ、ME、事務、救命士といった方を中心に、身だしなみは5段階評価と11のチェック項目、言葉遣いは5段階評価と3つのチェック項目、態度や接し方は7つのチェック項目をつくりこれを配布した。

職員向け満足度調査結果は厳しい採点

患者・ご家族からの「接遇満足度調査結果」では、例えば「看護師の身だしなみは整っており満足しているか」との問いに対して、平成27年8月時点では「満足」が86％、その半年後の平成28年2月時点では97％と11ポイント上昇。言葉遣いも同92％に対して5ポイント上がるなど、概ね、接遇応対には、好感をもって頂いていることがわかった。

態度・接し方に対するコメントでも「細かいところにまで気が付き、とても気持ちよく過ごすことができている。お見舞いの際も、家族に心配りのできる方ばかりで嬉しく思う」という好意的な意見もあったが、その反面、「スタッフステーションで

の看護師の会話の声が大きく気になる。活気があっていいのですが、その声が耐えられない」といった苦情も。

情報交換の際のやりとりや、私語などの声の大きさ、言葉遣い、身だしなみ、態度など、見直すべき点について改めて気付かされた。

■

これらの取り組みを形で残したいと考え、日総研の主催する第1回接遇大賞に応募し、見事大賞を受賞した。

職員向けの接遇満足度調査結果は、接遇大賞受賞以降、その評価は（期待度も含めて）厳しい目線となっていることから、平成28年度の身だしなみの評価は「満足」が上半期70％、下半期61％。「言葉遣い」は同50％、同41％と厳しい採点結果であり、接し方や態度に対しても「満足」は58％と予想以上に低い割合であった。

評価コメントでは、特に救急隊からの辛口の評価を頂いた。

「接遇大賞を受賞しているがとても神対応とは思えない」

「救急隊が見下されているように感じる」

「搬送してきたとき処置や診察中、笑っていることがある。患者・家族からすると不愉快に思う」

「忙しいときとそうでないときの差がありプロではない」

こうした厳しい評価には、全員がガツンと頭を叩かれた思いであった。「神対応」まではるか遠く、いまだ「発展途上である。プロではないという厳しい指摘のよう に、周囲の眼は接遇大賞受賞によって、一段と厳しい評価となって跳ね返ってきており、これまで以上にきめ細かな対応が求められていることを思い知る結果であった。

おもてなし実技試験の実施と神ナース総選挙

患者家族および関連部署からの接遇満足度調査結果を真摯に受けとめる一方、神対応の接遇改善を目指す一環として実施した活動に「おもてなし実技試験の実施」がある。

実技試験のシナリオは、すべて神対応チームによる手作りで、日常の現場対応を想定した、極めて実践的なケースになっている。例えばケース内容は、

「いまから入院の方が来られます。案内するところから始めて下さい」

「放射線科の方が来ました。さて、どのように対応しますか」

「急患の電話が入りました。医師に転送する際のポイントと留意点は何ですか」

「急患で子供連れの方が来ました。まず何をどう対応しますか」等々。

このケースに沿って普段通りに対応してもらって、対応や動作を神対応チームがチェックをする。はたして声掛けが適切であったかどうか、その場合、押さえるべきポイントを外していなかったかどうか、対話する相手と目線がキチッと合っていたかどうかなど、パーフェクトになるまで何度

関連部署の職員に向けたアンケート票

当てはまるところに○をお願いします。
1．医師　　薬剤師　　放射線技師　　リハビリスタッフ　　ME　　事務　　救命士
2．男性　　　　　　女性
3．救命センターの看護師の身だしなみは整っており満足して頂けますか
　　　満足　　やや満足　　どちらともいえない　　やや不満　　不満足
　　（理由：　　　　　　　　　　　　　　　　　　　　　　　　　）
4．身だしなみについて出来ていない項目にチェックをお願いします。
（　）ユニホームは清潔で汚れておらず、ユニホームの下は黒である（袖から見える場合）。
（　）ネームプレートを必ずつけている。
（　）髪の毛は品位を損なわない程度である（明るすぎる茶髪は×）。
（　）髪を束ねるヘアピン、シュシュ、ゴムは品位を損なわないものである。（茶・紺・黒で柄のないもの、金色や銀色など光った柄のついた物は特に×）。
（　）前髪は垂れ下がっていない。
（　）白いソックスである。シューズは白で院内規定に準じている（ワンポイント、線×）
（　）化粧は健康的で清潔感がある。
（　）男性看護師はひげが伸びていない。
（　）香水を使用していない。
（　）爪は短く切り、マニキュアは使用していない。
（　）ピアスは質素なもの1個である。ネックレスはユニホームからでていない。
5．言葉遣いは、満足できるつかいかたが出来ていますか。
　　　満足　　やや満足　　どちらともいえない　　やや不満　　不満足
　　（理由：　　　　　　　　　　　　　　　　　　　　　　　　　）
6．言葉遣いについて出来ていない項目にチェックをお願いします。
（　）患者さんと話すときは敬語を使っている。
（　）早口になっていない。
（　）ねぎらいの言葉かけがある。
7．救命センター看護師の態度や接し方は満足して頂ける対応ですか
　　　満足　　やや満足　　どちらともいえない　　やや不満　　不満足
　　（理由：　　　　　　　　　　　　　　　　　　　　　　　　　）
8．態度や接し方について出来ていない項目にチェックをお願いします。
（　）挨拶時、会話時は必ず相手と目線を合わせている。
（　）笑顔で対応している。
（　）廊下で患者さん・家族・職員とすれ違うときにはすすんで挨拶・会釈・目礼をしている。
（　）スタッフ間で勤務前後の挨拶をしている。
（　）外来受付・ナースステーション等、患者・家族の前で私語はしていない。
（　）他部門の人に対し笑顔で対応している。
（　）外来・病棟ともに気持ちの良い電話対応ができている。
9．その他、気になる点があれば記載をお願いします。
　　　（　　　　　　　　　　　　　　　　　　　　　　　　　　　）

患者・家族満足度

1. 回答者の背景
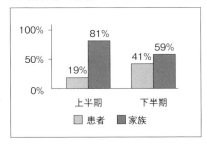

2. 回答者の性別
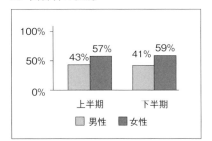

3. 看護師の身だしなみは整っていましたか
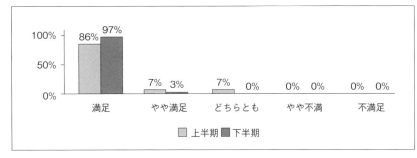

4. 言葉遣いは満足できる遣い方でしたか
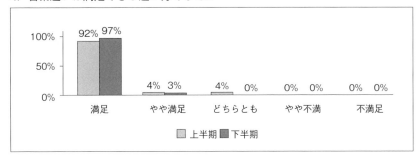

でもやって貰う。

実技試験以降、自己評価をする上で役立っているのが、神対応チーム手作りによって制作した「おもてなし実技試験回答DVD」である。実技試験後、各自にDVDを配布して、改めて各自が改善すべき個所を見直して貰おうというものだ。

DVD制作にあたっては、脚本、撮影、出演者すべて自前。チーム内で数度の制作会議を重ね、ケースに登場する患者・ご家族、医師、技師、ナースはもとより、急患で来院した子供役は、スタッフの子供に特別参加を依頼するなど、すべて神対応チームスタッフが演じた。

他部門・他職種の他者評価

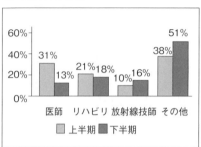
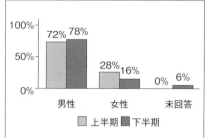
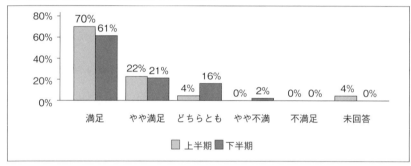
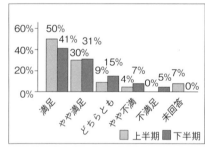
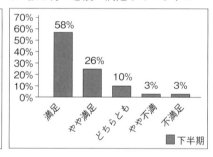

内容は「外来バージョン」と「病棟バージョン」の2つ。緊急外来電話の受け答えならば「恐れ入りますがお子さんのお名前と生年月日を教えて頂けますか」といったような緊迫感を演出。医師への連絡と説明、放射線科とのやりとりまで、すべて現場実態に即したストーリー構成である。

神対応チームの打ち出す接遇向上策はユニークである。

なかでも定期的に実施している「神ナース総選挙」はその筆頭ともいえる。

その狙いはプロとしての誇りをもった看護師になることであり、神対応の接遇を目指して活動しているいま、それでは現時点

救命救急センター看護師の接遇に関する調査結果

身だしなみと言葉遣い	評価ランク	平成27年8月	平成28年2月
看護師の身だしなみは整っており満足しているか	満足	70	61
	やや満足	22	21
	どちらとも言えない	4	16
	やや不満	0	2
	不満足	0	0
	無回答	4	0
言葉遣いは満足できる遣い方か	満足	50	41
	やや満足	30	31
	どちらとも言えない	9	16
	やや不満	4	7
	不満足	0	5
	無回答	7	0

他部門職員からみた満足・不満足の理由

内訳	満足の理由	不満足・やや不満足の理由
看護師の身だしなみ	・清潔感がある ・夜中でもキチンとしている	・髪の毛が品位を損なっている ・ピアスやネックレスが気になる ・前髪が垂れ下がっている
言葉遣い	・忙しい中、丁寧に対応してもらっている ・看護師は十分できている ・ここ最近変ってきた。よくなっている	・お疲れ様ですといっても返答がないことがある ・患者さんと話すときに敬語を使っていない ・高齢者の方に幼稚な言葉を遣うことが気になる ・早口になっている ・ねぎらいの言葉かけがない ・上から目線で会話する ・冷たく感じるときがある

注1:回答職種は医師、リハビリ、放射線技師および救急隊

態度・接し方「できている」「できていない」の理由

内　訳	そ　の　理　由
できている	・他院よりもできている ・患者・家族の方に挨拶や対応をしっかりされとてもいい ・忙しい中でもキチンと対応されている ・ここ最近変わってきたなと感じる ・申し送りしやすいスタッフが多い ・他病棟と比較してもとても感じのよい対応
できていない	・患者・家族の前で私語をしている ・他部門の人に挨拶をしていない ・廊下ですれ違う際に、挨拶、会釈、目礼がない ・挨拶時、会話相手と目線を合わせていない ・スタッフ間で勤務前後の挨拶がない ・気持ちのよい電話応対ができていない ・部署内の伝達不足 ・他部門の方に笑顔で対応していない ・ねぎらいの言葉掛けがない ・敬語が使えていない ・態度が大きい ・きつい感じがする ・忙しいという態度が前面に出ている ・挨拶が返ってこないときがある ・個人差がある ・早口になっている ・話しかけやすい雰囲気をつくって欲しい ・接遇大賞を受賞しているがとても「神対応」とは思えない ・救急隊は見下されているように感じる ・搬送してきたとき処置や診察中、笑っていることがある。患者、家族からすると不愉快に思う。 ・忙しいとき、そうでないときの差がありプロではないと思う。

注1：回答職種は医師、リハビリ、放射線技師および救急隊

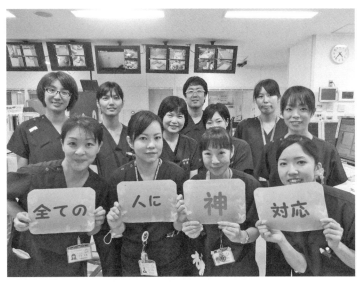

救命救急センタースタッフと神対応チーム

で、救命救急センターの「神ナースは誰？」を院内職員に決めてもらおうというものだ。

総選挙は上半期、下半期の年2回実施される。投票依頼は、主に救命救急センターと関連する部署―医師をはじめ、リハビリ、放射線、薬剤などの職員。神対応チームのメンバー手作りの選挙券と投票箱を依頼した部局に持ち込み、期日までに投票をお願いする。

投票する側にとっては、50数名の救命救急センターの看護師から1名を選ぶことになり「国政選挙以上に難しい」投票となっている。しかし神ナース選挙は回を重ねるごとに関心が高く、直近での投票率をみると平均して50％台となっている。

選挙結果をみると、トップ当選から第3位までは、概ね、上半期、下半期とも部内では、接遇モデルとなっている人が常連となっているが、第4位以降となると、新人ナースも堂々とリストアップされるなど、上位以下は神ナースの入れ替わりが激しい選挙戦となっている。

もとより、この選挙結果が個々の処遇に連動するわけでもなく、さりとてステージ（？）でセンターをとれるわけでもない。あくまでも相互刺激でありゲーム感覚によるものだが、しかしこの選挙で、一度でも「神ナース」として投票されたこと、それ自体がスタッフにとって「人知れず見ていてくれていたんだ」との熱い思いにつながる、心のプレゼントなのである。

患者、家族のための「寄り添いの看護」

この「神対応」活動はまだ緒に就いたばかり。救命救急センターの旗印として今後とも継続していくが、今年4月からは、さ

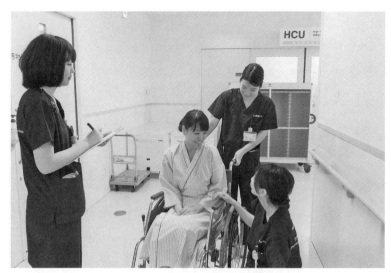
おもてなし実技試験の演習風景

らに新たなスローガンとして「寄り添い」を加えた。

ご家族にとって、患者さんは大切な存在であることを忘れてはならない。そのためにも、できる限り患者さんあるいはご家族との会話を重ねることであるが、ナースのなかには「会話が苦手」という人もいる。

会話が苦手ならば、自分の強みを出していこう、そっと寄り添う無言の会話も大事、そうした対応を目指そうということである。

あいさつはさわやかに。笑顔は口角を上げて。危機的状況のときでも、緊張した表情を見せることなく、患者・ご家族には限りなく優しい表情で……。

寄り添いに対する他病棟での実践例等も参考にしながら、「より添いの日」を決めた。救命救急センターの患者さんは、会話のできる状態ではないが、その代わりに、ご家族とはキチンと対応できるような人間関係を構築していこうという狙いである。

これまでは「今日のベットサイド担当は○○です。よろしくお願い致します」という味気ない表記であったが、これでは、ご家族からみて「さて、誰に声を掛けたらいいのか」に迷う。今日の寄り添い担当者ナースが、一目瞭然でわかるよう、顔写真に加え、「私の強みは洗髪です。いつでもお声を掛けて下さい」など、一人ひとり個性的な強みを明記したネームプレートをベッドサイドに置いている。こうしたアイデアも、スタッフによる柔軟な発想から生まれものである。

消防、病棟との連携と真の神対応をめざして

今後の取り組み課題は2つある。
まず1つは、神対応活動を拡げ、寄り添

いの心を大事にしていくこと。これは不動の取り組みとして今後とも継続していくが、同時に、救命救急センターと関連する部門・部署との密な連携を図っていかなければならない。

前述のように、救急隊である消防からは「プロとは思えない」「我々を見下している」といった、手厳しい評価を頂いた。看護現場―なかでも救命救急センターは、一刻を争う人命に関わる部署であり、その一所懸命さが、ときには木をみて森を見ない一点集中になりがちである。

そうした対応が、思いも寄らないクレームとなって返ってきたときなどは、モチベーションがガクンと下がる。しかしプロとしての誇りがある。プロである以上はクレームが成長の鍵にもなる。ハッキリと指摘してくれる間は、改善の余地があると考えている。

いま―。関連部署との相互理解と連携強化の手段として、スタッフが実際に救急車に同乗、救急隊と急患家庭に出向くなど、消防実習と言う名目ではあるが、現場のリアルな体験を通して、相互に顔の見える関係づくりを構築している。

2つめは病棟との連携である。その手段として転棟患者の支援を実行していく方針を掲げている（スタッフ体制面からすべての転棟後患者さんの訪問はできていない現状にはあるが）。それでも、可能な限り緊急入院された患者さんが、後方病棟に移られた1日目には、転棟病室に出向き話を聴く。「移られてどうですか、私たちにできることがあれば……」と。こうした転棟訪問は、一方で病棟看護師とのコミュニケーションを図る上でも、絶好の機会と捉えている。

■

いま「神対応」活動は良きにつけ悪しきにつけ一定の認知を頂いている。少しでも対応が悪いと「それ、神対応じゃないよね」との手厳しい評価を頂くこともある。

また急患対応時など、先生から「今日は神対応でいこう」といった言葉が飛び出すなど、神対応は接遇改善に向けたキーワードになりつつある。

接遇という固い言葉よりも、身だしなみを整えましょうという言葉よりも、「さ～あ、今日も神対応で頑張りましょう」で通じるようになってきた。

しかし、神対応によるおもてなしの実現―という面で観ると、小さな心づかい、さわやかな笑顔など、まだまだ発展途上のレベルにある。

今回の大賞受賞は「さらに頑張りなさい」というエールの言葉と捉え、今後とも、患者・ご家族から期待に応えられるよう、スタッフ全員が「神対応」の合言葉で刺激しあいながら、すべての人に神対応のおもてなしの、さらなる実現に邁進していきたい。

■

救命救急センター接遇評価シート

できている：○　できていない：×

名前（　　　　　　　　　　）

		項　目	自己評価	他者評価
身だしなみ	1	ユニホームは清潔で汚れていない。		
	2	ユニホームの下は黒である（袖から見える場合）。		
	3	ネームプレートを必ずつけている。		
	4	髪の色は品位を損なわない程度である（明るすぎる茶髪は×）。		
	5	髪型は清潔感があり乱れていない。男性看護師はもみあげがきちんと処理されていて清潔感のある髪型である。		
	6	女性はショートヘア以外（髪が肩にかかる場合）は後ろへきちんと束ね、アップにするか束ねて乱れていない。		
	7	ヘアピン、シュシュ、ゴムは品位を損なわないものである。（茶・紺・黒で柄のないもの、金色や銀色など光った柄のついた物は特に×）。		
	8	前髪は垂れ下がっていない。		
	9	白いソックスである。		
	10	化粧は健康的で清潔感がある。		
	11	男性看護師はひげが伸びていない。		
	12	シューズは白で院内規定に準じている（ワンポイント、線×）。		
	13	香水は勤務中は使用していない。		
	14	爪は短く切り、マニキュアは使用していない。		
	15	ピアスは質素なもので1個である。		
	16	ネックレスはユニフォームからでていない。		
	17	カーディガンはベッドサイドでは着用しない。		
表情・挨拶	18	挨拶時、会話時は必ず相手と目線を合わせている。		
	19	笑顔で対応している。		
	20	家族対応時ねぎらいの言葉をかけている。		
	21	自分の受け持ち以外の家族にも挨拶できている。		
	22	廊下で患者さん・家族・職員とすれ違うときにはすすんで挨拶・会釈・目礼をしている。		
	23	スタッフ間で勤務前後の挨拶をしている。		
	24	患者さんと話すときは敬語を使っている。		
	25	ナースステーションでは私語はしていない。		
	26	他部門の人（放射線部・リハビリ・歯科衛生士等）へ笑顔で対応している。		

ホスピタリティ　評価表

名前　　　　　　　　

評価方法：良い…○　　改善点あり…×

～外来編～

評価項目	他者評価
①身だしなみが整っている	
（電話対応）	
②3コール以内に電話に出る事が出来る 　3コール以内に出れない場合は「お待たせしました」などと言える	
③病院名を名乗り、看護師と伝える事が出来る	
④患者さんにフルネームを名乗ってもらうことが出来る	
⑤聞き取りやすく、優しい口調で話しをすることが出来る	
⑥相手側に対して丁寧語、尊敬語、謙譲語が使える	
⑦「少々お待ちいただけますか」と言える	
⑧クッション言葉を正しく使うことが出来る	
（医師への電話対応）	
⑨医師へ連絡し所属部署、自分の名前が言える	
⑩「今、お時間よろしいでしょうか。」などお伺いをたてられる	
⑪患者さんの状況を簡潔にまとめ説明することが出来る	
⑫相手側に対して丁寧語、尊敬語、謙譲語が使える	
（救急外来：待ち合い患者様への対応）	
⑬患者さんの所へ行き、自己紹介が出来る	
⑭患者さんにフルネームを名乗ってもらうことが出来る	
⑮患者さんと同じ目線になり会話することが出来る	
⑯患者さんに対して丁寧語、尊敬語、謙譲語が使える	
⑰場面に応じた表情で対応が出来る	
⑱「少々お待ちいただけますか」と言える	

～病院編～

評価項目	他者評価
（共通）	
①身だしなみが整っている	
②視線を合わせて挨拶が出来る（PT、家族は必ず。医師、放射線技師は出来ていなくても○）	
③患者・家族に対して丁寧語、尊敬語、謙譲語が使える	
④医療者に対して丁寧語、尊敬語、謙譲語が使える	
〈Ns. A〉	
⑤患者さんに対してつぼみの笑顔で挨拶が出来る（マスクを外していれば、なお良い）	
⑥患者名をフルネームコールでき、名前の確認が出来る	
⑦患者さんに依頼する時は、命令形の依頼口調になっていない	
⑧患者さんに待ち時間の目安が具体的に言える（「少々お待ちください」は×）	
⑨患者さんにねぎらいの言葉をかけることが出来る	
〈Ns. B〉	
（医師への対応）	
⑩医師に対してつぼみの笑顔で挨拶が出来る	
（放射線技師への対応）	
⑪放射線技師に対してつぼみの笑顔で挨拶が出来る	
⑫何かをしながら挨拶をしていない	
（家族への対応）	
⑬家族に対して自己紹介ができる	
⑭命令形の依頼口調になっていない	
（PTへの対応）	
⑮受け持ちであることを伝える事が出来る	

評価結果：最優、不可

手作りのDVDで実技チェック

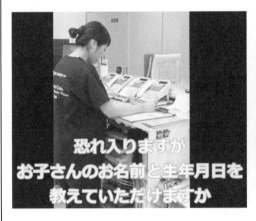
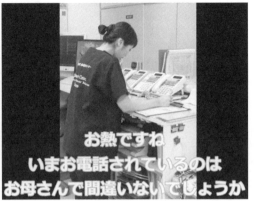
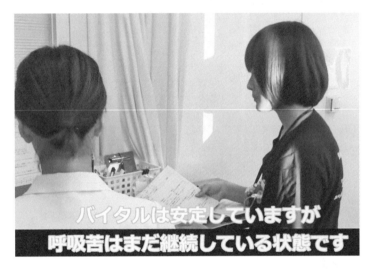
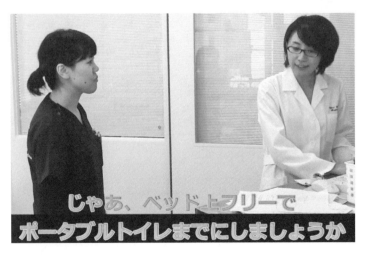

■ 接遇実践事例集

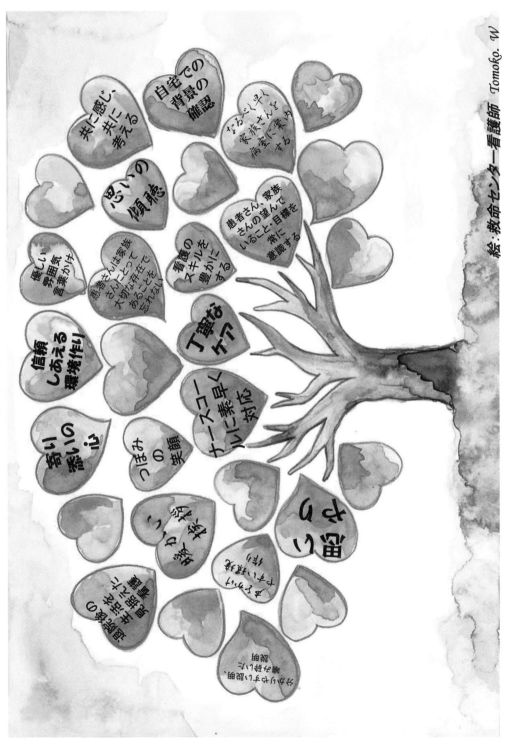

[寄り添う木]

絵：救命センター看護師 Tomoko. W

307

―― 終章にかえて ――

相づちは「愛づち」に通じます

　最近、本屋さんへ行って気づくことは、ビジネス書の中に"雑談のすすめ"とか"会話力のすすめ"といった類の本が多くなってきたということです。医事・看護師の皆さんも同僚や患者さんとの会話に行き詰ったとき、ちょっとした雑談を交わすことで会話が再びスムーズに展開していったという経験をお持ちの方もいらっしゃるでしょう。

　もちろん、雑談は会話を円滑にすすめていくための手段にすぎません。会話ではお互いの言葉のやり取りが中心になるわけですが、それ以外の感情の部分、つまり顔の表情、声、態度、雰囲気といった非言語的要素にも十分配慮する必要があります。（言葉と心（感情）のバランスを保つことが必要です）

　極端なことを言いますと、相づちの打ち方ひとつにしても、タイミングを得た本人の気持ちにぴったりしたものであれば（寄り添う心は言葉を超える）、それによって相手が感動したり、発言が促進されるという場合もあるのです。

　そこで、相づちの効果的な方法について、私が現在「営業マン」対象の研修の際に話している「オ・ウ・サ・カ・ト・ウ・ナ・ギ」という相づちを中心にした「積極的傾聴法」を紹介してみましょう。

　結論から言いますと、接遇で相手の信頼を得るコツは、「相づちを上手にうつこと」であると考えます。このことは、皆さんが患者さんとのコミュニケーションをとる際にも活用いただけるものと確信いたします。

　「相づち」は「愛づち」でなくてはならないと考えます。（傾聴は愛に始まる）患者さんとの会話には、誠心誠意、愛を持って聞く姿勢が大切だと考えるからです。そして、「愛」"LOVE"を分解してみますと、「Listen」（よく聴き）、「Open」（心を開き）、「Voice」（声をかけ）、「Enjoy」（楽しむ）となります。

■

　以下に「オ・ウ・サ・カ・ト・ウ・ナ・ギ」の具体的な内容について、話を聞く側と、聞いてもらう側とに分けて、それぞれの効用について次表のように整理をしてみました。

■

　私たちは、他のところで人を傷つけている例は結構見られます。なぜか、という分析は心理学者の分析におまかせする

積極的傾聴法(1)

「オ」 ＝驚き	これは、何かを発見したときのような新鮮な驚きであり、驚きが大きいほど相手は、「私の話って、そんなにすごいのか」と、内心、ますます得意になって話してくれます。「なーるほど、そうなんですか」、「ほんとうですか。すごいんですねー」、「いやー、驚きました」など、小さな驚きでも、目線、表情、動作など、非言語的要素を存分に活用し、大きく驚き盛り上げることがコツです。医事に関わる人も、時にエンターテインメントであれ！と考えますが、いかがでしょうか。
「ウ」 ＝受け止める	これは、受容の精神を地で行くものであり、良いこと悪いこと、何でもすべて患者さんの話は全部聞き、しっかり胸で受け止めているという表現です。（要は、話の腰を折らないこと）一般的には「はい」とか「そうですか」、「なるほどね」というのを随所に入れておくとなおよいでしょう。ただし、「はい」を過剰にやりますと、人によってはうるさいとか、不快な感情と捉える人もいるでしょうから要注意です。
「サ」 ＝誘い	受け止めるだけでなく、患者さんの話を促進していくものです。これがないと相手は、私の話を本当に聞いているのだろうかとか、聞いてはいないのではないだろうか、という疑いの気持ちが入ってくるからです。「それで？」「へえーっ。で、どうしました？」、「なるほど、そのあとどうなったんですか？」、「他に問題はなかったんですか？」など。質問上手に徹していくことで、患者さんは自尊心が満たされ、続編も話さずにはいられなくなります。「こういうふうにも受け取れるんですね」と催促していくと、患者さんも夢中になってきます。（話が広がる質問の大原則は、相手を中心に考えたものであること。「○○さんのご趣味は？」「○○さんの健康法は？」と、頭に名前をつけて聞くことで、相手はきちんと答えてくれます。
「カ」 ＝関心	相手の言葉に感心したり、共鳴したりしたら、大いに言葉に出して言うべきです。感心すべきところは、大いに感心してみせるべきです。受け止めるだけでは物足りません。「凄いですね」、「やっぱり違いますね」、「なるほど、それでうまくいったんですね」など、患者さんは心の中で喜んでいるに違いありません。また、メモにとって「とても参考になります」という言葉をかけるとか、「ここをもう一度教えていただけますか？」とやれば、一層の効果があります。

積極的傾聴法(2)

「ト」 ＝同調	患者さんの頭痛のタネ、心配ごとには同調するのがよいでしょう。そして、同情の言葉を忘れないこと。「大変だったんですね」、「お気持ちわかるような気がします」など。人は共に悩んでくれる人を求めるものです。悲しいこと、辛いことを共有することで、人と人は強く結ばれやすい（共感）ということです。（看護師さんは、よきカウンセラーなのです。）
「ウ」 ＝うなずき	相づちは動作で示すのがコツであり、会話の潤滑油です。相づちというと、とっさに「はい」「そうですね」程度しか思い浮かばない人も多いかもしれませんが、同意や自分の意見を述べるのも驚きのうなずき、さらには、疑問、先を促す言葉の言い換えなどのバリエーションがあり、内容に合わせて、最適な相づちを打てば、会話も弾んできます。また、相手が手を叩いたり、時にはのけぞってみたりと、さまざまなしぐさをしたら、聞いている側も、それをオーバーにならない程度に真似してみる（同調行動）とよいでしょう。いずれにしても、上手な相槌で、会話にリズムをつけることが大事です。
「ナ」 ＝情け	「なーるほど」、「よくわかるような気がします」という相づちにも、表情が伴っていなくてはなりません。もちろん、目線、顔の表情、動作全体を使って同情的な雰囲気を出すことが必要です。
「ギ」 ＝疑問	わかりもしないのに、わかったふりをして、「なるほど」などとやっていたら、患者さんの信頼を損ねてしまいます。疑問が生じたら、正直に質問することです。「こんなこともわからないのか」とは言いません。かえって、「正直な人なんだ」と好印象を持つかもしれません。「それはまた、どうしてですか？」、「そうなると、どうすればいいでしょうねぇ」など。

― 終章にかえて ―

ことにして、これは経験的な事実といっていいでしょう。つまり、人間は普段「話す能力」「聞く能力」という2つの能力を、あまりバランスよく使ってはいないのです。

私は、「話す」ということは、結局、「言葉を・放す」ことだと思っています（もし、このような説を、すでにどなたかが唱えられていたら、ごめんなさい。私は最近思い至ったものですから）。そういう立場からすると、職場のリーダーと部下との対話や、あるいは、政治家などの発言を聞いても、どうも近頃は、「話す」ことに慎重さを欠き、その場限りの「言葉の放しっぱなし」という感じがして、"言葉には重さがある"ということを忘れているのではないかとさえ思われます。

話し言葉研究家・三上文明氏は著書「い・ま・ど・きの口のきき方」（主婦と生活社刊）の中で、次のような興味のある（私もまったく同感です）一節を書かれています。

「言葉は、話し手（聞き手）から放されたときの力の加減や方向、あるいはタイミングによって、時には人を傷つけたり、人間関係を混乱させたりするほど怖いものだと知ったなら、あだや疎かに言葉を放すことはできないはずです」。

私たち人間は、自分の口から出た言葉が相手に与える影響については驚くほど鈍感ですが、相手の口から出た言葉に対しては、必要以上に敏感である（らしい）。「あいつの言葉にはトゲがある」とか、「もう少しほかに言い方ってものがあるだろうに」などと、相手の言葉で傷つく自分が、いかにも言葉に敏感な人間であるかのように言う人が、実は他のところで他人を言葉で傷つけている場合は多々見受けられます。だからこそ、「言葉を・放す」前に、それによって引き起こされる事態に対する洞察と、結果に対する責任を持つ覚悟が必要なのではないでしょうか。

伝える"何か"よりも"どう伝えるか"がポイント

メールで相手に用件を伝えるのは簡単かもしれませんが、相手の心を打つというのはなかなか難しいものです。

情報化社会が進めば進むほど、価値があるのは心に根ざしたものです。ここで何をどのようにぶつけたら相手は動くのか、あるいは、相手が「イエス」と言うのか、すべての状況に応じた完璧なマニュアルなど存在しません。ですから、伝える"何か"よりも、"どう伝えるか"が大切になってきます。相手や状況に応じて言葉遣いを変えることで、円滑なコミュニケーションが取れるのです。

コミュニケーションにおいて、言葉がいかに重要な役割を果たしているかは言うまでもありませんが、言葉以外の要素

も無視するわけにはいきません。「コミュニケーションの成立」を、単に「情報の伝達と共有」という意味ではなく、「親和的な人間関係の成立」という意味で解釈するならば、認知的情報の交換だけでなく、感情レベルのコミュニケーションが大切です。それだけに笑顔のある雰囲気は欠かすことのできないものなのです。

■

　人間は、一人では生きていくことができない存在です。看護師さん同士はもとより、患者さんとも「親和的な関係」を作ってこそ、楽しい毎日が送れるわけで、その関係はコミュニケーションによって図られるのです。

　メディアの発達によって、私たちのコミュニケーションの範囲は時間と空間を超えて、今は不可能なことがないと思われるほどに拡大しました。その範囲がいかように拡大し、いかなる認知的情報にアクセスできようとも、人間は、感情的レベルのコミュニケーションを欠かすことができません。身近な人間関係に、愛情と信頼に基づいた「親和的な関係」を持つことが大事で、それには、共に笑い、「笑いの感情」を共有し合うことが大切です。

■

　笑顔こそ患者さんに生きる勇気を与え、部下のやる気を促進するものはありません。また、人間的魅力も誘発するのです。どうぞ、笑顔を絶やさない人であって下さい。笑顔は"人生最高の交際術なり"とも言いますから……。

　医事・看護に従事する皆さんの健闘を祈ります‼　　　　　　　　（守谷雄司）

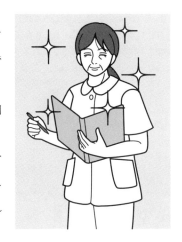

――参考文献――――――――――
　本書の執筆にあたっては、下記の書籍、雑誌、資料等から貴重な示唆やヒントを戴きましたこと、また一部引用させて頂きましたことを誌上をお借りして厚く御礼申し上げます。
●「介護管理者のための仕事力を伸ばすチェックリスト50」（経営書院刊）
●「介護リーダー部下育成教科書（経営書院刊）
●「看護管理者リーダのための仕事力・人間力を高めるヒント集」（経営書院刊・以上3冊は拙著）
●「大人のマナー早わかり大事典　現代ビジネス研究班編」（河出書房新社刊）
●日経woman（日経BP社刊）
●プレジデント（プレジデント社刊）
●月刊リーダーシップ（一般社団法人日本監督士協会刊）
●「言志四録味講」菅原兵治著（黎明書房刊）
●「ビジネスと情報」池内健治著（実教出版刊）
●「い・ま・ど・きの口のきき方」三上文明著（主婦と生活社刊）

<著者紹介>

守谷雄司（もりや ゆうじ）

　1937年生まれ。國學院大学文学部を卒業し、三洋電機㈱東京製作所入社。社長室にて、能力開発プロジェクトチーフとして活躍。1971年に独立し、守谷教育コンサルタントを設立。現在、企業、医療、商工団体にて人材育成と社員教育の講演、合宿訓練、執筆など、第一線の経営コンサルタントとして活躍中。日本生産性本部の講師も務める。氏独自のユニークなキーワードによる指導は分かりやすく実務的と好評。また2泊3日の合宿訓練は、頭を磨く、心を磨く、体を磨くをキーワードに、ボイストレーニングや筋力トレーニングを取り入れ、氏自らが率先して指導に当たる。また、「知っている自分から、できる、やれる自分になる」をキーワードに、受講者が車座になって本音を吐露し合う討論は、現代版寺子屋式教育とも呼ばれ、強烈なインパクトと感動を与え、「行動する人材づくり」として高い評価を得ている。2000年より、ファッション誌『SENSE』を発行する出版社、㈱センスの顧問も務める。

　著書に25万部のロングセラー『リーダーシップが面白いほど身につく本』（中経出版）他、『介護管理者のための仕事力を伸ばすチェックリスト50』（経営書院）、『介護リーダー「部下育成」の教科書』（経営書院）、『上司よ、正論を貫き部下を育てよ』（あさ出版）、『仕事は段取り八分で決まるんだ！』（中経出版）、『「ものわかりのいい上司」をやめると、部下は育つ！』（ＰＨＰ）、『リーダーシップの法則』（祥伝社）などがある。

医事・看護従事者のための接遇／対話力向上の技術

2016年11月13日　第1版第1刷発行

著　者　守谷雄司
発行者　平　盛之

発 行 所　㈱産労総合研究所
　　　　　出版部 経営書院

〒112-0011　東京都文京区千石4-17-10　産労文京ビル
電話　03-5319-3620

落丁・乱丁本はお取り替えします。
本書の無断転載・複写・複製を堅く禁じます。　印刷・製本　藤原印刷株式会社
ISBN978-4-86326-226-3　C3047